標準保健師講座
Standard textbook

公衆衛生看護技術

中村裕美子　大阪公立大学客員教授

中谷久恵　広島大学大学院教授

神馬征峰　東京大学名誉教授

戸ヶ里泰典　放送大学教授

蔭山正子　大阪大学高等共創研究院教授

田口敦子　慶應義塾大学教授

標　美奈子　前国際医療福祉大学教授

長澤ゆかり　国際医療福祉大学講師

真嶋由貴惠　大阪公立大学大学院教授

有本　梓　横浜市立大学大学院教授

牧　千亜紀　国際医療福祉大学講師

赤塚永貴　慶應義塾大学特任助教

石川志麻　慶應義塾大学専任講師

寺西敬子　金沢医科大学准教授

渡部月子　松蔭大学教授

古川馨子　牧之原市課長

金子絵里乃　日本大学教授

中山貫美子　神戸大学大学院准教授

鳩野洋子　九州大学大学院教授

藤本恵子　横浜市港南区役所課長補佐

JN050502

医学書院

標準保健師講座・2

公衆衛生看護技術

発　　　行	2005 年 1 月 6 日	第 1 版第 1 刷
	2008 年 2 月 1 日	第 1 版第 10 刷
	2009 年 1 月 15 日	第 2 版第 1 刷
	2015 年 2 月 15 日	第 2 版第 8 刷
	2016 年 1 月 6 日	第 3 版第 1 刷
	2019 年 2 月 1 日	第 3 版第 5 刷
	2020 年 1 月 6 日	第 4 版第 1 刷
	2022 年 2 月 1 日	第 4 版第 4 刷
	2023 年 1 月 6 日	第 5 版第 1 刷 Ⓒ
	2024 年 2 月 1 日	第 5 版第 2 刷

著者代表　中村裕美子

発 行 者　株式会社　医学書院

　　　　　代表取締役　金原　俊

　　　　　〒113-8719　東京都文京区本郷 1-28-23

　　　　　電話　03-3817-5600（社内案内）

　　　　　　　　03-3817-5657（販売部）

印刷・製本　双文社印刷

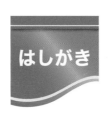

はしがき

　少子高齢社会のなか，保健師活動では予防の重要性が強くうたわれ，健康な地域づくりが重要な課題となっています。さらに，在宅看護の需要の拡大から療養支援には生活の視点が重要になっています。公衆衛生看護学は，保健師だけでなく看護師にとっても必要不可欠なものです。多くの看護職が公衆衛生看護の志向をもつことが求められています。

　いま保健師教育の場は，これまでの3年制の看護学教育に1年制の保健師教育を付加する養成所や短期大学専攻科における養成に加え，看護学に統合された4年制大学および大学院修士課程など多様化しつつあります。なかでも多くの4年制大学では，公衆衛生看護学について限られた時間内で講義や臨地実習をしており，教員が信頼して学生に読ませることのできるテキストが必要とされています。また，大学生には看護師と保健師の2つの国家試験を受験するため，保健師国家試験にむけて短時間で効率よく，自己学習できるテキストが求められています。

　本講座は，教員や学生のニーズに応え，標準的な保健師教育のための教科書として，保健師に求められる基本的な知識と技術を修得することを目ざし企画されました。

　本講座の特色は，改定された保健師国家試験出題基準の項目をすべて網羅したかたちで，保健師として押さえておくべき内容をコンパクトにまとめたことです。

　本来，保健師の仕事は，応用が必要で創造的なものですが，基本がおろそかでは，応用的な課題に対応できないといえます。「理念や理論を押さえたうえでの基本の理解と，実践能力豊かな専門職の教育」を本講座のねらいとしました。

　本講座の構成は，『公衆衛生看護学概論』『公衆衛生看護技術』『対象別公衆衛生看護活動』の3巻と『保健医療福祉行政論』『疫学・保健統計学』の別巻2巻による全5巻構成です。

　本巻3冊は，保健師の基本として理念や考え方を述べた1巻『公衆衛生看護学概論』，保健師にとって公衆衛生看護を実践するうえで必要とされる技術をまとめた2巻『公衆衛生看護技術』，対象別・課題別の活動を展開する3巻『対象別公衆衛生看護活動』です。

　さらに，保健師の習得しておくべき基本的知識として，主たる活動の場の理解を深める『保健医療福祉行政論』，保健活動をデータで方向づ

ける『疫学・保健統計学』を，別巻の2冊としてコンパクトにまとめました。

　執筆者は保健師として現場経験豊富な看護大学教員や，地域保健に詳しい公衆衛生医師らで構成しました。

　本書は，「保健師国家試験出題基準（令和5年版）」の次の内容に対応しています。
・公衆衛生看護方法論Ⅰ（1. 対象の理解とアセスメントに基づく支援，2. 保健行動の理解とアセスメントに基づく支援，3. 公衆衛生看護活動における対人支援の基本，4. 公衆衛生看護活動における各支援の特徴と方法，5. 公衆衛生看護活動における各支援の展開と実際）
・公衆衛生看護方法論Ⅱ（3. 地域組織〔住民組織，地区組織を含む〕の育成・支援，4. 地区・小地域活動，5. 施策化と地域ケアシステムの構築）
　本書では，公衆衛生看護学の基本的な技術として，健康相談，健康診査・検診，家庭訪問，健康教育，グループ支援，ケースマネジメントおよび地域ケアシステムの構築について解説しています。それぞれのテーマごとに，基本的な理念，理論，方法や技術を示し，その後に具体的な事例を配置して，実践的な学習が展開できるように配慮してあります。

　本書を活用されたみなさんが，公衆衛生看護を担う保健師として活躍されることを願っています。

　2022年11月

著者ら

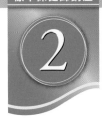

標準保健師講座

2 公衆衛生看護技術

目 次

3章 公衆衛生看護の基盤となる理論

4章 対人支援活動の展開

5章 家庭訪問による支援の展開

A 家庭訪問における保健指導
有本梓　　　144

B 家庭訪問による支援の実際
有本梓・牧千亜紀・赤塚永貴・石川志麻　　　154

6章 健康教育の展開

付録 公衆衛生看護の記録 藤本恵子

1 章

公衆衛生看護における機能と技術

A 公衆衛生看護における機能と技術とはなにか

- いま公衆衛生看護は，健康問題の変化，医療の在宅シフトなどに直面している。
- 公衆衛生看護に求められている機能・技術には，実態把握，計画策定，評価機能がある。
- 公衆衛生看護を担う保健師には，看護・医療・介護・福祉などの幅広い知識と技術，生活を多面的に理解する能力，倫理的配慮ができる能力などが求められている。
- 公衆衛生看護における保健指導は，自己決定や行動変容を支援することを重視する。

1 公衆衛生看護に求められる機能と技術の背景

公衆衛生看護は，地域で生活する人々の健康の維持・増進と，疾病や障害をもちながら療養する人々への支援活動を，保健師を中心に展開している。その活動は，子どもから高齢者までライフステージと健康状態にかかわらず，地域で生活する人々すべて（個人・家族・集団）および地域を対象にして，予防の概念✛を柱に行われている。

a 公衆衛生看護に求められるもの

近年の公衆衛生看護は，多岐にわたる課題に直面している✛。これらの課題に対し，公衆衛生を担う行政（都道府県・市町村）およびその機関（保健所・市町村保健センター）は組織的に対策に取り組んでいる。そのなかで，住民の健康をまもるための対策を具体化する支援活動が保健師による公衆衛生看護である。

しかし，公衆衛生看護は対象者の生活や価値観に深くかかわる健康問題（課題）への支援であり，一方的な知識の提供や対象者の危機感をあおるような従来の指導スタイルは受け入れられなくなってきた。保健師に求められているのは，対象者や住民がみずからの問題に気づき解決に取り組むことで活動の意味や楽しさを感じ，自己効力感を高め，その結果として保健行動が生活のなかへと定着し継続されていくような一連のプロセスを生み出す，確かな対人支援技術を身につけることである。

■地域社会のなかで問題をとらえ解決する

現代人の生活は，社会や環境と密接な関係をもち，直接的・間接的に大きな影響を受けている。そこで，健康問題を単に個人の責任とするの

プラス・ワン

予防の概念
予防の概念は予防医学に基づいている。予防にはそれぞれの段階により一次予防，二次予防，三次予防がある。
一次予防は，生活習慣の見直しや環境の改善などにより，健康を増進し病気の発生を予防することである。
二次予防は，健康診査などにより病気を早期発見・早期治療することにより病気が進行しないうちに治すことを意味する。
三次予防は，適切な医療やリハビリテーションにより，病気や障害の進行や重症化を防止することである。

公衆衛生看護が直面する課題
高齢者の介護予防，生活習慣病予防対策とその患者支援，子育て支援，難病患者・精神障害者への支援，感染症対策と患者管理，災害対策と被災した人・地域への支援など。

ではなく, 社会関係のなかで問題をとらえてその解決方法を検討することが人々への支援の基本的な原則になっている。つまり, 支援者には対象者本人や家族のQOLの維持・向上を目ざすうえで, その背景としての地域社会を理解し, 個人や家族のニーズに対して問題解決していく能力が求められる。さらに, 地域の条件に合わせた新たな支援方法をつくりだしていく能力や, 地域や社会に対して問題解決や問題を引きおこさないためのはたらきかけを行う能力もまた必要である。

b 公衆衛生看護を取り巻く状況の変化

　近年, 公衆衛生看護を取り巻く状況は大きく変化してきている。ポイントとしては, ①国民の健康問題の変化, ②予防施策の変化, ③医療制度における地域医療・在宅療養への転換の3つがあげられる。

1 国民の健康問題の変化

　人々の生活習慣の変化により生活習慣病の罹患者(りかん)が増大している。とくに糖尿病✚の有病率が高くなり, 糖尿病対策は, 今後の国民の健康維持および医療費の抑制にとって重要な対策の柱となっている。

　自殺者が年間2万人以上にのぼり✚, その多くは中高年であることから, 働き盛りの人々の精神面の健康管理, うつ病患者への支援, 病気や介護を苦にした高齢者の自殺に対する介護体制の整備, 高齢介護者への支援などが求められている。

　高齢者においては, 認知症高齢者の増加が見込まれることから, 認知症の予防と介護体制の整備が急務になっている。また, グローバル化の影響を受け, 新型コロナウイルス感染症など致死率の高い急性感染症に対して防疫や総合的な対策を講ずる必要性が高まっている。さらに, 育児不安や児童虐待の増加が子育て支援における問題となっている。

2 予防施策の変化

　2008(平成20)年4月より生活習慣病対策として, メタボリックシンドローム(内臓脂肪症候群)予防のために特定健康診査・特定保健指導の制度が始まった。医療保険者(国民健康保険・各種保険組合)は, とくに健診と生活習慣の改善のための保健指導を重点的に行うことになった。これにより国民健康保険担当や産業保健分野の保健師には保健指導技術の充実が求められることになった。

　高齢者施策においては, 2006(平成18)年より介護予防制度が始まり, 介護予防サービスが日常生活の自立のための支援を目的として提供され, 地域包括支援センターが中心となってケアマネジメントを担うように位置づけられた。また, 地域における介護予防を推進するために市町村で地域支援事業が実施されている。

✚ **プラス・ワン**

糖尿病の患者推計
2016(平成28)年の国民健康・栄養調査(厚生労働省)では, 「糖尿病が強く疑われる人」は, 日本に約1000万人いると推計され, 「糖尿病の可能性が否定できない人」1000万人を合わせた糖尿病の患者数は約2000万人と推計されている。

自殺死亡
2022(令和4)年における日本の自殺死亡の総数は2万1881人であり, 前年に比べて4.2%増加した。性別では男性が67.4%を占めている。年齢区分では, 50歳代が全体の18.7%を占め, ついで40歳代(16.7%), 70歳代(13.7%)の順に多い。
自殺の原因・動機は, 「健康問題」が最も多く, ついで「経済・生活問題」「家庭問題」「勤務問題」の順に多い。
(厚生労働省自殺対策推進室・警察庁生活安全局生活安全企画課:令和4年中における自殺の状況. 2023による)

3

✚　**プラス・ワン**

健康日本21（第三次）

国民の健康の増進に関する基本的な方向として，健康寿命の延伸と健康格差の縮小，個人の行動と健康状態の改善，社会環境の質の向上をあげている。

2024（令和6）年4月1日から適用。

（資料：厚生労働省告示第207号，2023〔令和5〕年5月31日）

がん対策においては，2007（平成19）年にがん対策基本法が施行され，がん治療の質向上，緩和ケアの推進，働く世代や小児への対策の強化を掲げている。とくに，がんの予防施策として喫煙率の低下や早期発見のための検診の受診率の向上があげられている。

健康増進対策としては，2013（平成25）年に「21世紀における第二次国民健康づくり運動」として，「健康日本21（第二次）」が策定された✚。「健康日本21（第二次）」は基本方針として，健康寿命の延伸と健康格差の縮小，がん・循環器疾患・糖尿病およびCOPD（慢性閉塞性肺疾患）への対処のための生活習慣病の発症予防と重症化予防の徹底，子どものころからの健康な生活習慣づくり，社会環境の整備などをあげている。

3 医療制度における地域医療・在宅療養への転換

一方，医療制度の地域医療・在宅療養への転換に関して介護問題に目を向けると，高齢化と医療技術の進歩により，疾病や障害をもちながら地域で生活する人々が増加してきている。国は医療費抑制のための政策を推し進め，診療報酬の改定，療養型医療施設の削減と介護老人保健施設への転換をはかっている。

その結果，急性期病院の入院期間が短縮され，後方病院への転院が困難な患者や医療依存度の高い療養者の在宅療養への早期の移行が増加している。それらの受け皿として，病院での地域包括ケア病棟の制度化や訪問看護ステーションをはじめとした介護保険サービスの事業所の整備が推進されているが，十分な施設数の確保にはいたっていない。

また，2006（平成18）年に在宅医療の中心的役割を担う機関として在宅療養支援診療所が設置され，2008（平成20）年4月には後期高齢者医療制度が新設された。地域連携を担う退院調整看護師の配置，地域医療や訪問看護に重点をおく診療報酬制度が設けられた。

4 公衆衛生看護を取り巻く状況の変化への対応

以上のように，公衆衛生看護を取り巻く状況は大きく変化している。「①国民の健康問題の変化」であげた生活習慣病，うつ病，急性感染症，介護問題や認知症，子育てなどの健康問題の多くは，個人に対する支援だけでは解決につながらない場合がある。健康問題は社会とのかかわりが大きく，地域で支え合うことが個人を支える力になるが，現在の日本の地域社会における地域や集団の支え合う力は弱くなっている。そのため公衆衛生看護には，地域の健康を支える力の回復や醸成が求められている。それを実現し可能にするためには，保健師の地域に対する指導力や組織力をきたえる必要がある。

公衆衛生看護を担う保健師には，これまで以上に，個人や家族に対する対人支援技術，集団に対する健康教育技術，地域への支援においては疫学を基礎とした地域アセスメント力，住民を組織化する力，そして連

携や調整機能などを発揮することが求められている。保健所や保健センターの保健師を中心とした公衆衛生看護活動は，産業保健分野，介護をはじめとする福祉分野，訪問看護ステーションなどの地域医療・在宅看護分野との連携・協力が重要になってきている。

2 公衆衛生看護に求められる機能と技術

保健師は，1948（昭和23）年に制定された保健師助産師看護師法（第2条）に「保健師の名称を用いて，保健指導に従事することを業とする者をいう」と規定され，保健指導は保健師の業務の1つとして位置づけられている。この保健指導✚とはなにを意味するのか，現代の公衆衛生看護においてどのような内容をさすのかを考えてみよう。

a 機能

公衆衛生看護を担う保健師の機能として，湯澤らは，①実態把握（地域診断）機能，②計画策定と評価機能，③相談・支援機能，④教育・普及啓発機能，⑤調整・ネットワーク化機能，⑥システム化・施策化機能の6つをあげている。

公衆衛生看護の展開のための機能が，実態把握（地域診断）機能および計画策定と評価機能である。おもに地域への支援機能には，調整・ネットワーク化機能およびシステム化・施策化機能が位置づけられる。個人や家族，集団に対する健康増進や健康問題の解決のための機能としては，相談・支援機能および教育・普及啓発機能がある。

b 技術

公衆衛生看護で用いる技術は，この6つの機能を発揮するためのものである。狭義の基礎看護技術としての看護技術だけでなく，情報の分析や計画策定など思考活動による計画立案の技術や，心理，教育など関連分野の理論を背景にした対人関係援助の技術が含まれている。

公衆衛生看護は，地域アセスメント（地域診断），計画策定，実施，評価というプロセスで展開される。具体的には，個人や家族に対する健康相談や家庭訪問が行われ，健康問題の発見や健康増進のためには健康診査事業が行われ，幅広い対象に健康教育が実施されている。障害をもつ人や療養している人には，訪問看護の提供とサービスの調整，関係機関の連携がはかられている。さらに地域づくり活動として，地域のネットワークづくりや住民の組織化，グループ支援が行われている。

✚ **プラス・ワン**

保健指導
保健指導は，対人支援の方法として位置づけることができる。医師・保健師・管理栄養士などは，それぞれの身分を定めた法律により，保健指導を行うことが定められている。

③ 公衆衛生看護の技術を発展させる能力

ⓐ 技術と技能

　ここで技術論を紹介しよう。武谷によると，「技術は客観的なものであるのに対し，技能は主観的心理的個人的なものであり，熟練によって獲得されるものである。技術はこれに反して客観的であるゆえに，組織的社会的なものであり，知識の形によって個人から個人へと伝承ということが可能なのである」[1]。この考えを受けて，川島は「ある一定の技能は，そこから法則性を導き出して，客観的法則性を明らかにしていけば，技術となり，その技術は反復トレーニングすることによって，また別の人の技能になっていく」[2]と述べている。技術と技能はらせん的に発展し，看護実践のレベルを高めていくのである。

　このような技術と技能に対する考え方は，今日，EBN（evidence-based nursing）🛨が重要であるといわれていることに通じる。公衆衛生看護においても，科学的根拠（エビデンス）を明確にして技術を開発し，その応用によって適切な支援を行うことが必要である。

　公衆衛生看護は人権の尊重を基盤にした健康生活の支援であり，正確な知識・技術と豊かな人間性に基づく行為が求められる。経験知に基づいただけの方法では，問題が解決しないこともある。それは，対象者の状態に合った支援方法でないことや，学問や理論に基づいていないため応用がきかないことによる。

ⓑ 公衆衛生看護を担う保健師に求められる能力

　保健師の支援の特徴を具体的にみてみよう。

- **認識にはたらきかける支援**：単なる知識や情報の提供だけでなく，対象者の物事の見方や考え方，つまり認識にはたらきかける。
- **連携や調整による支援**：問題をかかえている当事者だけでなく，その家族と地域の人々との関係のなかで問題解決をはかる。
- **地域への組織的な取り組み**：地域を対象として地域の問題解決能力の向上をはかっていくための支援を行う。

　このような支援活動を実践する保健師には，十分な看護・医療・介護・福祉などの知識と技術・技能が求められる。さらに人々の生活を多面的に理解する能力は欠かせない。たとえば人々の健康は，日常生活に大きく依存し，その影響を受けている。また日常生活は社会の動きと深い関係がある。生活習慣病や精神疾患などをその例としてあげることができる。このような構造を理解することが必要である。

　地域の人々の生活を理解し，その背景にある社会的な問題まで洞察す

🛨 **プラス・ワン**

EBN
EBNは対象者に対して，臨床経験だけでなく現時点で得られる最善の科学的根拠に基づいた看護を提供するための手段である。エビデンスは，研究からのエビデンスだけでなく，看護の対象者の価値観や意向，臨床経験に基づく知識，利用できる資源を考慮して判断される。

表1-1　保健師に求められる実践能力[3]

①地域の健康課題の明確化と計画・立案する能力
②地域の健康増進能力を高める個人・家族・集団・組織への継続的支援と協働・組織活動および評価する能力
③地域の健康危機管理能力
④地域の健康水準を高める社会資源開発・システム化・施策化する能力
⑤専門的自律と継続的な質の向上能力

表1-2　保健師活動に関する技術を支える要素[4]

①活動の基本理念としての社会的正義・公正
②生活者の視点による生活保障
③住民（労働者）および家族など，関係機関との信頼関係
④的確な保健師としての判断と適切な健康の保持・増進，疾病予防の保健サービスの提供
⑤疾病管理における医療・介護・福祉との連携したサービスの提供
⑥健康危機管理

ることにより，保健師は対象の生活に即した支援が実践できる。そのために必要とされるのが，人間の尊厳を尊重し倫理的配慮ができる能力，確かな観察力・推察力，問題意識と改善への意欲，先端技術への関心とそれを活用する能力，経済や政治への関心などである。さらに地域組織活動として組織的に取り組むためには，関係者との調整・連携を行う調整能力，施策化するための計画力・行政能力などが求められる。また公衆衛生看護活動を発展させるためには，看護職みずからが主体的・創造的に技術を開発する姿勢と役割遂行能力も求められるのである。

　厚生労働省は，2010（平成22）年に「保健師に求められる実践能力」として，表1-1の5項目を示している[3]。

　また，厚生労働省は2011（平成23）年，「保健師活動に関する技術を支える要素」として，表1-2の6項目に整理している[4]。これらは新人保健師に求められる能力であり，保健師活動の技術に関する研修を企画する際には，これらの要素を確認し実施する必要があるとされている。

4　公衆衛生看護における保健指導

a　公衆衛生看護における保健指導の目的・目ざすもの

　保健指導は，公衆衛生看護の目的を達成するために保健師が行う対人支援方法の1つであり，個人・家族または集団を対象として，健康を保持・増進し疾病を予防すること，疾病に罹患した場合は悪化しないようにするための自己管理（セルフケア）などについて，専門的な助言と援助を与えることである。その目的は，対象者の生涯にわたるセルフケア能力を高めることにある。

b　保健師が行う保健指導

　「指導」という言葉は，保健師が対象者を「教え，導く」，つまり正しい知識・情報・指示を与えるような印象をいだかせるが，人々の行動変容には一方的な情報提供や指示だけでは効果が得られないことが多い。

　たとえば厚生労働省は，糖尿病などの生活習慣病予防の特定保健指

導🞣について，「対象者が自らの生活習慣における課題に気付き，自らの意志による行動変容によって健康問題を改善し，健康的な生活を維持できるよう，必要な情報の提示と助言等の支援を行うことである」[6]としている。このように保健指導では，自己決定や行動変容を支えることを重視している。

また，人々の健康問題は個人の生活と密接に関係しており，その生活は社会や経済・文化・環境と深いかかわりがある。そのため健康問題を解決するための支援において保健師には，基本的な健康問題の理解だけでなく，多面的な問題状況の理解が必要になる。保健・医療・福祉分野の医師・看護師・薬剤師・栄養士など専門職種は，それぞれの分野における専門性を発揮して保健指導を行っている。保健師は領域をこえた関係職種と協働により効果的な支援を行っていく必要がある。

対人支援に必要な技術における個人に対するものには，健康診査のデータなどからリスクを判断するアセスメント技術，看護ケア技術，相談技術として生活との関連を説明する能力，必要な情報を取集するためのコミュニケーション技術，自己効力感を高める支援技術としてのコーチング技術，カウンセリング技術がある。集団に対する教育技術には，グループワーク，プレゼンテーション技術，連携・調整技術にはケースマネジメント技術などがある。対人支援では行動変容などに関するモデルや理論を理解して，これらの技術を組み合わせて効果的な保健指導を実施する。

●引用文献
1）武谷三男：弁証法の諸問題．p.137, 勁草書房, 1968.
2）川島みどり：看護論講座（20）第6講　技術と技能．看護実践の科学28（9）：75-79, 2003.
3）厚生労働省：看護教育の内容と方法に関する検討会第一次報告．2010.
4）厚生労働省：新人看護職員研修ガイドライン——保健師編．2011.
5）日本公衆衛生看護学会：公衆衛生看護の定義．2014.
6）厚生労働省：標準的な健診・保健指導プログラム，平成30年度版．pp.3-1～3-5, 2018.

●参考文献
・アメリカ公衆衛生協会公衆衛生看護部会ほか編，村嶋幸代・川越博美訳：いま改めて公衆衛生看護とは．日本看護協会出版会，2003.
・氏家幸子：看護基礎論．医学書院，2004.
・金川克子監修：地域看護学——実践の理論化をめざして．日本看護協会出版会，1997.
・厚生労働省：看護師等養成所の運営に関する手引き．2011.
・メリー＝ジョー＝クラーク著，野地有子監訳：コミュニティヘルスナーシングハンドブック．日本看護協会出版会，2001.
・湯澤布矢子ほか：これからの行政組織における保健婦活動のあり方に関する研究．平成8年度 厚生科学研究報告書，1996.

B 地域保健活動

POINT

- 国が示している地域保健活動の基盤となる基本的な指針と目標を理解する。
- 地域保健活動における重要な考え方を理解し，それに基づいた支援のあり方を考えることができる。
- これからの地域保健活動の展開における活動の方向性を考えることができる。

1 地域保健活動の基盤となるもの

　保健師が実践する公衆衛生看護の基盤には公衆衛生がある。公衆衛生は，日本国憲法第25条第2項において「国は，すべての生活部面について，社会福祉，社会保障及び公衆衛生の向上及び増進に努めなければならない」と，国が国民に負うべき義務として規定されている➕。したがって，行政に働く保健師が公衆衛生の第一線の実践者として取り組む地域保健活動は，公衆衛生の向上に寄与するものでなければならない。

a 地域保健活動の基盤となる指針・目標

　保健師の地域保健活動の基盤となる活動指針や目標を次に示す。

1 地域保健対策の推進に関する基本的な指針

　「地域保健対策の推進に関する基本的な指針」（以下，地域対策指針）は，地域保健法体系のもとで，市町村・都道府県・国が地域保健対策について取り組むべき方向を示したものである。同指針は基本的な方向として表1-3に示した8項目を掲げている。このうちの①～④および⑦の項目が，とくに保健師の地域保健活動と関連が強いものである。

2 地域における保健師の保健活動に関する指針

　厚生労働省により，地域対策指針や関連する法の改正を受けて，保健師の活動指針が定められている。社会や時代の変化に対応するために改正が重ねられている。最新のものは，「地域における保健師の保健活動に関する指針」[1]（以下，保健師活動指針）である。

　保健師活動指針では，保健師が取り組む地域保健活動において必要と

➕ **プラス・ワン**

日本国憲法第25条
1　すべて国民は，健康で文化的な最低限度の生活を営む権利を有する。
2　国は，すべての生活部面について，社会福祉，社会保障及び公衆衛生の向上及び増進に努めなければならない。

+ **プラス・ワン**

地域における保健師の保健活動に関する指針の基本的な方向

この指針では基本的な方向として，次の 10 項目が掲げられている。
①地域診断に基づく PDCA サイクルの実施
②個別課題から地域課題への視点および活動の展開
③予防的介入の重視
④地区活動に立脚した活動の強化
⑤地区担当制の推進
⑥地区特性に応じた健康なまちづくりの推進
⑦部署横断的な保健活動の連携および協働
⑧地域のケアシステムの構築
⑨各種保健医療福祉計画の策定および実施
⑩人材育成

持続可能な開発目標

SDGs は Sustainable Development Goals の略である。2015 年に国連サミットにおいて「持続可能な開発のための 2030 アジェンダ」が採択され，それに基づいた 17 のゴール（目標）とその 169 のターゲットが策定された。(参考：総務省ホームページ)

SDGs の 17 のゴール
①貧困をなくそう
②飢餓をゼロに
③すべての人に健康と福祉を
④質の高い教育をみんなに
⑤ジェンダー平等を実現しよう
⑥安全な水とトイレを世界中に
⑦エネルギーをみんなに，そしてクリーンに
⑧働きがいも経済成長も
⑨産業と技術革新の基盤をつくろう
⑩人や国の不平等をなくそう
⑪住みつづけられるまちづくりを
⑫つくる責任，つかう責任
⑬気候変動に具体的な対策を
⑭海の豊かさをまもろう
⑮陸の豊かさもまもろう
⑯平和と公正をすべての人に
⑰パートナーシップで目標を達成しよう

ソーシャルキャピタル

ソーシャルキャピタルとは，地域に根ざした信頼や社会規範，ネットワークなどの社会関係資本をさす。

表 1-3　地域保健対策の推進の基本的な方向

一　地域における保健対策の推進
①自助および共助の支援の推進
②住民の多様なニーズに対応したきめ細かなサービスの提供
③地域の特性をいかした保健と福祉の健康なまちづくり
④医療，介護，福祉などの関連施策との連携強化
⑤快適で安心できる生活環境の確保
二　地域における健康危機管理体制の確保
三　科学的根拠に基づいた地域保健の推進
四　国民の健康づくりの推進

(地域保健対策の推進に関する基本的な指針〔平成 6 年 12 月 1 日厚生省告示第 374 号，最終改正：令和 5 年 3 月 27 日厚生労働省告示 86 号〕より抜粋)

されているものとして，①予防的な介入を重視した住民に対する直接的な保健サービスの提供，②医療・保健・福祉サービスの提供における連携と協働による総合調整に重点をおいた活動，③地域保健関連施策の企画・立案・実施・評価という総合的な健康施策に関与する活動，④地域課題への視点と地域ケアシステムの構築，⑤地域特性に応じた健康なまちづくりの推進といった地域づくりの活動などを示している +。

3 持続可能な開発目標（SDGs）

SDGs は，2016 ～ 2030 年に国際社会全体が，経済・社会・環境をめぐる広範な課題に統合的に取り組む開発目標である +。とくに SDGs のゴール +（目標）のなかでも，保健医療福祉に関係が深いものは，子どもや母子家庭，高齢者などの貧困対策，障害者の自立と社会参加への支援，健康的な生活と福祉の促進，感染症対策や災害対策があげられる。

b 地域保健活動における重要な考え方と支援

地域対策指針と保健師活動指針および国際的な目標に基づく，保健師の地域保健活動における重要な考え方と支援について以下に示す。

1 自助と共助への支援

自助とは，「自分で自分の身を助けること。他人に依頼せず，自分の力で自分の向上・発展を遂げること」（広辞苑，第 7 版）とされる。厚生労働省は地域包括ケアシステムにおける自助の例として，自分のことを自分でする，みずからの健康管理（セルフケア）を行う，市場サービスの購入をする，などを示している。地域保健活動では支援の対象者が自助により，物事を自分で自律的に判断し計画し実行することと，その結果として自律して健康管理ができるようになることが期待されている。

共助とは，「助け合い」（広辞苑，第 7 版）とされる。共助の精神で活動する住民に対し，ソーシャルキャピタル +を活用した支援を通じて，住民のニーズにこたえるサービスを提供することが地域対策指針で示されている。厚生労働省は地域包括ケアシステムにおける共助の例として

「介護保険に代表される社会保障制度およびサービス」を，互助の例として，相互に支え合うボランティア活動や住民組織の活動を示している。互助は共助に包含されるものとしてとらえることができる。

保健師は，住民や患者・家族が自助や共助を実現できるように支援する。住民の1人ひとりが健康管理をみずから行えるように，保健師は知識や情報を提供し，気持ちや認識にはたらきかける。地域に対しては，医療や介護環境の整備や連携により利用しやすい環境を整える。

❷ 社会的公平，公正を基盤とする活動

公正とは，「公平（偏らず，えこひいきのないこと）で邪曲（よこしま。不正や非道）のないこと，明白で正しいこと」（広辞苑，第7版）とされる。保健師の地域保健活動において，社会的公正を規範において展開することは重要である。

行政機関に所属する保健師が行う家庭訪問や保健指導が無料で行われているのは，国が公衆衛生の向上に努める手段として保健師の活動を位置づけているからである。つまり，保健師はすべての人を対象に地域保健活動を展開するが，保健師の支援が必要な人々に行き届くように配慮することが重要である。困っていることを訴えられない人，その方法を知らない人など，地域には社会的な支援が届けられていない人々が存在することを考慮する必要がある。

このような状況への視点として，社会的排除➕と社会的包摂➕がある。社会的排除を受けている人を少なくし，そのような人への支援を行う社会的包摂を進めていくことが重要になる。保健師の地域保健活動で遭遇する社会的排除の例としては，閉じこもりや孤独死などの社会的に孤立した人々がいる。また，児童や高齢者の虐待，子どもの貧困，介護疲れによる危害などもあげることができる。いずれも複雑な問題をかかえているため，保健師だけでなく社会全体が多面的なかかわりを展開する必要がある。とくに保健師には，公平性とともに，社会的な弱者といわれる人への支援を重要視していくことが求められる。

② 保健師による地域保健活動の展開

ⓐ 健康なまちづくりのための体制整備

地域対策指針では市町村に対して，保健サービスと福祉サービスが一体的に実施できる体制を整備することや，行政サービスと学校や企業などの地域の幅広い関係機関と連携すること，住民との協働により健康なまちづくりを進めることを求めている。こうして推進される健康なまちづくりでは，住民が健康づくりに取り組むことができる環境を行政が整備することを目ざす。保健師は，住民や関係機関・関係者と連携・協働

しソーシャルキャピタルを整備することなどにより，健康なまちづくりを実現していく役割を担う。

ⓑ 新しい情報技術を取り入れた地域保健活動の展開

　2016（平成28）年1月に閣議決定された「第5期科学技術基本計画」に基づき，未来社会の姿として「Society5.0」が提唱され，多様な部門で推進されている。具体的には，IoT（Internet of Things）によりすべてのモノがインターネットにつながるとともに，現実空間から得たビッグデータを仮想空間で人工知能（AI）が解析し，その解析結果を現実空間にいる人にフィードバックする。こうして必要な情報が必要なときに提供され，生活の利便性が高まり，人の可能性が広がることが期待されている。

　保健師の地域保健活動においても，新たな情報技術を効果的に取り入れて活動を進めていく必要がある。健康情報の一括管理が促進され，遠隔医療などが拡大されることや，ロボットなどの技術開発で介護やリハビリテーションなどが軽減されることがその例として考えられる。

ⓒ 地域づくりを目ざした地域保健活動

　国は，2016（平成28）年から「一億総活躍社会」を目ざし，そのなかで「地域共生社会」を実現する必要性を掲げている。地域共生社会とは，住民や地域の多様な主体が参画し，人と人，人と資源が分野をこえてつながることで，暮らしと生きがい，地域をともにつくっていく社会を目ざすものである[2]。地域共生社会を実現するには，公的支援が個人や家族がかかえるさまざまな課題に包括的に対応することや，総合的な支援を提供しやすい体制へと転換することが欠かせない。

　保健師には保健・医療だけでなく福祉も含め分野横断的に地域保健活動に取り組むことが求められる。とくに地域の問題やそこに生活する人々がかかえる問題の多くには，複雑な社会背景があるため，その解決には地域全体あるいは社会に対する総合的な取り組みが欠かせない。また，地域づくりという点については，個々の人々をエンパワメントし，活躍できる場をつくり，人々のつながりを広げ，支え合いの意識を高めるような支援が重要になる。

●引用・参考文献
1）厚生労働省健康局長：通知「地域における保健師の保健活動について」（健発0419第1号，平成25）年4月19日），2013.
2）厚生労働省：「地域共生社会」の実現に向けて. 2017.（https://www.mhlw.go.jp/stf/seisakunitsuite/bunya/0000184346.html）（参照2022-08-01）

＋ プラス・ワン

Society5.0
狩猟社会（Society1.0），農耕社会（Society2.0），工業社会（Society3.0），情報社会（Society4.0）に続く目ざすべき未来社会としてSociety5.0が示されている。仮想空間（サイバー空間）と現実空間（フィジカル空間）を高度に融合させたシステムにより，経済発展と社会的課題解決の両立をはかることを目ざしている。

地域共生社会
2016（平成28）年6月に閣議決定された「ニッポン一億総活躍プラン」で示されたもので，子ども・高齢者・障害者などすべての人々が地域，暮らし，生きがいをともにつくり，高め合うことができる社会。地域のあらゆる住民が役割をもち，支えながら，自分らしく活躍できる地域コミュニティを育成し，地域の公的サービスと協働してたすけ合いながら暮らすことのできるしくみを構築する。

公衆衛生看護における対象の理解

A 公衆衛生看護の対象と健康問題への支援

- 対象となる個人の健康と生活および社会とを関連づけてアセスメントし，健康問題（課題）への支援を行う。
- 家族に対しては，家族アセスメントを行い，家族システムの変化を考慮して支援する。
- グループや集団・組織に対してはアセスメントにより組織の発達段階を判断し支援を行う。
- 人々の健康問題をとらえるときは，個々の身体の状態に焦点をあてる。
- 健康問題は，生活と環境との関連を明らかにする。
- 保健師は，健康問題と社会との関連を具体的に認識する力をつける。

1 生活者としての個人の理解と支援技法

a 対象としての個人の特徴

1 個人の発達段階からみた発達課題と健康問題

公衆衛生看護の対象者は，地域で生活するすべての人々である。子どもから高齢者までのすべての年齢層を対象にしていることから，人の発達段階と発達課題についての理解が重要となる。

■妊産婦と乳幼児

乳幼児の発達課題は，身体の成長・発達とともに認知や情緒を発達させ，生活リズムや食事・睡眠などの基本的な生活習慣を形成することである。あわせて，母親や父親など大人との間で愛着形成を行い，人に対する基本的信頼感を獲得することである。

人口動態からみた特徴は，出生数の減少および合計特殊出生率の低下■にみられる少子化の進行と，母の年齢階級別出生率が30〜34歳において最も高いことからわかるように，出産年齢の高齢化である。また，おもな死因は，乳児では「先天奇形，変形および染色体異常」が最も多く，幼児では「先天奇形，変形および染色体異常」「不慮の事故」「悪性新生物」が多い。

近年は，生殖補助医療，出生前診断技術などの進歩により，妊娠や出産に関する安全性の確保や倫理的問題，不妊が課題となっている。さらに，出生時の平均体重は減少傾向が続いており，低出生体重児の割合は

プラス・ワン

人口動態統計データ
出生数・出生率（2022年）
出生数 77万747人
出生率 6.3（人口千対）
合計特殊出生率（2022年）
合計特殊出生率 1.26
（厚生労働省：人口動態統計）

出生時平均体重の推移

年	男	女
1980	3.23 kg	3.14 kg
1990	3.16	3.08
2000	3.07	2.99
2020	3.05	2.96

（厚生労働省：人口動態統計）

低出生体重児の割合

年	男	女
1980	4.8%	5.6%
1990	5.7	7.0
2000	7.8	9.5
2020	8.2	10.3

（厚生労働省：人口動態統計）

男女ともに上昇傾向である✛。これらは不妊治療による多胎妊娠の増加や妊婦の体重制限などが影響している。

　子育て環境からみた特徴としては，核家族化と高層マンションで生活する人の増加などの住環境の変化により，孤立した母親の育児不安の増加や，子どもどうしの地域での触れ合いや外遊びの減少が指摘されている。また近年は，親の子育てへの無関心，過保護，虐待などの問題が大きくなってきている。

■学齢期（学童期，青少年期）

　学童期（5 〜 14 歳）の発達課題は，集団や社会のルールをまもる態度など，善悪の判断や規範意識の基礎の形成であり，集団における役割の自覚や主体的な責任意識の育成である。とくに，自己肯定感の育成や自他の尊重の意識，他者への思いやりなどの涵養などが重要である。

　青少年期（14 〜 19 歳）の発達課題は，人間としての生き方や自己を見つめ，向上をはかるなど自己のあり方に関する思考や，社会の一員として自立した生活を営む力を育成することである。

　人口動態からみた特徴として，5 〜 19 歳の年齢層の死亡率は全年齢層の中で最も低い。おもな死因は，5 〜 9 歳では「不慮の事故」「悪性新生物」が多く，10 歳以上では「自殺」「不慮の事故」が多い。

　現在，不登校の子どもの割合の増加傾向や，青年期すべてに共通する引きこもりの増加といった問題がみられる。これらは，基礎教育を十分に受けることができないだけでなく，社会人として必要な基礎的な能力をつちかえなくなることにつながる問題である。

■成人期

　成人期の発達課題は，配偶者を選択し，家庭をもち，次の世代を担う子どもを養育することである。また，社会人として就労し，経済的生活を確立・維持すること，市民的責任を担うこと，社会的な活動や知的・芸術的な創造活動を行うことである。また，中年期には身体の生理的変化を理解し，これに適応することなどである。

　人口動態からみると，40 歳以降は年齢とともに死亡率が高くなる。おもな死因は，20 歳代は「自殺」「不慮の事故」，30 〜 40 歳代は「自殺」「悪性新生物」が多く，50 歳代以降は「悪性新生物」「心疾患」が多い。

　成人期の健康問題の特徴は，生活習慣病✛を有することが多いことである。おもな生活習慣病は，高血圧，糖尿病，心疾患，脳血管疾患，悪性新生物，脂質異常症などである。とくに糖尿病については，「糖尿病が強く疑われる人」✛が増加傾向であることや，治療を継続していない人の割合が高いことが問題となっている。これらの疾患は若年期からの生活習慣の影響を受けていることから，早期の生活習慣の改善が課題である。自殺が 25 〜 29 歳と壮年期の 50 歳代に多いことも成人期の特徴である。自殺は家族の心理的負担と経済的基盤を揺るがすものであり，社会的にも損失をもたらす重要な課題である。

✛ **プラス・ワン**

生活習慣病
食習慣，運動習慣，休養，飲酒などの生活習慣がその発症・進行に関与する疾患群。（公衆衛生審議会：生活習慣に着目した疾病対策の基本的方向性について〔意見具申〕. 1996.）

糖尿病が強く疑われる人
HbA1c 6.5 ％以上，または質問票で「現在糖尿病の治療を受けている」と答えた人のことをいう。
2019（令和元）年国民健康・栄養調査では「糖尿病が強く疑われる人」は男性 19.7 ％，女性 10.8 ％であり，2018（平成 30）年と比べて 男女ともに増加している。
（厚生労働省：2019 年国民健康・栄養調査. 2020.）

＋　プラス・ワン

認知症高齢者の将来推計
2015（平成27）年，厚生労働省は，「施策推進総合戦略～認知症高齢者等にやさしい地域づくりに向けて（新オレンジプラン）」のなかで，認知症高齢者数の将来推計として，2025年には700万人をこえることを見込んでいる。

生活の質（QOL）
生活の質（Quality of Life：QOL）は，主観的健康観や健康状態，健康上の理由による日常活動の支障，身体的および心理的な理由による仕事の制限，友人などとのつきあいの制限などからなる。（参考資料：ピーター＝M＝フェイヤーズ・ビット＝マッキン著，福原俊一・数間恵子監訳：QOL評価学──測定，解析，解釈のすべて．中山書店，2005.）

■老年期

　老年期の発達課題は，健康の衰退，定年後の生活と経済状況，配偶者の死などに適応することであり，同年輩の高齢者たちと親密な関係を確立し，生活を満足しておくれるよう準備態勢を確立することである。

　人口動態からみると，65～89歳の死因は「悪性新生物」「心疾患」「脳血管疾患」が多く，90歳代以降は「心疾患」「肺炎」「老衰」が多い。

　老年期の健康問題は，身体機能の低下により日常生活動作が低下し，複数の疾患を有することが多く，疾患の自己管理が困難になり，介護を要する状態になりやすいことである。とくに脳血管疾患は，後遺症として麻痺や高次機能障害などの障害を生じやすい。筋骨格系疾患は，日常生活動作の障害を生じさせ，要介護状態につながることが多い。

　認知症高齢者数は，厚生労働省によると462万人（2012〔平成24〕年）と推計され，今後も増加することが見込まれている＋。とくに，アルツハイマー型認知症が増加しており，早期からの予防が課題である。

２ 個人の生活と健康の関連

■生活の概念と構造

　「生活」を国語辞典で引くと，「生存して活動すること。生きながらえること」「世の中で暮らしていくこと。また，その手だて。生計」などと記されている。生活の基本構造は，衣食住すなわち，①栄養をとるための食事をすること，②身体を保温し保護するための衣服を着ること，③風雨をしのぎ休息や眠りをとり住まうことからなりたっている。

　現代の生活は，家庭生活，職業生活，地域での社会生活，老後の生活，経済生活，住宅などに分類される。具体的には，子どもを生み育てることや仕事（労働）をして家計をなりたたせること，高齢者の介護や，健康の維持・増進など，さまざまな活動が含まれる。そして，人々の生活は，地域や文化，個人の信仰，年齢や婚姻状態，家族構成，経済状態などの影響を受けており，多様である。また，生活はその質，つまり生活の質＋が問われるようになっている。

■生活と健康の関連

　人々の健康は，生活と緊密に結びついている。個人の長年の生活習慣が健康問題を引きおこす。たとえば，過剰な塩分摂取が高血圧を，糖分過多や運動不足・肥満が糖尿病を引きおこし，食品などの発がん物質や，放射線・日光への曝露ががんを発症させることが知られている。生活習慣を改善することで，これらの危険因子への曝露を除去することにつながり，健康障害を予防することができる。

　しかし，人々の生活は社会との関係でなりたっており，個人の生活習慣を改善するだけでは健康問題が解決しないことも多い。たとえば，食生活について考えてみよう。仕事が長時間に及び帰宅が遅くなると，夕食の時間が遅くなり，手軽な弁当ですませることも多くなる。このよう

な食生活は塩分や糖分，脂質の取りすぎをまねき，血圧や糖代謝に悪影響を及ぼす。長時間労働の背景には，「上司より先に帰宅できない」職場風土や，長時間労働をしないと家計が維持できない低賃金など，社会的な要因があるかもしれない。人々の健康問題を解決するには，その背景にある社会的な要因を除去する必要があるが，これは個人の取り組みだけでは解決できないことが多くある。

ⓑ 公衆衛生看護活動からの対象把握

1 申請，届出，報告

　保健所・市町村保健センターは，法律に基づいた各種の申請や届出を扱うため，こうした情報から対象者を把握することができる。

　保健所では，難病の医療費助成や結核患者の医療費公費負担の申請，HIV 検査，感染症の発生報告などから，支援対象の情報を把握できる。市町村保健センターにおいて，母子保健では妊娠や低出生体重児の届出，精神保健では自立支援医療（精神障害者通院医療公費負担）の申請，介護保険では要介護認定の申請などから，対象の情報を把握できる。

2 健康診査などの事業

　市町村保健センターで実施する健康診査（以下，健診）などの事業により，健康問題をかかえる支援対象者を把握することができる。対象を把握する機会として，母子保健では，妊産婦健診および乳幼児健診（3か月児健診，1歳6か月児健診，3歳児健診）などがある。成人保健ではがん検診，医療保険者が実施する特定健診，老人保健では歯周疾患検診，骨粗しょう症検診，肝炎ウイルス検診などがある。

3 地区踏査

　管轄地域の地区踏査や，日常の公衆衛生看護活動において地域の環境や住民の生活実態・健康状態を把握する。個人の健康問題だけでなく，地域特有の文化や伝統・習慣などから，地域の特徴や生活に対する住民の価値観についても把握する。地区踏査や地域での公衆衛生看護の活動場面では，地域の関係機関などから，支援を必要としている人の情報提供や，健康関連の問題や課題についての提案を受けることも多い。

ⓒ 対象者（個人）のアセスメント

　アセスメントの目的は，保健師が対象者の健康状態を把握するために必要な情報を収集し，その情報を医学的・看護学的な視点から分析し判断することである。

＋　プラス・ワン

情報収集の留意点

情報収集の留意点としては，①提供された情報は保護され，支援にいかすことを対象者に説明し，その同意を得ること，②プライバシーにかかわることや話しにくいことは，対象者との信頼関係を築いてから把握すること，③把握した情報の正確さを担保するために，時間的前後関係や情報の発信元を明らかにすること，④把握した情報については，事実と保健師が考えたこととを明確に分けて記録することなどが必要である。

手段的日常生活動作能力（IADL）

交通機関の利用や電話の応対，買物，食事の支度，家事，洗濯，服薬管理，金銭管理など，自立した生活を営むための，より複雑で多くの労作が求められる活動のことをいう。

「できるADL」と「しているADL」

・できるADL：病院などでのADL評価時の能力のことをいう。
・しているADL：実際の日常生活で実行しているADL状況のことをいう。

この2つのレベルには差があり，その原因には，環境や患者の体力，習熟，心理，患者・家族の理解などがある。

アセスメントの基本的な視点は，①顕在化している健康問題と課題の明確化：これまでの経過を把握し，現在の状況から問題が発生していないか，気になる兆候を判断すること。②潜在している健康問題と課題の明確化：多様な視点から，情報を把握し分析することで，隠れている問題や課題を明らかにすること。③今後の変化や問題の発生の可能性を予測：将来の問題発生の予防のための対策を判断することである。

1 アセスメントの展開方法

アセスメントは，①情報収集，②情報の分析と判断，③問題・課題の明確化，④問題・課題の優先順位の決定，という段階で行う。

■アセスメントにおける情報収集

対象となる個人（家族）との面接により情報収集を行う。情報収集は，家庭訪問や，健診時などの保健指導，相談，窓口対応などの場面で行う。

情報を分類すると，保健師が観察して得られる情報と，測定や検査により得られる情報，対象者や関係者からの聞きとりにより把握する情報がある。また，対象者の思いや考えなどの主観的情報と，検査値などの客観的情報という分類もある。

■アセスメント項目

アセスメントの目的にそって，必要な情報を収集する**＋**。基本的には，対象者の身体的・心理的・社会的側面と，家族に関係する側面，住環境および地域環境などを把握する必要がある（**表2-1**）。

■情報の分析と判断，問題・課題の明確化

幅広く集めた情報を項目ごとに分類し，根拠となる理論や疾患の理解，解剖学・生理学などの医学的な知識，心理学など関連する分野の知識などを駆使して分析し，アセスメント項目の関連性を検討，判断する。分

表2-1　公衆衛生看護における個人のアセスメント項目

側面	項目	具体的な内容例
身体面	身体の状態	呼吸状態，循環状態，消化と代謝状態，意識状態，筋骨格系の状態，感覚器の状態，口腔内の状態
	日常生活の状態	基本的日常生活動作能力（basic activity of daily living；BADL）：歩行や移動，食事，更衣，入浴，排泄，整容など，手段的日常生活動作能力（Instrumental ADL；IADL）**＋**，「できるADL」と「しているADL」**＋**
心理面	認知・感情	意思疎通，認知機能，コミュニケーション，考え方，価値観，思い・気持ち，精神状態
社会面	就労	仕事・学校，家事・育児，余暇活動
家族面	構造	世帯構成，職業，年齢，健康状態
	機能	人間関係，介護状況，役割
環境面	住宅	居室・トイレ・風呂など環境，ベッド，段差など
	地域	地形，気候，地域との関係
社会サービス	利用状況	介護保険制度など

析と判断の視点として以下の3点が重要である。

- 個人の生活（日常生活・仕事など）と健康状態を関連づけて検討する。
- 個人の健康状態と生活の経過を継続的にみる。
- 個人の生活や健康状態と社会（経済や政策など）との関連をみる。

　対象者の身体面・心理面の健康状態と生活状況とを関連づけて検討し，問題・課題を明らかにする。とくに，対象者が現在問題と感じていることを尊重し，健康問題を引きおこしている生活や社会の側面との関連を検討する。

■優先順位の決定

　情報の分析と判断で明らかになった個人の問題や課題を解決するための支援の優先順位を検討する。優先順位を判断する思考過程として，問題の緊急性・重要性および問題解決の困難性から判断する。

- **問題の緊急性**：生命にかかわるような心身の状態の急激な悪化，重篤な健康被害が発生することが予測されるなど，対応に緊急性を要する状態かどうかをみる。
- **問題の重要性**：感染症などの健康問題で，本人だけでなく家族や周囲の人に，さらに広く社会の人々に，影響を及ぼすおそれのある状態かどうかをみる。
- **問題解決の困難性**：複数の健康問題や社会的問題をかかえているか，支援者がいないために本人が問題を解決することが困難であると予測される状態かどうかなどをみる。

2 個人の健康状態をアセスメントするための技術

■ヘルスアセスメント

　ヘルスアセスメントとは，対象者の身体機能・精神状態について観察し情報を集め，社会的因子の健康への影響とあわせて，対象者の健康状態を診断することである。

　最初の段階は，健康歴について対象者から系統的に**主観的情報**✚を聴取することである。主訴は，対象者が現在問題と感じていることであり，アセスメントするうえで重要である。健康歴には，個人情報，現病歴，既往歴，家族歴，身体面・心理面・社会面の状況が含まれ，系統的に正確な情報を把握することが必要になる。

　次に，**客観的情報**✚を把握するために，視診・触診・聴診・打診などにより身体診査（フィジカルイグザミネーション）を行い，身体状況を把握する。また，認知や褥瘡などの評価尺度を用いての機能検査も行う。保健師が利用できる器材には制約があるが，聴診器，体温計，血圧計，酸素飽和度測定器，ノギス，ペンライト，ふで，舌圧子，綿棒などを使用して検査を行う。次に，健康歴として得られた主観的情報と客観的情報を総合して，対象者の健康上の問題や課題をアセスメントしていく。これがヘルスアセスメントの過程である。

✚ **プラス・ワン**

主観的情報
主観的情報（subjective data）は，対象者の主訴や述べたことであり，対象者自身の言葉を記録する。

客観的情報
客観的情報（objective data）は，観察した結果，診査や検査の結果である。

＋　　　　　　　プラス・ワン

非言語的コミュニケーション
言葉に付随するもの
言葉を発する声の高さや大きさ，テンポや速さ，アクセントや抑揚など。相手に内容が伝わるように，理解しやすい表現を心がける。
表情や態度
表情や視線，目の動きなど。態度には身ぶり・姿勢や，緊張した様子などがある。
コミュニケーションの場面
場所，静かさ，広さ，清潔さ，プライバシーが保護される程度などの状況から選択する。

対象者とのコミュニケーションの留意点
①傾聴：聴くこと，聴こうという態度をとると相手は受けとめられたと実感する。
②質問の仕方：相手が聞きとれる声やスピードで質問し，理解できる言葉を用いる。
③説明の仕方：対象者の状況に合わせて短時間に要点をしぼって説明する。図やイラストなどを活用する。
④対象者との位置関係：話を聴くときの座る位置など，対象者との位置関係を考慮する。たとえば机をはさんで向き合う場合，向かい合わせの位置は相手が緊張感を高めやすい。斜め向かい（45度）の位置や横並びはリラックスしやすい。

■生活行動のアセスメント

　生活行動のアセスメントとは，対象者の現在の生活の仕方を正確に把握し，現在とこれまでの生活様式の変化や，その変化と心情との関係を理解することである。人としての成長と発達，価値と自己実現のほかに，日常生活行動については，食事，排泄，清潔，睡眠・休息，コミュニケーションを，社会生活活動については，生きがい，趣味・娯楽，対人交流などをアセスメントする。

■コミュニケーション

　コミュニケーションとは，人が言葉や表情，行動や態度などにより，知識，理解，意味，感情などを伝えたり，交換したりする相互作用の過程のことである。公衆衛生看護では，対象者からの情報収集，信頼関係の樹立，患者教育，動機づけによる行動変容の促進などと，対象者を安心させることを期待してコミュニケーションをとる。

　コミュニケーションには，言語的コミュニケーションと非言語的コミュニケーション＋がある。言語的コミュニケーションと非言語的コミュニケーションは同時に相互補完的に用いられることが多い。対象者の年齢や性別，そのときの状況に合わせ，使用する言葉や，話し方・方法を選択する＋。

d 健康レベルに応じた個人に対する接近方法

1 健康な人

　健康な人への支援の目標は，健康増進や疾病予防である。具体的な接近方法は，健診の場での相談や指導，家庭訪問である。たとえば乳幼児健診や特定健診などの事業に来所した人に対して，健康な生活や子どもの成長・発達のために必要な知識や情報を提供し，対象者の相談にのる。生活習慣の確立や見直しのための支援として，必要に応じて保健指導を継続して行う。新生児などは，届出により対象者を把握し，家庭訪問を実施する。家庭訪問では個人の生活状況をふまえ，日常生活，仕事との関係，生活・療養環境と近隣との関係を考慮して支援する。

2 疾病や障害を有する人

　疾病や障害を有する人に対しては，健康回復と悪化予防を目標に，個人や家族がみずからの健康状態を的確に認識し改善していくために行動をおこし，社会資源や制度を有効に活用できるように支援する。

　接近方法は，健診場面における相談や指導，家庭訪問，健康教育である。乳幼児健診のフォロー健診や特定健診後の保健指導などの事業では，なんらかの異常がみられた人に対して健康相談や家庭訪問を行う。健康問題を解決するために必要な知識や情報を提供し，生活習慣の確立や見

直しのための支援として，保健指導を継続する。また，難病患者や精神疾患を有する人，結核患者など，届出がなされている疾患を有する人に対しては，必要に応じて家庭訪問を行い，問題解決に向けて関係機関と連携や調整などの支援を行うことが重要になる。

② 家族を単位とした対象の理解と支援技法

ⓐ 対象としての家族の特徴

公衆衛生看護活動の対象となる家族は，支援対象となった個人の家族であることが多い。個人と家族は，相互関係をもちながら生活を営んでおり，当事者個人への支援のなかで家族も支援の対象としてとらえる。

1 家族の定義

家族は，社会のなかに存在し機能している最小単位の集団であり，個人にとっては普遍的な存在である。家族看護学の第一人者の1人であるフリードマン（Friedman. M. M.）は，次のように家族を定義している。「絆を共有し，情緒的な親密さによって互いに結びついた，しかも家族であると自覚している，2人以上の成員である」[1]。

2 家族形態からみた特徴

家族形態✚は，核家族を基本単位として，そのつながり方により，夫婦家族✚と直系家族✚，複合家族✚に分類される。

核家族は夫婦とその子からなる家族で，そのなかには夫婦，母と子，父と子の3つの関係があり，2つの世代を含んでいる。親夫婦中心にみると，夫・妻・子どもという構成になり，子ども中心にみると，父・母・きょうだいという構成になる。また，核家族において世代間の結合がなされると直系家族や複合家族を形成する。

家族形態の分類✚からみると，家族規模が縮小した核家族の増加という特徴がわかる。家族規模は，1989（平成元）年の1世帯✚あたりの平均世帯人員は3.10人であったが，2021（令和3）年には2.37人になり（国民生活基礎調査），低下傾向が続いている。

世帯構造✚からみると，核家族世帯（なかでも夫婦のみの世帯）が増加し，三世代世帯が減少していることがわかる。増加しているひとり親世帯のなかでも，母子世帯✚は経済的問題をかかえていることが多いことを指摘されている。また，高齢者世帯✚では単独世帯の増加が著しく，高齢者の単独世帯の健康問題や介護問題が問題となっている。

プラス・ワン

家族形態
家族形態を基盤とした情報は，家族の人間関係や個人のパーソナリティが反映されていないが，世帯の合算所得が社会保障制度での福祉の基準になることから，公衆衛生看護においては地域アセスメント（地域診断）や地区把握の基本情報であり，地域の生活実態を把握する重要な手がかりとなる。

夫婦家族
夫婦と未婚の子どもからなる。核家族が単独で存在する形態である。

直系家族
夫婦，1人の既婚子とその配偶者，および彼らの子どもからなる。2つの核家族が世代的に結合した形態である。

複合家族
夫婦と，複数の既婚子と彼らの配偶者および子どもからなる。複数の核家族が世代的および世代内的に結合した形態である。
（参考資料：森岡清美・望月嵩：新しい家族社会学，4訂版. p.15, 培風館，1997.）

✚　　　　　　　　プラス・ワン

家族・世帯に関する用語
家族形態の分類
①単独世帯：世帯に1人だけの場合
②夫婦のみの世帯：配偶者のみと同居している場合
③子と同居：子供夫婦と同居，配偶者のいない子と同居の場合
④その他の親族と同居：子と同居せず，子以外の親族と同居している場合
⑤非親族と同居：上記①〜④以外で，親族以外と同居している場合
世帯
「世帯」とは，住居および生計をともにする者の集まりまたは独立して住居を維持し，もしくは独立して生計を営む単身者をいう。消費単位として取り扱う行政用語である。
世帯構造の分類
①単独世帯：世帯員が1人だけの世帯
②核家族世帯：
・夫婦のみの世帯：世帯主とその配偶者のみで構成する世帯
・夫婦と未婚の子のみの世帯：夫婦と未婚の子のみで構成する世帯
・ひとり親と未婚の子のみの世帯：父親または母親と未婚の子のみで構成する世帯
③三世代世帯：世帯主を中心とした直系三世代以上の世帯
④その他の世帯：上記①〜③以外の世帯
母子世帯と高齢者世帯
①母子世帯：死別・離別・その他の理由で，現に配偶者のいない65歳未満の女と20歳未満のその子のみで構成している世帯
②高齢者世帯：65歳以上の者のみで構成するか，またはこれに18歳未満の未婚の者が加わった世帯
（厚生労働省：平成30年国民生活基礎調査の概況．pp.17-18, 2019による，一部改変）

ⓑ　家族の構造と機能

1　家族の構造的特徴

　家族構造とは，家族の組織形成や家族員相互の関連をあらわしている。家族は社会システムであるため，家族内だけでなく外部環境とも相互作用を及ぼし合っている。また，家族システム内の一部に変化が生じると，家族のほかの構造もそれに伴って変化が生じる。家族構造は次のような相互に関連する4つの局面をもっている。

■**家族のコミュニケーションパターン**

　家族は家族員と言語的・非言語的コミュニケーションにより情報を伝え合い，家族固有のスタイルやパターンを形成している。情報や意見の交換だけではなく，感情も相互に伝達している。コミュニケーションは，家族の関係性を活性化させていくプロセスとしてとらえられ，家族員間のコミュニケーションが明瞭で良好であると家族員の感情を発達させることから，自己の内面化に不可欠なものである。一方，内容と指示が不明瞭なコミュニケーションは家族機能を悪化させる要因になる。

■**勢力構造**

　家族における勢力は，ある家族員がほかの家族員の行動をかえる潜在的・実質的能力であり，影響力や支配といわれる。家族は，個々の家族員の間に指示や命令の系統をもっている。親と子といった世代間には明瞭な勢力の境界があり，勢力は家族内の階層や序列といった力動関係とも影響し合っている。子どもが成人になれば，家族のライフサイクルの変化にあわせ，意思決定者が世代交代する場合もある。

■**役割構造**

　家族員が家族における役割を達成することで，家族の果たすべき機能が遂行される。たとえば核家族の夫婦の場合，標準的な地位として，夫であり父親であり賃金を稼ぐこと，妻であり母親であり家事や育児の役割を果たすことが期待される。また，家族は社会のニーズを満たす役割を担う。居住する地区における清掃活動や，祭りなどの地域独自の文化的な集団活動に参加し，地域に貢献することが一例である。

■**家族の価値観**

　家族の価値観とは，意識的・無意識的に家族員を共通文化に結びつけている観念あるいは価値についての考え・態度・信念であり，家族の規範を導くものである。さらに家族の価値観は，家族の属する社会や文化からの影響を受け，世代から世代へと伝達されていくことが特徴である。たとえば，親個人が健康に価値をおいていると，子どもも健康によい生活習慣をとることが多く，家族によい保健行動に対する規範や家族規則が発達することになり，子どもへと引き継がれていくことになる。

➕ プラス・ワン

子どもの社会化
家族や近隣，仲間，学校，職場など
の人間関係を通じて，社会の一員と
して生きるための知識や技術，規範
など，一連の人生の時期に必要な社
会的規範や価値を自己の内部に取り
入れていく過程のことをいう。

2 家族の機能

　家族は，その存続のための多様な機能をもっており，家族の基本的な機能は，家族員のニーズと社会のニーズの両方にこたえることである。一般的に家族には次の機能が期待されている。

● **情緒機能**：緊張を緩和させてパーソナリティの安定をもたらす。
● **教育機能**：子どもの社会化➕を担い，家族員に役割を与えて地位の意味を学ばせる。
● **生殖機能**：家族の子孫を絶やさないよう，出産により次世代へつなぐ。
● **経済機能**：衣食住に必要な物資や資源を供給し，必要な家族員に平等に分配する。
● **健康維持機能**：安全な衣食住を提供し，病気や危険から家族員を保護する。

　近年の日本の状況として，経済機能を維持するための労働において，不安定雇用・低賃金などの問題に直面し，長時間労働が増加している。その結果，家庭での団らんをとる時間が少なくなり，情緒機能を発揮できなくなるケースがみられる。また，経済状況の苦しさから子どもを産まない選択や子どもの教育への影響が懸念されている。

ⓒ 家族の発達段階と発達課題

1 家族の発達段階

　夫婦の結婚と死亡，子どもの出生と成長によって，家族は個人と同様に，社会に誕生し，発達・成長し，そして衰退していくという時間的規則性がある。家族の発達段階は家族のライフサイクルともいい，望月らは日本の文化や家族規範で分類した7段階のサイクルを提示し，森岡はこれに婚前期を加えて8段階説で説明している。2つの分類を統合させると家族周期の区切り方は**表2-2**のようになる。

　家族は，1つの段階だけでなく複数の段階に属することになり，異なる発達段階の課題が混在することになる。また，平均寿命の延伸により，夫の退職後に夫婦だけの期間が長くなり，その後の配偶者死亡後のひとり暮らしの時期も長くなる。このため老年期の家族の発達課題は，第2の夫婦生活の充実や老親の介護などが加わってきている。

2 家族アセスメント

　家族を対象に支援する場合は，家族アセスメントにより，顕在的な問題や潜在的な問題を明らかにし，適切な支援計画の立案に結びつける。

■家族アセスメントの項目

　家族アセスメントとは，家族を1つのシステムとしてアセスメントす

表2-2　家族の発達と家族周期の区切り方

婚前期	結婚前
新婚期	結婚以降
養育期	第一子出生
教育期	第一子入学
排出期・分離期	第一子高校卒業
成熟期	第一子結婚
老年期・向老期	子ども全部独立～夫65歳未満
孤老期・退隠期・完結期	夫退職～配偶者死亡

プラス・ワン

社会階層

社会階層は，教育レベル，職業，収入のみではなく，権威，名声，特権などが含まれ，同程度の社会的地位にある人々の集団といえる。上流階層，中流階層，下流階層などに分類されるが，日本では明確な階層は存在しない。

代表的な家族アセスメントモデル

カルガリー家族アセスメントモデル/介入モデル

カルガリー家族アセスメントモデル（Calgary Family Assessment Model：CFAM）およびカルガリー家族介入モデル（Calgary Family Intervention Model：CFIM）は，カルガリー大学のライト（Wright, L. M.）によって開発された，家族療法を基盤とする看護実践モデルである。

CFAM は，家族の構造・発達・機能の側面から26の下位項目が設定されており，これらについてのアセスメントを行う。

CFIM は看護実践モデルであり，家族をシステムとしてとらえ，健康問題で生じた家族の円環的パターンや，背景にあるビリーフ（信念）に焦点をあて，家族療法のアプローチを用いた介入を行う。介入では家族面接を用いるため，看護実践を行うには基盤となっている理論的背景の理解と，インタビュー技術の習得が必要となる。

家族生活力量モデル

日本における家族データに基づいて開発された，家族の生活力量を明らかにするアセスメントモデルである。家族の生活力量の構造は，「家族のセルフケア力」と「家族の日常生活維持力」の2つの大項目，および家族の生活力量に影響する3条件からなる。日本の生活文化を反映したアセスメントツールになっている。

るものである。個々の家族員のレベルに加えて，家族レベルに拡大して行い，家族の基本情報と社会文化的側面，環境的側面，構造と機能的側面について情報を収集・分析し，問題や課題を明確にする。

● **基本情報，社会文化的側面の把握**

基本情報として家族構成・家族形態を把握する。初回訪問や相談の場では，家族のニーズに応じると同時に，家族構成員の全体の情報を把握する。具体的には，家族員の続柄・年齢・ライフサイクル・職業，同居していない親族や友人などである。

社会文化的側面では，社会的地位・職業・職位，地域や会社などでの役割を把握する。文化的側面では民族や地域の文化的背景などを把握する。また，社会階層 の観点から，経済的状況や支出についてアセスメントする。とくに社会階層を縦に移動することはストレスの大きいことがらであり，社会階層の移動についてのアセスメントは重要である。

● **環境的側面の把握**

住居，近隣や地域社会の特徴，家族と地域社会のかかわりについてアセスメントする。住居は，当事者および家族が自然体で過ごすことができる空間であり，日常生活のありのままが映しだされている。家財道具や調度品，洗濯物や庭先の様子などから経済状況や趣味，文化的思考が観察できる。また，居住地の下水道の整備状況，道路や商店など，地域の環境情報も，家族の生活を理解するたすけとなる。

家族は近隣や地域との相互作用のなかで，社会と共存しながら暮らしており，地区の運動会や祭り・消防団活動などへの参加状況は，教育的・文化的活動である社会活動といかにつながっているかをあらわす貴重な情報となる。

● **家族の構造と機能的側面の把握**

家族の構造的特徴について，ライフサイクルの変化に伴う，夫婦や子どもの発達段階や役割と勢力の状況を把握する。また，家族機能の状態を把握し，機能を発揮できているのか，家族員への影響や背景となる社会と家族との関係についても検討する。

■ **家族看護のアセスメントモデル**

相互に影響を与え合っている家族員の状況を引き出してアセスメントするためには，家族の構造・機能・発達，ストレス，危機の側面から有効な情報を取り込むことがカギとなる。そのためのモデルが家族アセスメントモデル である。

d 家族への支援

1 支援の視点：1つのまとまりとしてとらえる

現代の日本では，一般的な家族発達や家族形態にあてはまらない家族

家族と他者（近隣）との関係

家族は，地域社会のなかで，他者（近隣）である親族や知人・友人，地域の人々と互いにたすけ合いながら共同生活を営んでいる。他者の介入をこばむ場合には，虐待や嗜癖など，家族員の複雑な関係性や課題をかかえる閉鎖的な家族が存在することがある。

保健師は，支援対象の家族が地域で孤立しないよう，専門職・関係機関・グループ・組織と家族をつなぎ制度を活用することで，家族のセルフケア力を高めていく役割を担っている。

さらに，昨今，災害時の対応で象徴されるように，もち家や集合住宅という別にかかわらず，顔の見える近隣者との関係づくりが地域社会において重要視されている。そこで自治会組織の活性化や住民の自治力を高めていく支援が公衆衛生看護活動にも求められている。

が増え，家族のありようは多様である。保健師は，それぞれの家族がもつ固有の考えや価値観を柔軟に受けとめて対応する必要がある。そのためには，家族員の個々を理解するとともに，家族を1つの単位としてアセスメントする。全体としての家族と，家族のなかの個人との両方の視点から，支援者が家族を受容し，かたよりなく意見を聞くことから支援がはじまる。

2 家族の健康問題の明確化と予測と優先順位の決定

家族のアセスメントとして，情報の収集・分析，家族の問題と健康問題の明確化を行う。アセスメントでは問題を引きおこしている原因を明らかにし，家族の解決する能力や意欲を判断し，支援目標を明らかにする。また，将来的な事態の変化などを予測し，問題がおこらないように予防的な支援も検討する必要がある。そのうえで，問題の緊急性，重大性を考慮して支援の優先順位を決定する。

3 支援計画と評価

家族への支援は，目標達成のためにいくつかの段階を設定した計画をつくり，その段階を1つひとつ実施して進めていく。支援計画づくりにおいては問題を的確にとらえることが重要であり，理論やモデルの枠組みを活用し，系統的・網羅的にアセスメントを行う。家族員や家族内の関係性だけではなく，家族と他者（近隣）との関係＋や，家族を取り巻く環境や地域とのつながりにも視野を拡大し，計画に含めていく。

計画にそって支援を実施したら，支援についての評価を行う。家族がかかえる健康上の課題を解決できたか，家族と共有した目標に到達できたかが評価の視点である。目標に到達できない場合も，家族におきた変化や，変化にいたる努力の過程をふり返り，前進できたことがあればそれを家族と支援者が一緒に認め合うことが評価において重要である。

③ グループ・組織の理解と支援技法

a 対象としてのグループ・組織

グループ（集団）とは，複数の人々からなる社会的なまとまりである。組織とは構造や役割，命令系統をもつグループの一形態である。グループには会社や学校などの組織化された集団や，同じ趣味をもつ人が集まった集団などがあり，組織には地域の自治会や老人会や行政からの呼びかけによる協議会などがあり，その形態はさまざまである。

グループ・組織の条件として，達成すべき目的が明確にされ，メンバー間での目標の共有，役割の明確化がなされ，活動が継続されている必要がある。また，メンバーの関係性においては，直接または間接的に互い

に影響を与え合う相互作用と相互依存関係をもち，グループ・組織への所属意識があることが必要である。

b グループ・組織の種類と特徴

公衆衛生看護活動において対象となるグループ・組織の種類には，健康教育（教室）のグループ，サポートグループ，自主グループ，当事者グループ，セルフヘルプグループ，住民組織などがある。

1 健康教育（教室）のグループ

保健所・保健センターなどの関係機関主催の健康教育（教室）の対象として集められた人々のグループで，生活習慣病や育児教室など健康問題別の健康教室などの参加者からなる。健康教室は主催者が企画・立案していることが多く，参加者の運営に対する主体性は比較的低い。そのため教室開催時のみのグループとなることが多いが，継続して自主的な活動を行うOB会グループに発展することもある。

2 サポートグループ

保健所・保健センターなどの関係機関が主催して共通の課題をもつ人を集めたもので，疾病や障害のある人の集い，介護者の集い，子育てグループなどがある。行政からのはたらきかけにより集まった参加者であり，グループの運営は行政側が担うことが多い。継続して自主的な活動を行う当事者グループに発展するグループもある。

3 当事者グループ（セルフヘルプグループ）

患者や家族などの当事者主催で共通した課題をもつ人が集まったものである。疾病や障害別の患者会では，たとえば難病患者の会，アルコール依存症患者の会（断酒会），家族会としての介護者の会，障害児の親の会など，多様なグループがある。当事者グループは，自助グループ・セルフヘルプグループともいわれ，メンバーの考え方や行動をかえていく自己変容のための活動を基盤としている。

運営面においては，参加者のグループへの主体的参加と参加者間の役割分担などの循環的な関係が成立している。また，行政などからの自立性が保たれていることが重要であり，メンバーを取り巻く環境や社会にはたらきかける社会変容を目的とした活動に発展する場合がある。

4 住民組織

住民が特定の目的を達成するため，あるいは地域での生活のさまざまな側面における相互関係を維持・強化するためにコミュニティ活動を行う組織である。住民組織は地域福祉の観点から，①自治会・町内会など

表2-3　公衆衛生看護活動に関連した住民組織の類型

組織の類型	委員型	地縁型	ライフステージ型	教室OB会	自助グループ
組織の例	健康づくり推進員，母子保健推進員	自治会・町内会，愛育班，婦人会，PTA，保護者会	育児サークル，老人クラブ	食生活改善推進員，運動教室OB会	精神障害者の当事者・家族会，糖尿病友の会
地域の範囲	市町村単位	小学校区単位行政区単位	小学校区単位行政区単位	行政区単位市町村単位	市町村単位保健所単位
参加形態	推薦・委嘱	全員参加が原則	任意	任意	任意
特徴	行政から業務を委託，財源あり	全員参加が原則，ピラミッド型組織	相互学習型自由度が高い	相互学習型ボランティア志向	相互学習型同じ健康問題
課題	十分な学習機会の提供がないと，「やらされ感」が出やすい	町内会にも加入しないなど，参加を拒否する住民が増えている	世代交代のために，組織運営などのノウハウが蓄積されにくい	関心のある住民の集まりであるため，地域的に偏在しがちである	障害者の家族会のように，会員が高齢化して，活動が停滞することもある

（平成26年度厚生労働科学研究補助金健康安全・危機管理対策総合研究事業「地域保健対策におけるソーシャルキャピタルの活用のあり方に関する研究」班：住民組織活動を通じたソーシャルキャピタルの醸成・活用にかかる手引き．p.22，日本公衆衛生協会，2015による，一部改変）

の「地縁型住民自治組織」，②小学校・中学校区単位で地域の団体の代表などから構成される「協議会型住民自治組織」，③地域福祉やまちづくりなどの特定のテーマごとの「テーマ型市民活動組織」に分類されている。また，公衆衛生看護活動に関連する住民組織は，表2-3のように類型化されている[2]。

プラス・ワン

組織の発達段階

タックマン（Tuckman, B.）が提唱した，チームビルディング（組織づくり）における発達段階のモデル。グループ・組織が形成されてから成果をあげるようになり，最終的に解散するまでの5段階に区分されている。

・結成期（forming）：組織が結成された最初の段階であり，メンバーがはじめて集まり，組織のあり方や目標などを模索している段階である。

・混乱期（storming）：組織のあり方や目標などをめぐって混乱や意見の対立などが生じる段階である。

・規範期（norming）：チームとしての見解が共有されて関係性が安定する段階である。役割分担や協調が生まれ，行動様式の規範（norm）が確立する段階である。

・達成期（performing）：チームが成熟して十分に機能し，成果をあげることができる段階である。

・解散期（adjourning）：目標達成を経てチームを解散する段階である。

● グループ・組織のアセスメント

　グループや組織の状態をアセスメントするには，組織の発達段階＋におけるどの段階に到達しているのかを判断する。また，グループの発達段階の各期についてグループの力や状況をアセスメントする。各期におけるアセスメントの項目は次のとおりである。

● **初期（結成期・混乱期）**：グループの雰囲気・安心感など。

● **規範期**：メンバー間の交流，共感性，メンバーどうしのダイナミクス，役割の取り方，リーダーシップの有無など。

● **達成期**：メンバー中心のグループ運営かどうか，メンバー間の葛藤や衝突の有無とメンバー自身の解決方法，メンバーの成長の度合いなど。

● **解散期**：グループ全体の目標達成度，次のステップを目ざす力，グループを自主的発展的に運営する力など。

　さらに，グループの成長の各時期における参加メンバー1人ひとりの目標達成状況についても確認する。

　当事者グループ・セルフヘルプグループでは，グループが自主的な活動が可能な段階に成長しているか，すなわちグループの活動目標や活動計画の設定，リーダーなどの適切な役割分担，メンバーの身体的健康と精神的健康，対人関係・社会関係の達成状況などの項目についてアセスメントする。

表2-4　住民組織のコミュニティエンパワメント過程の質的評価指標

領域	項目
民主的な住民組織としての成長	①組織の民主性
	②住民組織としての活動の企画運営のあり方
	③構成員の協力関係
	④各構成員の尊重
	⑤活動のやりがいの共有
住民組織の地域の健康問題解決への志向性	⑥住民組織の活動目的の明確化
	⑦地域の健康問題の明確化と共有
	⑧地域の健康問題解決のための組織の役割
地域の社会資源としての住民組織の活動	⑨地域の社会資源としての活動
	⑩地域の人々への学習活動
	⑪活動や成果の確認とアピール
	⑫保健計画などの立案・推進過程への参加
	⑬他の住民組織などとのパートナーシップの形成
	⑭行政・専門家などとのパートナーシップの形成

（中山貴美子：保健専門職による住民組織のコミュニティ・エンパワメント過程の質的評価指標の開発. 日本地域看護学会誌10（1）：49-58，2007による，一部改変）

　子育てや健康づくりのグループなどの自主的な活動を目的とするグループでは，参加者の活動への積極的ニーズの有無や，リーダーまたはキーパーソン，グループ内の人間関係などをアセスメントする。

　住民組織では，活動目標として参加者のエンパワメントが重要になることから，組織の成長，地域の健康問題の解決，地域の社会資源としての活動状況をアセスメントする。その評価指標を表2-4に示す[3]。

d　グループへの接近技法・技術

　保健師は，グループ・組織内の相互作用の形成過程やリーダーシップの展開に関心をはらい，グループメンバーの意見や自主性を尊重するような調整・援助・助言など側面的な支援を行う。

　とくにグループ・組織の結成初期の段階は，メンバー間で意見や問題を出し合う模索の時期であり，混乱が生じやすい。この時期はメンバー間の人間関係を築くうえで重要であり，保健師は個々のメンバーから話や体験を聞いてグループの問題を把握する。そして必要に応じ，メンバーの1人ひとりの発言が尊重され，リーダーが支配的にならないようにすること，グループ・組織のルールづくりとしての目標や計画の立案にメンバーの意見が反映されるようにすることなどの支援を行う。

　組織が成熟した時期は，グループ運営のルールに基づいて，メンバーが役割分担して活動をする。そのため，保健師はグループ全体に共通する課題や活動の方向性を確認し，メンバーが自己決定できるように支援する。メンバー間で対立する意見が表出されることもあるため，規則の

見直しなどの支援を行い意見の不一致の発生を予防する。また，グループ・組織の活動の活性化や発展のために，社会資源の活用や近隣の同様な会との情報交換の提案，新しいグループの立ち上げの支援，グループに参加していない当事者に対するグループの紹介などを行う。

一方，グループ活動が停滞している場合は，その原因をメンバーとともに考え，活動の意義を確認できるように支援する。

また，グループ活動は，各メンバー個人の変容とともに社会の変容を目ざして行われる。自己の問題に対するメンバーの対処能力の強化とグループを通して社会とどうかかわるかを支援していくため，保健師は時には社会に対してメンバーの声を代弁する役割をとる。

解散期は，活動目的が達成され，メンバーがグループで学んだことをいかして次のステップへと移行する時期であり，目標達成の評価や次の課題に取り組む準備を促す。

④ 対象の理解のための地域の健康問題の構造

a 健康問題をとらえるモデル

これからの日本は少子高齢化の進展と人口減少による人口構造の変化がさらに進む。さらに平均寿命の延伸がみられる状況のなかで，健康寿命を長くすることは地域の人々にとって重要であるとともに保健医療の大きな課題である。

その一方で，日本の人々が直面する健康問題にはさまざまな変化がおきている。たとえば，日本の疾病構造は，感染症から非感染症に移行して久しく，近年は高血圧症や糖尿病，心疾患，脳血管疾患などの慢性疾患，いわゆる生活習慣病の患者が増加している。また，高齢化により悪性新生物や認知症の患者も増えている。これらの疾患は，1人の患者が複数の疾患を有していることが多く，疾病の管理を十分に行わないと重症化し，要介護状態や死にいたる危険性がある。さらに，精神疾患のなかでは気分障害（うつ病）が増加している。感染症については世界のグローバル化が進み，一部の地域の疾患であった新興感染症が日本に入って蔓延する危機もおこっている。また，予防接種の機会の変更によりいくつかの感染症に免疫をもたない世代がみられ，小児期の感染症や結核などの集団発生のリスクも高まっている。さらに，現代の日本における健康問題には，疾病に罹患することだけでなく，育児不安や児童虐待，引きこもり，孤独死など生活の生きづらさの結果による問題も含まれる。

このような健康問題を考えるには，問題自体がどこにあるのかとらえ，その構造を明らかにしていくことが必要である。そのために有用なのが「**健康の社会環境モデル**」（Dahlgren, G. & Whitehead, M., 1991）がある🞣。このモデルは，人々の健康は社会構造や社会経済的要因に直接ま

➕ プラス・ワン

健康の社会環境モデル

このモデルは，公衆衛生が地域の健康問題を構造的に把握する視点を示すものである。

このモデルでは，①個人の年齢・性・遺伝的要因などの行動と生物学的要因に影響を与えるものを，②個人の生活様式，③社会地域ネットワークとしている。

②③に影響を及ぼすものとして，④生活と仕事の状況，労働環境，教育，保健医療サービス，住宅，水や衛生，農業，食糧生産などのさまざまな要因が示されている。

さらに④の背景として，⑤社会・経済・文化・環境がある。（資料　日本公衆衛生学会：日本公衆衛生学会版健康影響予測評価ガイダンス──公衆衛生モニタリング・レポート委員会 2011 年提案版．2011.）

たは間接的に影響を受けているという考えに基づくもので，影響を与えている要因のことを「健康の社会的決定要因」とよぶ。

b 人々の健康問題の所在を考える視点

　健康に対する考え方や感じ方は人により多様であり，保健師は多角的な視点で健康問題を考える必要がある。松下は，個人の健康問題を把握する視点として，「自分の健康状態と健康問題に対する自覚は，1人ひとりの『健康』に関する考え方によって決まる」と述べている。

　人々の健康問題をとらえるには，①身体の状態，②生活の状態，③生活と身体の状態の背景，の3点に視点をおき，この3つの関連を構造的にみる必要がある（図2-1）。具体的には，①身体の状態は，食と運動，休養と生活のリズムという生活の状態から深く影響を受けている。さらに，②生活の状態は，③生活と身体の状態の背景として，家族との生活，仕事の仕方や労働環境，社会環境，自然環境などの状況とその変化と強く関連している。これらの条件が関連し合って人々の日常生活の営みがなりたっている。

　このように健康問題を構造的に把握することで，個人の健康問題とそれを解決するための課題を明らかにすることができる。課題には個人で取り組むことや家族が取り組むことのほか，地域社会で取り組むこともある。個人や家族の努力だけで解決できる課題は少なく，社会との関係が大きく影響していることが多いことにも注目したい。しかし，健康問題への取り組みは，まずは各個人が現実の生活のなかで，自分の身体の

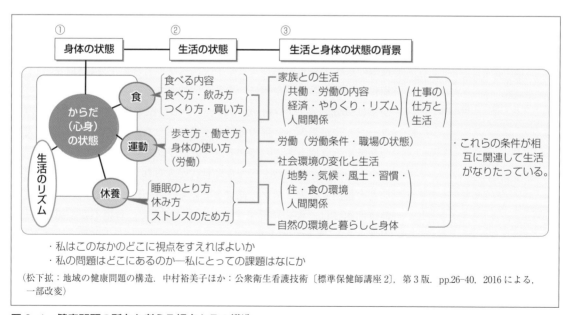

・私はこのなかのどこに視点をすえればよいか
・私の問題はどこにあるのか—私にとっての課題はなにか

（松下拡：地域の健康問題の構造．中村裕美子ほか：公衆衛生看護技術〔標準保健師講座2〕，第3版．pp.26-40，2016による，一部改変）

図2-1　健康問題の所在を考える視点とその構造

状態を判断することがその入り口となる。そのため保健師の個別事例へのかかわりは重要になる。

c 具体例として─個人の健康問題をとらえる

　健康状態の把握にあたっては，社会的な背景と個人の生活の関係をとらえ，その関係のなかで対象者個人がどのように考え判断し行動しているか理解することが必要である。

　生活習慣病の例で具体的に考えてみよう。成人の健康において生活習慣病は大きな問題である。この病は自覚症状が乏しく，みずからの身体の状態を知る機会は，健診結果の検査値であることが多い。健診結果に異常値が見られたとき，「これはたいへん」とすぐに受診して，治療を始める人もいれば，「まだ大丈夫」「なんともない」と放置する人もいる。この行動の差は，個人の健康に対する考え方やとらえ方の違いから生じると考えられ，保健師にはその人の生活の改善や治療行動に結びつくようなはたらきかけが求められる。しかし単に「受診しましょう」と言うだけでは，行動には結びつかないだろう。個人が自分の健診結果を身体の状態と日常生活と関連づけて考えられるようにしていく必要がある。

　重要なのは，健康問題を構造的にとらえることである。たとえば，食の視点から，身体と生活の関係をとらえるとしよう。食生活の実態とは，食べたものの内容を明らかにするだけではない。食材の選び方・買い方・調理方法・食べ方など，日常生活の考え方や意識，家事能力，経済状況をとらえて，なぜそのような選択や行動をとるのかという背景を把握する。

　自分の身体の状態の問題とそれを引きおこしている原因に目を向けることができれば，生活習慣の改善に向けた取り組みに関心が高まる。

d 地域の健康問題の把握

　公衆衛生看護の命題は，地域の健康問題を把握し，その解決に取り組むことである。その第一歩として地域の健康問題を把握するにはいくつかの方法がある。保健所や市町村役所で入手できるデータの分析によって，地域の状況について重要な結果を導き出せる。たとえば，地域の人口動態である死亡届や出生届，人口の転出や転入，人口静態である世帯構成やひとり暮らし世帯，ひとり親世帯などの統計データについて，単年度の情報と経年変化を把握することで，現在までの変化から将来を予測し，取り組みの見通しをたてることができる。

　行政で入手できるデータとそこから把握できる地域の状況の例を以下に示す。

■国民健康保険の診療報酬明細書（レセプト）

地域の受療状況および医療費の状況，医療機関の特徴を把握できる。

■死亡届

地域の人々の死亡場所や死因について，その状況や年代ごとの特徴を把握できる。

■介護保険要介護認定審査結果，介護給付費明細書

要介護認定の状況，介護保険の利用状況，さらには地域の介護状況，サービス提供機関の状況などを把握できる。

■特定健康診査など

健康診査結果から，個人の健康状況だけでなく地域の平均値や経年変化などを把握できる。

■乳幼児健康診査結果など

乳児〜幼児の健康状態と育児・子育て環境を把握できる。

　公衆衛生看護の対象者をとらえるとき，疫学的な視点から地域の健康問題をとらえ，個々の対象者の健康問題や生活状況を地域の健康問題と関連づけてとらえる必要がある。そのことで個への支援だけでなく，地域や社会へのはたらきかけへと発展させることができる。

　具体的には，個々への家庭訪問の場や健康診査における相談の場において，健康診査データの分析を対象者と一緒に行い，生活実態と生活意識を結びつけて考える。とくに個人の労働の実態との関係を見直すことは重要である。家庭の経済状況の柱である労働は，社会の影響を大きく受け，いろいろな社会問題から労働問題が生じ，無理な労働が生活や健康に影響を及ぼすという構造がみられるからである。

●引用文献
1）鈴木和子・渡辺裕子：家族看護学——理論と実践，第5版．p.29，日本看護協会出版会，2019.
2）平成26年度厚生労働科学研究補助金健康安全・危機管理対策総合研究事業「地域保健対策におけるソーシャルキャピタルの活用のあり方に関する研究」班：住民組織活動を通じたソーシャルキャピタルの醸成・活用にかかる手引き．p.22，日本公衆衛生協会，2015.（http://www.jpha.or.jp/sub/menu04_10.html）（参照2022-08-02）
3）中山貴美子：保健専門職による住民組織のコミュニティ・エンパワメント過程の質的評価指標の開発．日本地域看護学会誌10（1）：49-58，2007.

●参考文献
・杉本敏夫・斉藤千鶴：改訂コミュニティワーク入門．中央法規，2003.
・日本公衆衛生学会：日本公衆衛生学会版健康影響予測評価ガイダンス——公衆衛生モニタリング・レポート委員会2011年提案版．2011.（https://www.jsph.jp/pdf/JSPH%20MR9%20HIA%20g.pdf）（参照2022-08-02）
・ピーター＝M＝フェイヤーズ，ビット＝マッキン著，福原俊一・数間恵子監訳：QOL評価学——測定，解析，解釈のすべて．中山書店，2005.
・望月嵩・木村汎編：現代家族の危機——新しいライフスタイルの設計．pp.12-13，有斐閣，1989.
・森岡清美・望月崇：新しい家族社会学，4訂版．培風館，1997.

公衆衛生看護の
基盤となる理論

保健行動理論と保健指導で活用できる理論

POINT

● 行動変容を促すためには，保健行動の基本をまず理解する必要がある。
● 概念，理論，モデルの関係を知ることにより，保健行動の理解が容易になる。
● 今日の保健行動理論の基盤の1つとなっているのは，レヴィンの理論である。
● 保健行動理論の歴史的発展過程を知ることにより，各種理論の理解が容易になる。

1 行動を取り巻くさまざまな要因

a 健康によい行動

　健康によい行動とはどんな行動🞤か？　よくとりあげられるのは以下のような行動である。運動習慣，食事習慣（飲酒を含む），禁煙，十分な睡眠，予防行動（交通外傷の回避や健診の受診）などである。このような「健康のためになる行動」のことを保健行動🞤という（畑，土井，2009）。そして「健康のためにならない行動」を「ためになる行動」にかえることを「行動変容」という。まだ身についてない「健康のためになる行動」を新たに獲得することもまた「行動変容」といってよい。こうして健康のためのよき習慣を身につけることで，多くの慢性疾患を予防できる。

　2019（令和元）年末から始まった新型コロナウイルス感染症（COVID-19）は多くの人々に悲劇をもたらした。とりわけ最前線にたった保健師は過労に苦しんだ。ストレス，睡眠不足……自分自身の健康のための保健行動をとりがたい日が続いた。片や市民の間では，「行動変容」は日常用語となっていった。COVID-19対策として，厚生労働省が早々から市民の「行動変容」を3つの対策のうちの1つの柱としてとりあげたからである。その結果，日本のすみずみまで，手洗い，マスク着用，ワクチン接種といった予防行動が広がった。このタイプの行動変容はわかりやすいし，効果も出やすい。

　しかし，結果がすぐには出にくい慢性疾患対策としての行動変容はむずかしい。食事習慣ひとつとってみても，巷にはつかのまの幸福感を与えてくれる多くの誘惑がある。そして多くの人はそちらに流れやすい。「わかってはいるけど，やめられない」，そういう人々とどう接していけばよいのか。保健師になにができるのであろうか。

プラス・ワン

行動と行動科学

行動を科学的に研究するための行動科学は，1946年，ミラー（Miller, J. G.）を中心とするシカゴ大学のグループによって始められた。人間の行動解明のためには，生物科学と社会科学を統合する必要があるという問題意識がそこにはあった。

行動科学は，今日，「人間の行動を総合的に理解し，予測・制御しようとする実証的経験に基づく科学」と定義されている。保健医療，企業戦略，危機管理など，多岐の分野に応用されている。

医学領域では行動医学という用語もある。定義は，「健康と疾病に関する心理社会学的，行動科学的，医学生物科学的知見と技術を集積統合し，これらの知識と技術を病因の解明と疾病の予防，診断，治療，およびリハビリテーションに応用していくことを目的とする学際的学術」とされている。（畑栄一・土井由里子編：行動科学，第2版. p.4, 南江堂，2009による）

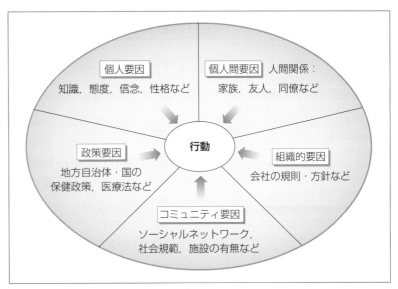

図 3-1　行動に影響を及ぼすさまざまな要因

ⓑ 保健行動を取り巻く要因

　保健行動に影響を及ぼす要因は**図 3-1** に示すように多彩である。先述の厚生労働省の対策は「政策要因」の 1 つで，大きな効果がある。以下，慢性疾患の 1 つであるがん予防対策を例に，その全体像をながめてみる。

　智子さんはある地方都市のスーパーに勤めている。今年 45 歳。夫，子ども 2 人，それにときどき介護が必要な夫の母（要支援 2）と暮らしている。つい最近，2 年に 1 回の乳がん検診（マンモグラフィー）を受けるようにとの通知が市役所から届いた（**政策要因**）。昨年，3 歳年上の姉が乳がんで手術を受けたばかりであった（**個人間要因**）。手術は成功し，いまでは元気になっている。自分はといえば，とくにしこりなどの自覚症状もない。しかし気にはなる。姉のこともあるし，恐怖心のほうが強い。なかなか行く気になれない（**個人要因**）。幸い日曜日に検診をやってくれる医療機関はある。ところが，そこは午前中しかやっていない（**コミュニティ要因**）。日曜の午前中は，スーパーが忙しくて，時間がとれない（**組織要因**）。自分の健康のことで上司をわずらわせたくはない（**個人間要因**）。そのうえ，ときどきは姑の世話もしないといけない（**個人間要因**）。こうしたさまざまな要因によって，智子さんはこの 2 年に 1 回の機会をのがしてしまいそうである。健康によい行動としてのがん検診という「予防行動」にかえるには，大きく分けて 2 つの支援が必要である。1 つは智子さんへの教育的支援，もう 1 つは環境的支援である。

　本章 A ではおもに，個人や個人間の関係を取り扱う代表的な保健行動理論・モデルを学ぶ。本章 C では，社会環境に注目したコミュニティレベルでの活動に使える理論・モデルを紹介する。

プラス・ワン

コルベの分類

①ウエルネス行動

健康だと思っている人が，もっと健康になろうとして行う活動。キャスルとコブの予防的保健行動においては，疾患を意識して，その早期発見，予防のための活動を行う。

②危険感知行動

健康だと思っている人が，病気あるいはそれに近い状態になるのではないかという危険を察し，疾患の早期発見や予防のために行う活動。キャスルとコブの病気対処行動においては，適切な治療を求めるための活動を行う。

③セルフケア行動

病気にかかっていると思っている人が，その改善に向け行う活動。治療者に対し最小限の信頼は持ちあわせている。他者への依存行動はしない。これによって，日常業務がおろそかになることはない。キャスルとコブの病者役割行動においては，適切な治療を受け，他者に依存する。また日常業務も多少おろそかになる。

●保健行動の覚え方

キャスルとコブの3つの分類とあわせ，①予防的保健行動とウエルネス行動，②病気対処行動と危険感知行動，③病者役割行動とセルフケア行動と，①②③どうしを対にして比べながら覚えるとよい。コルベは以上6つの行動のほかに，他者の健康に影響を及ぼす3つの行動として家族計画行動，保護者保健行動，保健関連社会行動をリストに入れている。

c 保健行動のタイプ

1 キャスルとコブの分類

保健行動は1人ひとりの主観的健康状況によって異なってくる。保健行動にはいくつかの分類方法があるが，なかでも古典的とされているのは，キャスル（Kasl, S. V.）とコブ（Cobb, S.）による3つの分類である。

■予防的保健行動（preventive health behavior）

症状がなく，健康であると自覚している人のとる行動である。病気予防や早期発見のために行う。例として，検診，予防注射，生活環境改善，禁煙，食事改善，運動などがある。

■病気対処行動（illness behavior）

症状があり，自分は病気ではないかと感じている人のとる行動である。自分自身の健康状態を知り，適切な治療法をさがすために行う。

■病者役割行動（sick-role behavior）

症状があり，自分は病気であると思っている人がとる行動である。病気から回復するために行う。

2 コルベによる保健行動の分類

キャスルとコブ以外の代表的な分類に，コルベ（Kolbe, L. J.）によるものがある。コルベの分類は，キャスルとコブの3つの分類に6つの行動が追加されたものであり，9つの分類に分けられている。畑らの文献を参照されたい。

3 行動変容

健康の維持・回復のためには問題のある保健行動を望ましい方向に改善していく必要がある。この行為を**行動変容**という。そして行動変容は健康教育の主目的の1つである。保健師は保健行動の理論（保健行動理論）を学ぶことによって，より的確な保健指導を行うことができる。

2 保健行動理論を学ぶ意義

保健行動理論は多くの学問分野の概念や理論を用いて生み出されてきた。心理学，社会心理学などである。本章で学ぶ理論やモデルの多くは前世紀の産物であり，すべて英国や米国で開発されたものである。今世紀にこれらを学ぶ意義はなんであろうか？米国における保健行動テキストは以下のように論じている（Janevic, M. R., Connell, C. M., 2018）。

①21世紀に入ってからも，これから紹介する理論は電子媒体（Web上やアプリ）で活用されており，その有効性が確認されている。

②理論が開発された英米諸国を離れ，日本を含むアジアやアフリカなど

でもこれらの理論は用いられ，より一般性のあるものとなっている。
③当初，感染症対策などに用いられた理論が思春期児童や高齢者の健康・福祉対策など，特定分野をこえて用いられている。

　これらは本節で示す個人レベルの保健行動理論について述べたものである。しかし，保健行動理論やモデル全体についてもあてはまる内容である。前世紀につくられた保健行動理論は現代においてもその価値を失っていない。個々の保健行動理論やモデルを紹介する前に，まずは「理論」にまつわる基本用語への理解を深めておきたい。

③ 用語の定義と解釈

ａ 用語の定義

　本書ではグランツ（Glanz, K.）らのテキスト（Glanz, 2015）を参考に，パラダイム，概念，コンストラクト，変数，原則，理論，モデルについて，その定義と解釈を以下のように示す。

1 パラダイムとは

　パラダイムとは，para（隣）と dicere（見せる）に由来し，「隣に見せる」という語源をもつ。ここでは保健行動理論において一般的に用いられている定義に従いたい。「ある問いに答えていくための，今後の研究や実践の方向性を示すもの」（Glanz, 2015）という定義である。

　智子さんの例にあるように，健康によい行動をとってもらう際の保健行動理論における当初のパラダイムは，個人の行動変容を促すための技術開発とその適用であった。本章Aではおもにこのパラダイムのもとにある理論を学ぶ。ただし，ある健康問題をかかえる個人に対して特定の行動変容をしいることもあり，結果としてさまざまな障害が生じる場合がある。選択の自由の制限への反発，無理じいされた当事者からの抵抗などである。智子さんの場合，がん検診をしいることによって，職場の人間関係が気まずくなってしまう可能性がある。そこで，個人や集団に変化することをしいるのではなく，変化のための障害を減らし，与えられた情報をもとに当事者が意思決定できるようにしていくことが新たなパラダイムとなってきている（Glanz, 2015）。新たなパラダイム下での保健行動理論は本章Cで学ぶ。

2 概念，コンストラクト，変数とは

　概念（コンセプト）とは，ある事象を頭のなかでつかみとる考え方のことである✚。保健行動理論において，概念は，理論に含まれる主要要素である。ある概念は概念として単独でも存在しうる。一方，それがある特定の理論の要素として採用されることもあり，そのとき概念は理論

37

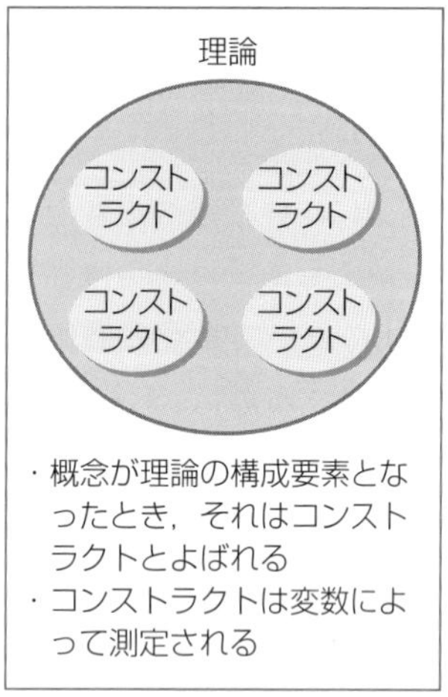

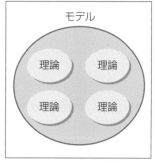

理論

コンストラクト　コンストラクト

コンストラクト　コンストラクト

・概念が理論の構成要素となったとき，それはコンストラクトとよばれる
・コンストラクトは変数によって測定される

図3-2　理論と概念（コンストラクト）の関係

モデル

理論　理論

理論　理論

図3-3　モデルと理論の関係

のなかのコンストラクト（構成要素）と名前をかえてよばれる（**図3-2**）。実態は同じでも，おかれた場所に応じて変化する。変数という用語は，コンストラクトを評価する際の測定項目のことをいう。それゆえ，コンストラクトと変数は当然マッチしている。

3 原則とは

　本書ではあまりこの用語は用いない。原則は理論の下位にある。ある行為をする際の一般的なガイドラインのことである。

4 理論とは

　理論の定義は多彩である。カーリンガー（Kerlinger, F.）によれば，「理論とは一連のコンストラクト（概念），定義，命題からなりたつものであり」「ある現象を説明したり予測したりするために変数間の関係を特定して，その現象を組織だって把握できるようにしてくれるものである」（Kerlinger, 1986）。この定義は3つのことを伝えようとしている。
①理論とは，定義されており，相互に関連のあるコンストラクトによって構成される一連の命題からなる。
②理論は一連の変数（コンストラクト）間の相互の関連を示している。
③理論はある現象を説明する。

　具体的には，ある変数がどの変数とどのように関連しているかを特定し，その変数が別の変数にどのようにつながっていくかの予測をする。ただし，この定義にまったく一致させたかたちで理論をつくりあげるのは困難である。とりわけコンストラクト間の相互の関連を明確にするのはむずかしい。そのため，理論という用語は，それほど厳密に用いられているわけではない。

5 モデルとは

　モデルとは，いくつかの理論を組み合わせたものである（**図3-3**）。保健行動は本来複雑なものであり，単一の概念や理論だけで説明できないことが多い。ある状況下で，特定の問題をより現実的に理解するためには，いくつかの理論や別のモデルを組み合わせたほうがわかりやすくなる。例として本章Cで示すプリシード-プロシードモデルなどがあり，これから示す社会認知理論やヘルスビリーフモデルなどが組み込まれている。

b 理論と実践

　「すぐれた理論ほど役にたつものはない」という名言がある。第二次世界大戦前から活躍した社会心理学者レヴィン（Lewin, K.）の言葉である。保健活動の実践に役だたないのなら，その理論の存在意義は薄い。

プラス・ワン

アラメダ研究（Alameda County study）

1959年，米国国立衛生研究所は，バークレーに人口研究所（Human Population Laboratory）を設立した。WHOの健康の定義（35ページ参照）を概念化し，測定することが第1の目的であった。第2には，健康に寄与する生活様式を明らかにすることを目的とした。

そして，カリフォルニア州アラメダ郡に住む人々を対象に，疫学，社会学，心理学，統計学などの分野の研究者が集まり，いわゆるアラメダ研究を開始した。これまでさまざまな研究がなされてきたが，近年は慢性疾患の有無，罹患，負荷に及ぼす行動的・社会的・心理的・社会経済的・社会環境的および文化的諸要因を検討する研究がなされている。

当初はブレスロー（Breslow, L.）が中心になって研究を進めた。カプラン博士は1981～1997年，このアラメダ研究の責任者を務めた。

役にたたない理論は空論といってもよい。

理論の意義を知るために，まずは，理論なしの健康教育について考えてみよう。理論なしの健康教育とは，マニュアルどおりの健康教育のようなものである。誰が健康教育の対象者であっても，同じことを繰り返すだけ。聞く側はそれではたまらない。また同じことを言われたと感じた対象者は，「もううんざりだ」と思う。

では，理論をよく理解している保健師はどう違うか？　理論は限られた状況下で開発され，適応される場合が多い。そのため理論を学んだ保健師は，まずは理論を使える状況かどうかを把握できる。そして，どの状況でどの理論を適用できるかを検討する。それから使う。条件なしにいつでもどこでも適用できる理論はほとんどない。対象者の特徴，活動の場，資源，目的，障害などに合わせた健康教育，それは理論を学ぶことによって可能になる。こうして，理論を共有することにより，より対象者の個別性に合わせた健康教育のあり方について，ほかの保健師および他職種のスタッフと話し合うこともできるようになるであろう。

保健行動理論を実践でいかすためには，健康教育とはそもそも誰のためのものなのか，ということをないがしろにしてはいけない。**アラメダ研究**で著名なカプラン博士（Kaplan, G.）は，寿命と自立機能の延長に，行動的・社会的・社会経済的・社会環境的要因が重要な影響を及ぼしているという根拠を示しつつ，健康教育のあり方について次のような重大な提言をしている。「われわれは，高齢者（住民）のためにさまざまな健康教育プログラムを組み，実施してきた。健康教育は，専門職がそれを『実施した』という満足感を得るために行うものではない。高齢者（住民）のQOLが高まり，その人らしくいきいきとした生活が送れるようにするために，行われるものである。われわれは，いま一度，健康教育の原点にたち返って，そのあり方や必要性を考えなければならない」。

❹ 保健行動理論の基盤──クルト゠レヴィンからの学び

現在使われている多くの保健行動理論の基盤となったのは社会心理学である。なかでも1930～40年代，クルト゠レヴィン（以下，レヴィン）によってつくられた2つの理論は，覚えておいたほうがよい（Lewin, 1951）。

ⓐ 場の理論

われわれが目にするものは，おかれている状況によって違って見える。図3-4を見ていただきたい。輪の色を見ると，輪は一様に灰色に見える。ところがAとBを結ぶ線に鉛筆かペンを置くとどうか？　輪の左半分は右半分より明るく見えるはずである（実際に自分で試してみること）。

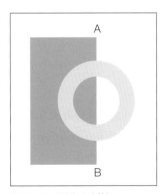

図3-4　同化と対比

なぜか？　同じ灰色の輪のはずなのに？

種明かしはこうである。左半分は背景がより黒い。そこで，輪は白っぽく見える。右半分は背景がより白い。そのため，輪は黒っぽく見える。これを**対比**という。

では，なぜ鉛筆を乗せる前は同じ色に見えたのか？　それは輪が鉛筆で2つに分かれず1つにつながっているため，左半分と右半分を均等にしようという生理的作用がそこで生じたからである。これを**同化**という。

図3-4は，いくつかの保健行動理論の基盤となった**ゲシュタルト心理学＋**の根本的な考え方を説明する際，用いられる図の1つである。1つの事物の知覚は，そのまわりの事象の知覚の一部として生じる。言いかえれば，知覚は場において生じ，場によって規定される。このような知覚現象をもとに，ゲシュタルト心理学では，「心理現象もまた場のなかで生じるのだから，それはある種の全体の場の一部として理解されなければならない」と考えた。

この考えを人間行動全般に適用し，さらに発展させたのがレヴィンである。レヴィンはこうして「場の理論」を提唱した。知覚に限らず，人間の心理プロセスは場のなかでおこる。そして場の条件に規定される。人間の行動も同様である。行動は真空のなかでおこるわけではない。さまざまな社会環境のなかでおこる。とはいうものの，すべての環境の変化が関係してくるわけではない。とりわけ，「私」を取り巻く心理学的環境こそが，「私」の行動を規定する。個人と心理学的環境の両者をレヴィンは生活空間とよんだ。そして刻々と変化する生活空間の内容を理解することによって，その場その場で生じる行動を理解できるとレヴィンは考えた。

こうして，環境の変化と個人の欲求が相互に作用し合った結果，特定の行動がおこる，というのがレヴィンの主張である。

ⓑ　変化の3段階理論「解凍，変化，再凍結」

レヴィンによって提唱された重要な理論がもう1つある。**変化の3段階理論**である。解凍，変化，再凍結という3段階をたどるこの理論の根底にはさまざまな基本的な考え方＋がある。具体例をあげながら説明しよう。

1　解凍（unfreeze）

変化の第1段階は「解凍」である。この段階では，**変化の動機を得る**ことが肝要である。当事者が現在の態度や行動を放棄する必要があるからである。それには，以下の3つのメカニズムが必要となる。

●**現在の態度や行動がある期間弱められること，または強められないこと**：現在の行動の持続に不快感をもっていることが，変化のきっかけ

となりうる。たとえば、「タバコを1日40本以上吸っているせいか、最近、のどの調子がわるい。もうこれ以上本数を増やしたくない」といった不快感である。

- **変化の動機づけになるような不安感や罪の意識が生じること**：たとえば、「タバコをこのまま吸い続けていると、そのうちがんになってしまうのではないか」という不安感は、変化の動機づけとなりうる。
- **変化に対する心理的な安心感をつくりだすこと**：たとえば、「タバコをやめても、困ることはないだろう。なにかほかの方法でストレスを減らしていける。家族にも喜んでもらえるはずだ」という安心感をつくりだすことである。過去の自分を捨てようというとき、新しい自分になっていくことに対する安心感がない限り、変化は困難である。

　好ましくない態度や行動であっても、それを弱めることは苦痛を伴う。苦痛があるのに、あえて捨てていけるのはなぜか？　それは、安心して変化していけるという安堵感があるからである。この捨てるプロセスこそが「解凍」にほかならない。

2 変化（change）

　「解凍」のあとは、新しい水準への「変化」（レヴィンは当初「移動」とよんでいた）という第2の段階に進む。かわりたいという動機をもつことにより、その人の目は開かれる。新しい情報源にも注意をはらうようになる。古い情報を新しい目で見られるようにもなる。このプロセスは、次の2つのメカニズムのいずれか1つによって生じうる。

- **ロールモデルの使用**：たとえば「ヘビースモーカーとして肩を並べていた親友が、最近タバコをやめた。私も同じようにやめられるかもしれない」といった具合に、友人や信頼のおける先生などをロールモデルとすることができる。新しいものの見方や考え方を学ぶうえで、最も強力な方法の1つである。
- **多数の情報源からの関連情報の選択**：たとえば「テレビ、ウェブサイト、SNS、雑誌、病院、保健所などから禁煙に関する情報を集めた。保健所で得られた方法が最も私に合っていそうだ」といった選択である。ロールモデルと当事者との間には、人がらや性格などにおいて大きな差があり、ロールモデルのようにはうまくかわれないことがある。一方、多数の情報を入手できると、選択肢のなかから自分に合った方法を選んで利用できる。

　この第2段階では、ロールモデルの使用や情報選択の前に、当事者にかわりたいという動機があるかどうかを確認すべきである。この確認なしに第2段階に進んでしまった場合は、動機を喚起できるような状況づくりから再出発しなくてはならない。

3 再凍結（refreeze）

　第3は，「再凍結」の段階である。ここでは，変化を定着させる。ロールモデルの使用や最適情報の選択により変化をとげたとしよう。それでもやがては，以前親しんでいた行動様式に逆戻りする可能性がある。これを防ぐためには，以下の2つのメカニズムに注意を払い，新しい態度や行動を「再凍結」させなくてはならない。

- **新しい態度や行動は，自己像に合っているのだろうか？　それらを自分自身のものにするための機会をもつこと**：たとえば「親友にならって自分も禁煙をしてみた。しかし，商談のときなど，間がもてなくて困る。自由にタバコを吸っている人がうらやましくてたまらない」と思うことがある。ロールモデルとしたものが，必ずしも自分にとってベストなモデルとは限らない。その場合，初期におこった変化が不安定なことも多いので，安定化するまで注意を要する。

- **親友や家族が，自分の新しい態度や行動を受け入れ歓迎してくれるかどうかを試す機会をもつこと**：「妻も子どもも禁煙を歓迎してくれる。また吸いはじめないようにと協力もしてくれる。職場でも禁煙体制がとられ，仕事中タバコの煙にまどわされないようになった」。こういう場合，禁煙の持続は比較的容易になる。ところが家に帰ると，家族のなかで祖父などが喫煙家であることもある。その場合，変化の定着は困難となる。変化を定着させるためには，個人のみならず，家族や組織全体の禁煙対策が有効である。おかれた環境が好ましければ，新しい行動は内面化され，より着実に「再凍結」は進められる。

5 保健行動理論とモデル

　レヴィンの理論などをもとに，第2次世界大戦前後から新しい保健行動理論やモデルが登場してくる。それは大きく3つのレベルに分類できる。個人レベル，個人間レベル，集団（コミュニティ）レベルである。本章Aでは最初の2つのレベルについて述べる。

　個人レベルの理論・モデルは，個人の心のなかに存在したり，生じたりする個人内の要因に着眼している。知識，態度，信念，動機，自己概念，成長歴，過去の経験，技術，スキルなどの要因である。本章Aでは，このレベルのモデルを**連続性モデル**（continuum model）と**ステージモデル**（stage model）とに区分する。連続性モデルは期待価値理論をベースとしている。期待価値理論とは，ひとことでいえば，期待と価値が大きいほど，行動への動機は高まるということを説明する理論である。ところが，連続性モデルには，通常，時間軸は考慮されない。一方，ステージモデルは，時間軸を含む。知識，態度や動機がまずあり，それらが行動へと変化していくプロセス（過程）をモデル化したものである。この

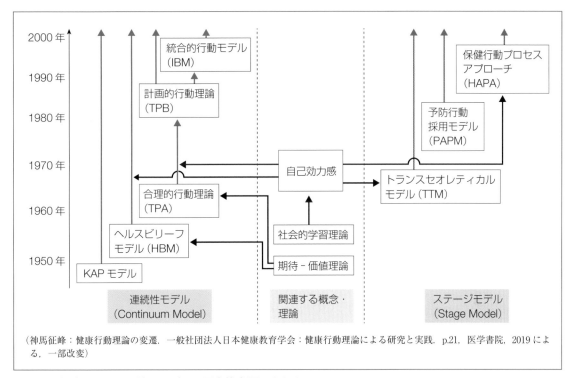

図3-5 個人レベルの理論・モデルの歴史的変遷のまとめ

ステージモデルにおいても，連続性モデルで示される要素がステージの進行に加味されている。

図3-5に，連続性モデルとステージモデルの2つの区分およびこれらと関連した概念・理論の歴史的な文脈を示した。連続性モデルとしては，KAPモデルがまず示され，1950年代にヘルスビリーフモデルが提唱された。1960年代には，合理的行動理論が提唱された。1985年，アイゼン（Ajzen, I.）は，合理的行動理論に「行動コントロール感」のコンストラクトを加えた計画的行動理論を発表した。これは，行動意図が，行動をコントロールできるかどうかの認識にも影響を受けるというアイデアに基づく。

加えて，2000年に，フィッシュバイン（Fishbein, M.）らや米国医学研究所により，合理的行動理論と計画的行動理論などで提唱されたコンストラクトを統合するモデルが議論された。これらの議論をもとに提唱された**統合的行動モデル**には，行動意図を予測する要因として「個人の能力」，行動に直接かかわるものとして「行動をおこすための知識や技術」や「環境的制約」などのコンストラクトが加えられている。

ステージモデルとしては，トランスセオレティカルモデルが1979年に開発された。一般にトランスセオレティカルモデルはステージのみが強調されることが多い。しかし，トランスセオレティカルモデルには，それ以外にも自己効力感などの多くの要素がステージの移行に必要なも

プラス・ワン

統合的行動モデル

2000年に，米国医学研究所などが，合理的行為理論と計画的行動理論などで提唱されたコンストラクトを統合するモデルを議論し，統合的行動モデル（Integrated Behavioral Model : IBM）が提唱された。このモデルには，行動意図を予測する要因として「個人の能力」，行動に直接かかわるものとして「行動をおこすための知識や技術」，「環境的制約」などのコンストラクトが加えられた。（Granz, K., et al（Eds.）: Health Behavior. Jossey-Bass Publishers, 2015

のとして含まれている。

1980年代後半に提唱された予防行動採用モデルはトランスセオレティカルモデルと同じく、ステージモデルに分類される。比較的最近では、「保健行動プロセスアプローチ（HAPA）」が提唱されている。

a 個人に注目した保健行動理論・モデル

1 KAP モデル／KAB モデル

KAP（または KAB）モデルの K は知識（knowledge），A は態度（attitude），P は習慣（practice），B は行動（behavior）を示す。習慣や行動は，知識が増えるだけでなく，態度もかわることによってかわるものと考えられた。このモデルはまだ保健情報が手に入りにくく，知識が不足していた時代に開発された。日本では 1940年代後半からこのモデルが使われていたといわれている。

KAP モデルの例をあげよう。タバコは身体にわるいという根拠は山ほどある。たとえば喫煙者は非喫煙者の数倍，肺がんにかかりやすいという知識がある。しかしそれだけでは不十分である。タバコをやめたいという態度をとらなくては，なかなか禁煙という行動にはつながらない。

KAP モデルは現在でも HIV 感染症やほかのさまざまな病気の現状分析に用いられている。しかしながら，行動変容は必ずしも，知識・態度・習慣（行動）と順番に階段をのぼるように進んでいくわけではない。行動変容のより深い理解と実践のために，その後数々の保健行動理論やモデルが開発された。

2 ヘルスビリーフモデル

今日でも有効な保健行動理論・モデルとして有名な**ヘルスビリーフモデル**✚（Health Belief Model：HBM）は 1950年代，ホフバム（Hockbaum, G. M.）やローゼンストック（Rosenstock, I. M.）などの社会心理学者により提唱された。例を用いて紹介しよう。

■**事例**

安田さんはある小企業の営業部長である。あと 1 か月もすれば 50 歳の大台にのる。最近，血圧が高いのが気になる。とはいうものの会社にある自動血圧計ではかっているから，正確かどうかはわからない。自覚症状はなにもないが，自分は典型的な A 型行動人間✚だと思う。「一度しっかりみてもらったほうがいい」と，家族や部下にときどき言われる。しかしそんな暇はない。そんな時間があったらもっと業績をあげないと，いつリストラされるかわからない。大企業と違い，社内クリニックはない。近医にでもかかりたい。でも時間がかかりそうだ。そのうち暇ができたら，ゆっくりみてもらいたいと思っている。

✚ **プラス・ワン**

ヘルスビリーフモデル
ヘルスビリーフモデルのビリーフとは日本語では「信念」と訳されることが多い。そして「保健信念モデル」という訳語も使われている。しかし，このビリーフとは信念という強固な概念ではない。行動の基盤となるものに対する，「主観的な受けとめ」というニュアンスが最もあてはまる。このように，本人がそれをどう受けとめられたかという主観に基づき，いかに合理的判断を行っていくか，ということがこのモデルの目ざすところである。そのため，畑は「保健行動に関する主観的合理判断モデル」という意訳が最もふさわしいとしている。
ここではヘルスビリーフモデルという訳語を使って解説を進めていきたい。ただし，本章では，さまざまな文脈のなかで，「ビリーフ」を単独で用いる場合は，「信念」という訳を用いている。

A 型行動
A 型行動様式とは，攻撃性・野心性・競争性・性急さの特徴をもった行動をいう。反対にマイペースの生き方をするのは B 型行動という。ローゼンマン（Rosenman, R. H.）とフリードマン（Friedman, M.）らは A 型の人は B 型に比べて，虚血性心疾患の発症率が 2 倍，心筋梗塞の再発率が 5 倍高いと報告している。しかしその相関は，日本では欧米ほど顕著ではない。

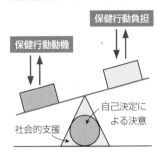

＋　プラス・ワン

保健行動シーソーモデル

宗像によれば保健行動は，そのための動機が負担より強いと実行されやすい。逆に負担が強いと実行は困難になる。（宗像恒次：最新　行動科学からみた健康と病気，p.94，メヂカルフレンド社，1996による，一部改変）

■ヘルスビリーフモデルの基本

　安田さんは血圧が気になるが，自覚症状もなく，まあまあ健康だと思っている。しかし，50歳代，60歳代になってくると，心筋梗塞や脳卒中による死亡が増えてくるらしいと気づいてはいる。ヘルスビリーフモデルは，安田さんのように，自覚症状がないのにさまざまな病気のリスクが高い人たちの疾病予防や早期発見のために開発された。このモデルの開発のきっかけとなったのは結核検診であった。

　ヘルスビリーフモデルの根底にあるのは，有用性（ベネフィット）と負担（コスト）をはかりにかけるシーソーモデル＋である。安田さんを例に考えてみよう。「近医を受診することによって高い血圧の状態や原因がわかり，それに見合った対策をとれば血圧は安定する」。安田さんが主観的にそう感じられれば，「時間がかかる」という負担よりも，「受診すること」の有用性を重要と考え，受診する可能性は高まる。

　このように，あくまでも主観的に有用性と負担や障害をはかりにかけ，合理的に判断を下す，というのがヘルスビリーフモデルの基本である。

■4つのコンストラクト

　さて，ヘルスビリーフモデルには，以下のような4つのコンストラクト（概念が理論の構成要素となったもの）がある（図3-6）。

●疾病にかかる可能性の自覚

　自覚症状がなくとも，「高血圧があると，やがて脳卒中や心臓病にな

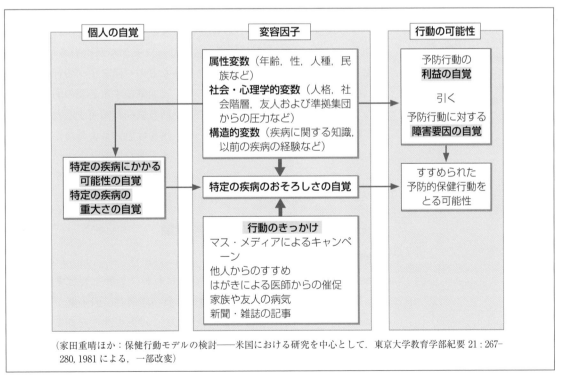

（家田重晴ほか：保健行動モデルの検討——米国における研究を中心として．東京大学教育学部紀要 21：267-280, 1981 による，一部改変）

図3-6　予防的保健行動予測のためのヘルスビリーフモデル

保健感覚モデル

宗像によれば，行動は主として認知的な態度に基づくものと感情的な態度に基づくものがある。行動によっては認知的態度を必要とせず，感覚や価値観に基づいた感情的な態度によって実行されることがある。

たとえば，腐った食べ物を避けようとする行動は，それを頭で認識して判断して行うのではない。むしろ，嗅覚や視覚によって判断して行う。たまたま口にしてもそのときの感覚で吐き出してしまう。

このような感情的な要素を主とした行動モデルを，保健感覚モデルという。

保健規範モデル

特定の状況において，なにをすべきか，なにをなすべきと期待されているかについて，われわれは心得をもっている。社会学ではこのことを社会規範とよんでいる。この規範からはずれると，笑われたり怒られたりする。また内面的にも罪意識や，恥意識をもったりする。そしてそれを避けるために，社会的に期待された行動をとろうとする。

この規範は保健行動にも影響を及ぼしており，保健行動に関する規範意識を保健規範と称する。このような保健規範は，役割期待となって，特定の立場の人に付与される。病人であれば，病者役割となる。

ほかにも医療従事者役割，介護者役割などがある。たとえば，介護者役割として，介護者は，病人の療養生活に協力することなどが期待されている。また，日本では多くの場合，家庭の主婦にこの役割が期待されている。

るのではないか」という，おそれを自覚すること。

● **疾病の重大さの自覚**

「高血圧が原因で脳卒中にかかると寝たきりになるかもしれない」「心筋梗塞で死んでしまうかもしれない」と，疾病の重大さを自覚すること。

なお上の2つの自覚を合わせて「疾病のおそろしさの自覚」ともいう。

● **（予防行動の）利益の自覚**

「高血圧と診断されてもいい。食生活に気をつけ，体重を減らして血圧が保たれていれば，脳卒中や心臓病をふせぐことができる」といった利益を自覚すること。

● **（予防行動に対する）障害要因の自覚**

「薬を飲んでも副作用はないし，あったとしても別の薬にかえることは簡単だ」というふうに，治療の障害はあまりないと自覚すること。

■ **改訂版ヘルスビリーフモデル**

ヘルスビリーフモデルは以後2回改訂され，次の2つのコンストラクトが加わった。

● **行動のきっかけ**

50歳代の男性に対する血圧管理の重要性を説く新聞・ネット記事や，パンフレットを目にすること。自分にとってのロールモデルの記事を目にすること。家族や同僚から受診を促す声を聞くこと。これらは行動の大きなきっかけとなりうる。

● **自己効力感（セルフエフィカシー：self-efficacy）**

自己効力感は，「目的とする結果を得るために必要な行動をうまく実行できる確信」のことをいう。なぜヘルスビリーフモデルに自己効力感が加わったのであろうか？　ヘルスビリーフモデルが提唱された当時，対象となる保健行動は検診とか予防接種などの一回タイプの行動であった。やがてモデルの有用性が認められ，長期継続する必要のある行動もその対象とされるようになってきた。生活習慣病に関連する食行動・運動・喫煙・飲酒などである。そのため，当初は思いもよらなかった自己効力感がヘルスビリーフモデルにとっても重要なコンストラクトとされるようになってきたのである。このヘルスビリーフモデルに類似したモデルとして，保健感覚モデル➕と保健規範モデル➕がある。

③ 合理的行為理論と計画的行動理論

■ **合理的行為理論の提唱**

19世紀後半，心理学者は態度がいかに行動に影響を及ぼすかに関心をもっていた。それは20世紀前半，社会心理学者に引き継がれた。研究は進み，いくつかの理論にまで発展した。そして態度を知ることにより，人間の**行為**（action）も理解しうるのではないか，といわれるようになった。しかし1960年代になり，態度と行動の間には，それを結ぶなにものかが存在することがわかってきた。

　そのなにものかを介して，ある態度をとったとき，どのような行動がおこるかを予測できるとフィッシュバインは考えた。その正体はなにか？　フィッシュバインによれば，それは**意図**（intention）であった。意図とは，「さあ，これからある行動をとろう」という心の準備状態である。われわれはある行動をおこす前に，それをなんのためにするのかという意図をもつ。態度を含め，ありとあらゆるほかの要因は，意図を介して行動に影響を及ぼす。フィッシュバインはこう考え，1967年，**合理的行為理論**（Theory of Reasoned Action：TRA）を提唱した。その後，アイゼン（Ajzen, I.）も加わって，この理論はより洗練された。

■意図にかかわる要因

　合理的行為理論によれば，意図は2つの要因によって決まってくる。第1の要因は，行動に対するわれわれ自身の**態度**である。第2の要因は，われわれに対する社会的期待を，われわれ自身どう思っているかである。これは**主観的規範**とよばれている。

　第1の要因である態度は，**行動信念**によって決定される。行動信念とは，ある行動をとると，それに見合った望ましい結果がおこると信じることである。保健領域では，その結果とは健康のためになる，と信じることである。

　第2の主観的規範は**規範信念**によって決定される。規範信念とは，われわれがとるべき行動を他人がどう考えているのかについて，われわれ自身がどう思っているか，ということである。さらに，そのような他人の思いにかなった行動を実行するだけの動機がどれだけあるか，ということもこの信念に含まれる。

　安田さんの例で見てみよう。安田さんは高血圧が悪化しないように「受診する」という行動が早期治療・健康維持という望ましい結果につながると信じている（**行動信念**）。こう考えることにより安田さんは早く受診したいと思う（**態度**）。次に，会社の同僚や家族が早く自分に受診してほしいと願っていることも手にとるようにわかっている。自分の健康を維持することは，これから少なくともあと15年仕事を続けるためにも，家族のためにも重要であるとよくわかっている（**規範信念**）。こうした社会的期待にこたえることを重要と考え（**主観的規範**），安田さんはぜひ早く受診したいと思う。そして受診しようという行動の意図をもつ。安田さんはこうして3日後に近医を受診することになった。

　この理論はアイゼンの協力を得てさらに発展をとげた。その成果の1つとして，行動目標は短期的なものがよいとわかってきた。たとえば，1年間で体重を10 kg減らそうという遠い目標を掲げるより，とりあえずは1か月で2 kgやせる，という目標をもったほうがよい。また主観的規範としてわれわれに期待してくれる人は，自分にとってかけがえのない人が最も強い影響力をもつこともわかってきている。

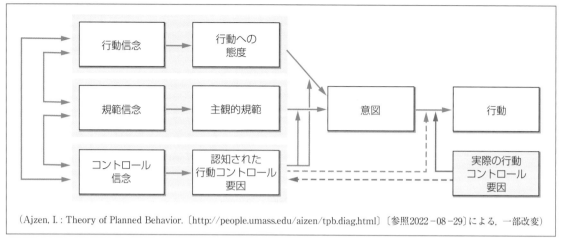

（Ajzen, I.: Theory of Planned Behavior.〔http://people.umass.edu/aizen/tpb.diag.html〕〔参照2022−08−29〕による，一部改変）

図3-7　計画的行動理論

■合理的行為理論から計画的行動理論へ

　しかしアイゼンには，合理的行為理論に大きな限界があることがわかってきた。この理論は当事者が自分自身の行動や態度を自分でコントロールできる場合には有効である。しかし，すべての要因を自分でコントロールできるとは限らない。彼は，行動への意図につながる要因として「認知された行動コントロール要因」という項目を追加した。この第3の要因を加えたモデルをアイゼンは**計画的行動理論**✛（Theory of Planned Behavior : TPB）と称した（**図3-7**）。われわれ個人にはコントロールできない要因が多くあり，それによって，われわれは思ったとおりの行動ができないでいる。そのような諸要因にも目を向けることが重要であると彼は指摘したのである。

　「認知された行動コントロール要因」には，「コントロール信念」が関係してくる✛。コントロール信念とは，さまざまな要因がいかに行動をコントロールしているのかについての状況を把握することである。「ある行動を自分自身でうまくコントロールできている」と感じることができればできるほど，意図も大いに高まる。言いかえれば，行動を促進する状況と抑制する状況をよくわかっているかどうかということである。諸要因の影響力をどれだけわかっているかも重要である。

　図3-7にもあるように，意図に影響を及ぼす3要因は相互に作用し合う。また「実際の行動コントロール要因」とは，行動をおこすために必要な技能や資源など最低限必要なものを本人がどの程度もっているかをまとめて示す要因である。望ましい行動をとるために重要なのは意図だけではない✛。実際の行動コントロール要因も見逃してはならない。

4 変化ステージ理論

　変化ステージ理論（Stages of Change Theory）は，プロチャスカ

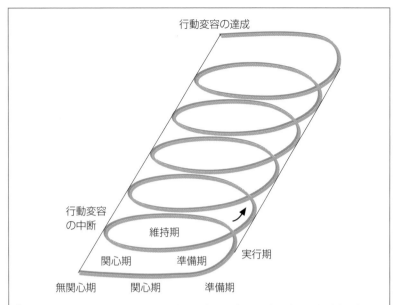

行動変容の達成

行動変容
の中断

維持期

関心期　　　　準備期　　　実行期

無関心期　　　関心期　　　　準備期

（Prochaska, J. O. : What causes people to change from unhealthy to health-enhance behavior?, In Heller, T., et al.（Eds.）: *Preventing cancers*. pp.147–153, Open University Press, 1992 による，一部改変）

図3-8　行動変容の汎理論モデル：変化ステージ理論とらせんモデル

（Prochaska, J.O.）によって提唱された。無関心期，関心期，準備期，実行期，維持期という5段階（5つのコンストラクト）からなる，直感的にもわかりやすいモデルである（**図3-8**）。

■無関心期（Pre-Contemplation）

　無関心期とは，「6か月以内に行動変容に向けた行動をおこす意思がない時期」と定義される。この時期にとどまる原因は2つある。タバコと健康の関係を例として示したい。

- **情報不足**：タバコが健康その他の生活面で深刻な問題を引きおこしうるという情報がない。
- **過去の失敗**：タバコが身体にわるいと思って過去に何度か禁煙を試みたが失敗している。どうせ自分には無理で，もはややめたいとも思わなくなってしまっている。

　この段階にある人は，保健指導しようとしてもなかなかのってきてくれない。もともと関心がないからである。

■関心期（Contemplation）

　関心期は，「6か月以内に行動変容に向けた行動をとる意思がある時期」と定義される。この時期は，たとえば毎日タバコを吸って気分がいいと思っている人が，現在の状態を続けるべきか，仕事のために（理想的には自分の健康のために）がまんして吸う量を減らすべきか迷っている。まだ決心がつかない状態である。この段階にある人もまた，保健指導（事業）にはまだのってこない。

■準備期（Preparation）

準備期は「1か月以内に行動変容に向けた行動をおこす意思がある時期」と定義される。この段階に到達している人の多くは，過去に健康教室に参加したり，主治医に相談したり，本を読んだり，さまざまなことを自分で試している。保健指導（事業）にものってきやすい。

■実行期（Action）

「明確な行動変容が観察されるが，持続がまだ6か月未満である時期」を実行期と定義する。

■維持期（Maintenance）

「明確な行動変容が観察され，それが6か月以上続いている時期」を維持期と定義する。ただし6か月というのは1つの目安である。タバコに関していえば，1年間の禁煙後再び吸い始める人は全体の43％，5年間ではそれが7％になるといわれている。

ここで重要なのは，人は変化ステージ理論の段階にそって一直線に変化の過程を進むのではないということである。禁煙できたとしても，3年後に動機を失ってまた無関心期に戻ってしまうかもしれない。あるいは，そこまではいかずに準備期にまで戻っていくかもしれない。各段階を行ったり来たりするのである。仮の卒業はあったとしても，最終的な卒業がこれによって約束されるものではない。なお，この理論は個人よりも集団に対して用いたほうが，より効果的である🗹。

図3-8は，成功と失敗を繰り返しながら最終目標に向かっていくプロセスを，「らせんモデル」として描いたものである。

■トランスセオレティカルモデル

さて，各ステージにあったプロセスを体系化したモデルをトランスセオレティカルモデル（Transtheoretical model）🗹という。フロイト（Freud, S.），スキナー（Skinner, B. F.），ロジャース（Rogers, C.）など，精神療法に用いられている300以上の理論を統合してできたものである。このモデルには変化ステージ理論に含まれる5つのコンストラクトに加えて，決定の均衡コンストラクト（行動変容後の利益と不利益をはかりにかけて，行動実行の有無を決める）と自己効力感コンストラクト，さらにプロセス理論に含まれる10個のコンストラクト（表3-1）が含まれる。

プロセス理論とは，変化ステージ理論の各段階に対してどのような介入プログラムが効果的であるかを示したものである。表3-1に示すように，各ステージに対応させて9つのコンストラクトを適用する試みがこれまでになされてきている。なお，「社会の解放」というコンストラクトは，各ステージのどこにあてはまるかがあいまいなため，表3-1からは除外してある。各ステージに対する各コンストラクトの配置は経験的なものであり，まだまだ今後の研究が必要である。

変化ステージ理論の集団利用

たとえば1,000人の従業員のいる会社で200人の喫煙者がいたとしよう。会社としては，なんとか喫煙者を減らしたい。そこで社内のクリニックで個別の禁煙プログラムを実施する。しかし，それに関心をもって予約を入れたのは50人で，残りの150人からはなんの反応もない。そんなときどうするか？

変化ステージ理論を活用してみよう。喫煙者200人に，なぜ喫煙クリニックに参加しないのか，簡単な質問をする。

- 禁煙に関心があるか？
- すぐにでも禁煙したいと思っているか？
- 禁煙計画があるか？
- 禁煙をすでに試みているところか？
- 禁煙の維持状態にあるか？

これらを知ることにより，各ステージにあった具体的なプログラムをつくることができる。ここで大事なのは，行動変容をプロセスとしてとらえ，到達点としてのできごととは，とらえていないことである。さまざまな人々が，変容のための異なった動機をもち，異なった準備状況にある。その準備状況によって，時宜にかなったプログラムが必要であることをこの理論は説いている。

トランスセオレティカルモデル（Transtheoretical model：TTM）

あえて日本語に訳すとすれば，汎理論的モデルとなる。

汎理論的とは，さまざまな理論を統合しているという意味である。

表 3-1　変化のステージとプロセス理論に含まれる個々のコンストラクトとの対応関係

(禁煙を例にした各ステージに役だつ方法) プロセスのなかのコンストラクト	変化のステージ				
	無関心期	関心期	準備期	実行期	維持期
	意識の高揚 （いろんな人にタバコを やめろと言われている） 感情体験 （あまりみんながうるさ く言うのでちょっとム カついている） 環境の再評価 （タバコの煙に害がある という意見は正しいの かもしれない……）	自己の再評価 （タバコを吸わずにはい られない自分が情けな い）		自己の解放 （ついにタバコをやめよ うと思う）	より健康的な代替行動の選択 （タバコをやめると太る人が多いと聞く のでウォーキングを始める） 支援関係づくり （タバコについての悩みを聞いてくれたり 一緒にやめようとしている友人がいる） 強化マネジメント （タバコを吸わないことに対して自分に ごほうび） 刺激コントロール （灰皿を身のまわりに置かない，吸いや すい現場に近づかない）

注：プロセス理論のなかの「社会の解放」コンストラクトはこの表から外してある（ステージとの関連があいまいなため）

（Glanz, K., et al.（Eds.）: Health behavior ; theory, research, and practice, 5th ed. p.132（Table 7.2）, Jossey-Bass Publishers, 2015 をも
とに著者作成）

ⓑ 個人間の人間関係に注目した保健行動理論・モデル

　われわれは複雑な人間関係に満ちた社会のなかで生きている。数ある
保健行動理論やモデルのなかで，個人間の人間関係が保健行動の重要な
要因であることを主張するものがある。これには「社会的認知理論（So-
cial Cognitive Theory : SCT）」「ストレスと健康生成論」「社会関係」「健
康・医療とコミュニケーション」という 4 つの系譜がある（図 3-9）。本
章 A では，これらのなかで最も歴史が長く，かつ包括的な社会的認知
理論についてとりあげる。

1 社会的認知理論

　われわれは成長するにつれ，癖とか習慣とか，さまざまな行動様式を
身につける。経験や練習によって行動の変化がおこる。それが比較的長
く持続する場合，そのプロセスを学習という。

　では，いかにしてわれわれは学習するのであろうか？　それには，大
きく分けて 2 つの流れがある。

■条件づけ理論

　1 つは条件づけ理論である。パブロフの実験で有名になった**古典的条
件づけ**➕やスキナーによる**オペラント条件づけ**➕などが有名である。

　動物の行動はこれらの条件づけ理論で説明できるかもしれない。しか
し，人間の社会行動はより複雑な環境のなかで生じる。環境への反応と
してある行動がおこったとしよう。そのとき，なにが刺激となって，そ
の反応を引きおこしたのか，よくわからないことがある。複雑な環境下

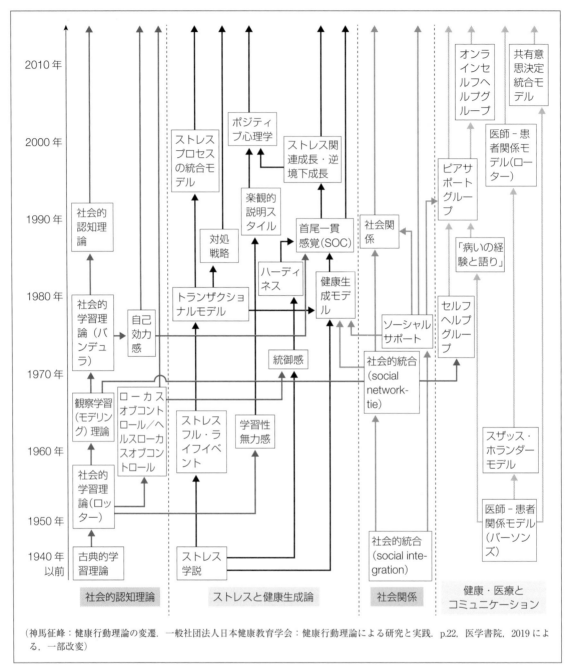

（神馬征峰：健康行動理論の変遷．一般社団法人日本健康教育学会：健康行動理論による研究と実践．p.22, 医学書院，2019による，一部改変）

図3-9　個人間レベルの理論・コンストラクトの歴史的変遷のまとめ

での人の行動の予知は，動物のように簡単にはいかない。

■**社会的学習理論のはじまり**

　そこで，2つめの流れとしてイヌやネズミの実験によらない，社会生活のなかで獲得される人間の学習についての研究が発達してきた。社会的学習理論のはじまりである。先駆者として，ミラー（Miller, N. E.）とダラード（Dollard, J.）やロッター（Rotter, J. B.）がすでにこの言葉を用

オペラント条件づけ (operant conditioning)

オペラント条件づけは，自発的・能動的な反応に注目する。レバーを押すとエサが出てくる道具箱に空腹なネズミを入れる。ネズミは試行錯誤によって箱の中でさまざまな反応を示す。たまたまレバーを押すという反応を示すとエサが出てくる。走ったり，レバーをかじったりしてもなにも出てこない。それを繰り返しているうちに，エサの出てくる反応だけが決まっておこるようになる。

また箱の中で電気ショックをおこす。ネズミは箱の中をかけめぐる。たまたまレバーを押すと電気ショックはおさまる。何回か繰り返すと，ネズミは電気ショックがくるとすぐにレバーを押すようになる。

このように，報酬や罰を与えることによって，自発的に目的とする行動が生じるようになる。報酬や罰などが強化要因として人間の行動にとって大きな役割を演じる，というわけである。

動機づけプロセスの3つの強化

①外的強化

ある行動をとることに対して，外的な要因があると行動は強化される。たとえば，それによってお金がもうかる，快楽が得られる，社会的に認められる，有名になる，などの場合である。

②代理強化

自分が目ざす行動が，他人においてすでに効果的である様子を見る。すると，自分にとってもその行動は効果的であろうという確信を得て，その行動をとりやすくなる。

③自己強化

多くの行動は，それが自分自身のためになるんだ，という確信があったほうがおこりやすい。そこに不満があったのでは行動はおこりにくい。

いている。

やがてバンデュラ (Bandura, A.) が影響力をもちはじめ，社会的学習理論について2つの点を強調した。第1は，学習の様式は社会的であるということ。すなわち学習は他人を介して得られるものであるということ。第2に，学習の内容が社会的であるということ。すなわち，社会的学習理論は社会的行動を扱うものだということである。

バンデュラはこの社会的学習理論を人間行動を包括的に説明するための理論にまで高めていった。しかし包括的すぎて，理論の要素のすべてを使うことはまれである。ここでは歴史的な経緯をみながら，いくつかの代表的な概念を紹介したい。詳細は，畑およびGlanzの文献に譲る。

■観察学習 (observational learning)

バンデュラがまず注目したのは観察学習である。当初，バンデュラが意識していたのは，いかにして動物とは異なる人間独自の学習理論をつくりあげていくか，ということであった。人間はほかの動物と比べてどこが異なるのか？ そこで注目したのが，観察学習能力であった。

それまで学習は直接体験によって得られると考えられていた。それがいまや，人は他人を観察することによっても学習できるというのである。たとえば英会話学習を思い浮かべてほしい。マンツーマン授業の直接体験から得られるものは大きい。しかし，限られた授業のなかで，考えられるすべての失敗体験をしつくすことは無理である。大人数の教室で授業を受けたほうがむしろ効果的なこともある。自分の直接体験がなくても，クラスメイトの間違いを知ることによって，自分はその間違いを繰り返さないですむからである。それによって試行錯誤のプロセスが短縮できる。また，とんでもない間違いを誰かがするのを見習うことによって，自分がそれをしなくてもすむ。

さて，観察学習は，以下の4つのプロセスからなりたっている。

- **注意プロセス**：人はモデルのとるすべての行動を見ているわけではない。興味ある特徴的な情報のみを選んで注意をはらっている。この注意プロセスでとくに重要な点は，モデルと観察者との人間関係である。

- **保持プロセス**：選ばれた情報は記憶されなければ影響力をもたない。情報を記憶・保持するためには，イメージや言語によって情報を変換したり再構成したりする必要がある。それによって保持された概念は，モデルがいなくなったあとでも行動として再生されうる。

- **行動再生プロセス**：記憶された概念を実際の行動へと導いていくプロセスである。概念と行動の間に生じうるギャップを少なくするため，フィードバックにより，両者を密接に対応させるような修正が必要になることもある。

- **動機づけプロセス**：学習するすべてのことが，実際の行動としてあらわれるとは限らない。学習された行動が実際に行われるようになるためには，動機づけが必要である。動機づけには3つの強化➕の影響を

受ける必要がある。

■社会的学習理論から社会的認知理論へ

観察学習の研究は大いに進んだ。バンデュラはやがて，人間の学習における認知の役割に関心をもつようになった。

場の理論でも述べたように，人の行動はおかれた場によって異なってくる。その原因を探求しているうちにバンデュラがたどりついたのは，自己認知の問題であった。

われわれは，自然環境や社会環境のなかで生きている。それらについて，また自分自身について，さまざまな知識をもつようになる。知識をもとにいろいろなことを考え，行動する。さまざまな考えのなかでも，自分が自分をどのようにとらえているか，認知しているかということについても考える。これが自己認知であり，学習に重要な役割をもつことがわかってきた。

■社会的認知理論の諸要素

社会的認知理論についての研究は進み，現在では**表3-2**に示すように，11 のコンストラクトにまとめられている。

基本は，人間の行動は，個人的認知要因，社会的環境要因，行動要因の３つが組み合わさることによって規定されるというものである。本章ではこの３つの要因の概略のみ示す。個々のコンストラクトの詳細な説明については『保健行動理論による研究と実践』（一般社団法人日本健康教育学会，2019）を参照されたい。これらのコンストラクトを含む社会的認知理論は，今日さまざまな保健行動プログラム実践の基礎にもなっている。

●個人的認知的要因

これは自己効力感，集団効力感，結果期待，知識の４つのコンストラクトからなる。

●社会環境的要因

これは観察学習，規範的信念，ソーシャルサポート，バリアと機会という４つのコンストラクトからなる。

●行動要因

これは行動スキル，意図，強化と罰という３つのコンストラクトからなる。個々の定義と解説は**表3-2**を参照されたい。

ここに示されたように，社会的認知理論に含まれるコンストラクトは11 もある。ではこれらが毎回すべてまとめて使われるかというとそうではない。11 のうちの一部だけが使われる傾向が強い。またこれらのコンストラクトのいくつかは，ヘルスビリーフモデルや計画的行動理論にも用いられており，社会的認知理論のみに特化されているわけではない。11 のうち，自己効力感✛やソーシャルサポートは近年よく用いられている。いずれも，修正可能な要因であり，研究対象となった人が，みずからかえていきやすいものだからである。修正されやすいという点

✛　プラス・ワン

自己効力感

自己効力感とは「目的とする結果を得るために必要な行動をうまく実行できる確信」と定義されているが，この確信が，行動の開発や学習への自信や意欲を促す。そして，確信の度合いは，さまざまな情報源をうまく組み合わせることによって，高めていくことができる。
自己効力感について詳しくは本章Bを参照されたい。

表3-2　社会的認知理論の主要コンストラクト

〈個人的認知的要因〉行動に対する認知的影響：情報の処理・知識の適用・優先性の変更への個人的能力		
コンストラクト	**定義**	**解説**
自己効力感	ある結果に導く行動をとる自己の能力に対する自信。	自己効力感は社会的認知理論における中核コンストラクトである。自信は統制経験，社会的モデリング，言語的説得，ストレスがない状況下の行為を通じて強化される。
集団効力感	結果達成に向けて共同行動をとるための個体群の能力に関する信念。	人々は，個人的にまた集団的に行動するので，自己効力感には個人面と社会面の両者が存在しうる。集団的効力感は目標共有，コミュニケーション，チームワーク，過去の成功体験によって強化される。
結果期待	結果は行動から生じる。結果期待は行動の推定影響に関する判断である。	ポジティブないしネガティブな結果期待が社会的認知理論の中核コンストラクトである。期待された結果は身体（例：コンドーム使用が性感染症の防護となる），社会（例：関心，評価，承認，地位など他者からの反応），自己評価（個人内標準に基づいた自身の行動の反応）。
知識	さまざまな健康実践の健康リスクやベネフィット，および行動するために必要な情報の理解の程度。	リスクやベネフィットの知識は変化の前提条件になる。情報もまた行動をするうえで必要とされる（例：健康的な食事をつくるためにはレシピを知る必要がある）。

〈社会環境的要因〉行動に対する環境影響：行動に対する環境の中の身体的・社会的因子		
コンストラクト	**定義**	**解説**
観察学習	新しい情報や行動を，他者の行動や行動の結果を観察することによって学ぶという学習のタイプ。	影響力のあるロールモデルあるいは仲間のリーダーの観察によって獲得された行動や結果の達成。方法として，ピア主導教育，マスメディア，行動にかかわるジャーナリズム，演劇といったものの文脈での観察も含まれる。
規範的信念	ある行動についての社会的受容や認知的な普及度に関する信念。	多くの介入では認知 vs 実データの議論を通じて正確な規範的な信念を得ようとする（何人まわりに喫煙者がいるかという青少年の一般的な誤認識）。
ソーシャルサポート	周囲のソーシャルネットワークからその人が受け取った激励や支援の知覚。	多くの介入では行動変容のための情報的手段的情緒的サポート（例：チラシ配布，ベビーシッターの依頼，共感的会話などを通じて）の提供を追求している。
バリアと機会	実施が困難/容易な行動をつくる社会的/身体的な環境の属性。	多くの介入では安全に実施し，マスターできる機会の増加によって，あるいは，行動発達の障害を取り除くことによって，行動変容を推進している。

〈行動要因〉支援的行動要因：健康増進（健康改善）あるいは健康損失（健康悪化）に直接かかわる		
コンストラクト	**定義**	**解説**
行動スキル	行動を成功裏に実施する能力。	多くの行動は，成功裏に実施するために，特定の技術のレパートリーの発達が必要となる（例：ハイリスクな状況の回避，スポーツ，健康的な食事など）。知識と技術はともに行動能力（behavioral capability）とよばれるものからなる。
意図	新たな行動の追加，あるいはすでにある行動の修正に関する近い・遠い将来の目標。	意図は自己インセンティブとして役だち，健康行動に導く。特定の行動は，目標の記述や発言，目標の日付と技術習得のための活動の設定，推捗モニタリングによって，達成される。
強化と罰	行動は，報酬あるいは罰の，提供あるいは除去を通じて，増進あるいは希薄化する	報酬と罰は，有形（例：カネ・モノ・身体疾患・体重増加）あるいは社会的（賞・賛同・出席・除外・あざけり）なものである。

（戸ヶ里泰典：個人間レベルの理論・モデル．一般社団法人日本健康教育学会：健康行動理論による研究と実践．p.70，医学書院，2019による．一部改変）

は，対象者をうまく巻き込んでいくうえでも重要なポイントである。

●引用・参考文献

・Ajzen, I. : Theory of planned behavior, 〈http://people.umass.edu/aizen/tpb.diag.html〉（参照 2022-08-29）
・Ajzen, I. : The theory of planned behavior. *Organizational Behavior and Human Decision Processes*, 50 : 179-211, 1991.
・Bandura, A. 著，原野広太郎監訳：社会的学習理論——人間理解と教育の基礎．金子書房，1979.
・Glanz, K., et al.（Eds.）: Health behavior and health education ; theory, research, and practice, 4th, ed. Jossey-Bass Publishers, 2008.
・Glanz, K., Rimer, B., K. : Theory at a glance ; a guide for health promotion practice, 2nd ed. National Cancer Institute, NIH Publication, 2005.
・Granz, K., et al（Eds）: Health Behavior ; Theory, Research, and Practice, 5th ed. Jossey-Bass, 2015.
・Kasl, S. V. and Cobb, S. : Health behavior, illness behavior, and sick role behavior. I. Health and illness behavior, *Archives of Environmental Health*, 12（2）: 246-266, 1966.
・Kasl, S. V. and Cobb, S. : Health behavior, illness behavior, and sick-role behavior. II. Sick-role behavior, *Archives of Environmental Health*, 12（4）: 531-541, 1966.
・Kerlinger, F.N. : Foundations of Behavioral Research, 3rd ed. Holy, Rinehart & Winston, 1986.
・Lewin, K. : Group decision and social change. In Maccoby, E.E., et al.（Eds）: *Readings in social psychology, 3rd ed.* pp.197-211, Henry Holt and Co, 1958.
・Lewin, K. 著，猪股佐登留訳：社会科学における場の理論，増補版．誠信書房，1990.
・Nutbeam, D., et al. : Theory in a nutshell : a practical guide to health promotion theories. McGraw-Hill Co. 2010.
・Prochaska, J. O. : What causes people to change from unhealthy to health-enhance behavior? In Heller, T., et al.（Eds.）: *Preventing cancers.* pp.147-153, Open University Press, 1992.
・Tengland, P.A. : Behavior change or empowerment: on the ethics of health promotion goals. *Health Care Analysis*, 24 : 24-46, 2016.
・池上知子・遠藤由美：グラフィック社会心理学，第2版．サイエンス社，2009.
・一般社団法人日本健康教育学会編：健康行動理論による研究と実践．医学書院，2019.
・栗盛須雅子ほか：第59回日本公衆衛生学会特別講演ジョージ・カプラン博士「老人の健康を左右するもの——アラメダ研究での行動・心理・社会・経済的要因から」の報告．保健婦雑誌 57（2）: 116-120, 2001.
・河野友信編：医学と医療の行動科学，普及版．朝倉書店，2010.
・シェイン E. H. 著，松井賚夫訳：組織心理学（新訂現代心理学入門）．岩波書店，1981.
・トーマス＝クーン著，中山茂訳：科学革命の構造．みすず書房，1983.
・夏刈康男ほか：人間生活の理論と構造．学文社，1999.
・畑栄一・土井由利子編：行動科学——健康づくりのための理論と応用，第2版．南江堂，2009.
・宗像恒次：最新行動科学からみた健康と病気．メヂカルフレンド社，1996.
・吉田亨：健康教育理論の展開．園田恭一ほか編：保健社会学2　健康教育・保健行動．有信堂，1993.

B 保健行動・健康行動を生み出す「力」

- 保健行動・健康行動の支援にあたって「力」に着眼することが重要である。
- ヘルスリテラシーには機能的，相互作用（伝達）的，批判的の3つの側面がある。
- 力と行動を結びつける代表的概念には，自己効力感がある。
- ストレス対処力の代表的概念として，首尾一貫感覚（sense of coherence：SOC）がある。

1 保健行動・健康行動と「力」

a 「力」への着眼

　昨今の国際的な研究動向や，EU諸国をはじめとする先進国における急速な健康施策や保健指導，健康教育プログラムの発展は，必ずしも行動変容の観点だけでなりたってはいない。保健行動とその変化を促す行動変容に加え，公衆衛生看護の大目的である，すべての人が健康に暮らせる社会を目ざす[1]うえで，1つの大きな足がかりを与えてくれるキーワードが，日本語で表現するところの「力」であるといえる。

b 「力」への公衆衛生看護活動の重要性—エンパワメント

　「em（入れる）＋ power（力）＋ ment（名詞化の接尾辞）」という英語の音節を見ればわかるように，**エンパワメント**（empowerment）とはパワーを付与することという意味の用語である。WHO は健康に関するエンパワメントを「健康に影響する意思決定や行動をよりコントロールできるようになる過程」と定義している[2]。このほかにも権利や権限の回復に関するものなど，さまざまな研究者がさまざまな定義を提唱しており多様であるが，共通した意味は読んで字のごとく，ということになるだろう。

　英語の"power"は日本語の「力」に近い，権力・権限・能力・威力・効力・知力・生活力などの多くの意味をもっている。なお，エンパワメントについての説明でパワレス（powerless）状態という用語が出てくることが多い。パワレスとはパワーがないという意味で，先に示したさまざまな意味のどれか1つ，あるいは複数が欠如している状態をさす。エ

プラス・ワン

WHO とヘルスプロモーション
WHO が主催する第6回ヘルスプロモーション会議で採択された「バンコク憲章」（2005年）では「オタワ憲章」（1986年）の修正が行われ，ヘルスプロモーションとは「人々がみずからの健康とその決定要因をコントロールし，改善することができるようにする過程」[3]とされている。

ンパワメントはパワレス状態にある人・組織・地域に対してパワーを付与すること，あるいはその過程を意味しているととらえるとよいだろう。

　エンパワメントに注目が集まったのは WHO が推進するヘルスプロモーション■のなかで，その中心概念として掲げられたことによる[4]。ヘルスプロモーションではエンパワメントも1つのゴールとなっている。これは生命・生活・人生の質（quality of life：QOL）の向上がヘルスプロモーションの最終目的であるとすると，エンパワメントにおいて想定している「力」自体がその人の QOL の一部となっている[5]ことにほかならない。

　さらに，エンパワメントは看護学領域においても着眼が進み，個人あるいは組織，地域レベルのいずれにおいても，看護職には対象がエンパワーされるプロセスを支援する役割があるといわれている[6]。

2 ヘルスリテラシー

プラス・ワン

識字力のタスクベースとスキルベース
識字力研究において識字力には，タスクベースとスキルベースという2つの要素があるといわれている。
タスクベースとは，文章を読む，書くという作業そのものが実行できるか，という遂行力の視点での理解のことである。
スキルベースとは，どの程度読んだり書いたりできる技術をもっているのか，技術力の視点で理解することである。

機能的ヘルスリテラシーの例
・受診時に自分の症状を書いたり説明したりできる。
・内服薬の説明書に書いてある意味がわかる。
・健診結果で説明された意味がわかる。
・テレビやインターネット上で流れる健康に関する用語を理解できる，など。

a ヘルスリテラシーとは

　保健領域のエンパワメントの実現において決定的に重要な要素といわれているものがヘルスリテラシー（health literacy）である[2]。リテラシー（literacy）とは日本語で読み書き能力とか識字力■と訳される。これを健康領域に応用したものがヘルスリテラシーで，「さまざまな異なる環境（家庭・地域・医療機関など）において，健康に関連した決定をするために必要な，読み書きする技術（リテラシー・スキル）をもっていること，および，知識に基づいた健康情報の取得，理解，活用（リテラシー・タスク）を実行する能力」[7]と定義されている。ヘルスリテラシーに注目が集まったのは，1990年代後半以降であり，21世紀に入ってからは，米国・EU・中国など各国政府は，国民のヘルスリテラシーを向上させる国家戦略と目標の設定を行うようになっている。

b いろいろなヘルスリテラシー

　ヘルスリテラシーにはいくつかの種類があるといわれている。最もよく使用されている分類が，識字力研究におけるスキルの水準をふまえて整理された，①機能的，②相互作用的（伝達的），③批判的の3段階の分類である。

1 機能的ヘルスリテラシー

　機能的ヘルスリテラシー（functional health literacy）■とは，「個人が適切な健康情報（健康リスクに関するものや医療機関の使い方など）を入手し，その知識を自身の生活に適用する基本レベルのスキル」[7]をさす。

2 相互作用的（伝達的）ヘルスリテラシー

相互作用的（伝達的）ヘルスリテラシー（interactive health literacy）✚とは，「健康情報を入手し，さまざまな形態のコミュニケーションから意味を導き出し，変化する状況に新しい情報を適用し，他の人と交流して利用可能な情報を拡大し意思決定することを可能にするスキル」[7]である。機能的ヘルスリテラシーよりも高度なリテラシーである。

3 批判的ヘルスリテラシー

批判的ヘルスリテラシー（critical health literacy）✚とは，「広範囲の情報源からの情報，およびより幅広い範囲の健康決定要因に関する情報を批判的に分析し，この情報を人生上の出来事や健康に影響する状況をより適切にコントロールするために活用できるスキル」[7]をさす。前述した2つに比べて最も高度なリテラシースキルとされている。周囲や組織，地域全体でよい環境になるようなはたらきかけができるリテラシーである。地域レベルのエンパワメント（コミュニティエンパワメント）に大きく寄与するリテラシーともいえるだろう。

ⓒ ヘルスリテラシーの評価と活用法

1 ヘルスリテラシーの評価の方法

ヘルスリテラシーの評価指標✚は世界的にも100をこえる種類が提唱されている。日本国内でもいくつかの尺度が知られているが，ここでは伝達的・批判的ヘルスリテラシースケールを紹介する（**表3-3**）[9]。

日本人の場合は初等教育制度が充実しているため，識字率そのものが高く，機能的ヘルスリテラシーはこれまで問題にされていなかった。しかし，昨今では日本国内も国際化が進み，日本語を母国語としない住民も少なくない状況になってきている。機能的ヘルスリテラシーについて

表3-3 伝達的・批判的ヘルスリテラシー尺度[9]

項目	あなたはもし必要になったら，病気や健康に関連した情報を自分自身でさがしたり利用したりすることができると思いますか。
	1）新聞，本，テレビ，インターネットなど，いろいろな情報源から情報を集められる
	2）たくさんある情報のなかから，自分の求める情報を選び出せる
	3）情報を理解し，人に伝えることができる
	4）情報がどの程度信頼できるかを判断させる
	5）情報をもとに健康改善のための計画や行動を決めることができる
選択肢	1 まったく，そう思わない。 2 あまり，そう思わない。 3 どちらでもない。 4 まあ，そう思う。 5 強く，そう思う。
得点	5項目の平均点を得点として算出する。日本人の平均（標準偏差）得点は3.61（0.75）点。

＋　　　　　プラス・ワン

EU のヘルスリテラシー
EU（ヨーロッパ連合）では健康政策の評価を進めるためにヘルスリテラシーをあらためて理論化した。ヘルスリテラシーとは，健康にかかわる情報を入手し，理解し，活用し，評価する力であるとした。その一方で，健康情報にかかわる場面として，医療（ヘルスケア），予防，ヘルスプロモーションの３つをあげ，それぞれの場面における情報の入手・理解・活用・評価の実施の困難さを測定する 47 項目のヘルスリテラシー尺度（HLS-EU-Q47）が開発された。この尺度は日本語でも使用可能である。

も今後一層注目が集まっていくことが予想される。

2 ヘルスリテラシーと公衆衛生看護活動

　公衆衛生看護活動においてヘルスリテラシーはどのように活用することができるだろうか＋。まず，個人への保健指導における対象者の把握，アセスメントの指標としての位置づけである。対象者のヘルスリテラシーを把握することで，低い水準の対象者に対しては，それを補完するわかりやすい情報を提供し，うまく意思決定できないケースにはその決定の支援を行うなどの対応をすることが望まれる。

　次に個人レベルではなく集団レベルでのアセスメント指標として活用できる。つまり，人間関係や地域集団にはたらきかける際の地域アセスメント（地域診断）や組織診断の１つの指標として用いる方法である。地区単位のヘルスリテラシー水準をふまえることで，情報やコミュニケーションを対象集団に応じてアレンジし，対象にとってよりよい情報伝達や意思疎通につなげていくことが可能になる。

　最後がヘルスリテラシーそのものの底上げ・向上を期待するかかわりである。これは健康教育のアウトカム指標（目標）としての位置づけである。なお，健康教育といっても成人を対象とした教育のみならず，初等・中等教育にも大きくかかわり，教育機関においてもきわめて重要な概念となりうる。実際に米国では，ヘルスリテラシー教育が初等・中等教育において導入されている[10]。日本においても学習指導要領の改訂に伴って導入が進められている。また，地域住民や労働者においても，とくに相互作用的ヘルスリテラシーと批判的ヘルスリテラシーの向上に向けた教育プログラムの設定が重要になる。

3 自己効力感

a 自己効力感の特徴と機能

　「力」と行動を結びつける理論の１つが社会的認知理論である。その中核となっている構成概念であり，直接行動に与える要素が**自己効力感**（self-efficacy）である。自己効力感とは，ある結果を生み出すために必要な行動をどの程度うまくできるかという予期（効力予期）を，自分がどの程度もっているかの認知の程度をさす。

b 自己効力感を生み育てる方法

　自己効力感を生み育てる要素として，①過去の制御体験，②代理体験，③社会的説得，④情動喚起の４つがあげられている＋。

自己効力感を生み育てる方法の例

外国で電車に乗車・下車する場面を例に，自己効力感を生み育てる4つの方法について考えてみよう。

何度か乗車・下車してうまく駅にたどり着いた成功経験を繰り返すことで，自信が高まるのは**過去の制御体験**である。

インターネット上のブログなどで電車の乗り方や下車の仕方を体験者が紹介しているのを見て，自信が高まるのは**代理経験**である。

上司や先輩から「がんばって挑戦してみろ，なんとかなる」と言われてとにかくやってみようと思うのは**社会的説得**である。

電車の窓から見る異国の景色が感動的だからやってみようと思うのは**情動喚起**である。

自己効力感の3つの次元の例

これも乗車・下車の体験を例に考えてみよう。

①切符を買うことができる，②切符を買い該当電車が来るホームに行くことができる，③切符を買い該当電車が来るホームに行き，目的地行きの電車を選んで乗ることができる，④切符を買い該当電車が来るホームに行き，目的地行きの電車を選んで乗り，降りたい駅で降りることができる，のように難易度別に行動を分けて，現在の自分は③の段階までできるなどと評価することができる。このような解決可能性の段階が**マグニチュード**である。

4回中3回は目的地行の電車に乗ることができる（③の段階が成功する）のように，各段階の行動がどの程度できるかの確信の**強度**である。

乗車・下車について，ある鉄道路線のA駅からB駅の移動ができるという水準から，あらゆる駅においてもそれができるという水準まで広げることができる。こうした抽象性の度合いが**一般性**の次元である。

1 過去の制御体験

　過去の制御体験とは，ある行動に対して成功したり失敗したりした過去の経験をさす。一般には成功経験・達成経験の積み重ねが自己効力感の向上につながるが，逮捕経験などの負の体験が向上につながる場合もある。

2 代理体験

　代理体験とは，他の人の行動の成功や失敗を見ることをさす。「その人にできるなら自分もできる」と思うことで自己効力感が上昇する。モデルになる人によって自己効力感への影響は異なるため，人種や文化，社会経済的地位などにおいて，対象と同じような水準の人をモデルにすると効果的とされている。

3 社会的説得

　社会的説得とは，信頼をおく人からの直接の励ましのことをさす。社会的説得のみで自己効力感の向上を促すのはむずかしいとされ，過去の制御経験や，代理経験に補助的に付加すると効果があるといわれている。

4 情動喚起

　情動喚起とは，行動をおこそうとするときに伴う情動がネガティブに受けとられる場合には自己効力感は低下し，ポジティブに受けとられる場合には自己効力感が上昇するというものである。

c 自己効力感の3つの次元

　自己効力感には，①マグニチュード，②強度，③一般性，の3つの次元がある✚。自己効力感における**マグニチュード**とは，特定の行動を構成する下位行動を容易なものから困難なものへと，主観的客観的な困難度に従って配列したときに，自分はどの程度までならできる，という見通し，あるいは個人の感じる対処や解決可能性のレベルのことをいう。

　自己効力感の**強度**とは，マグニチュードをもった行動をどの程度確実に遂行できるかという確信の強さのことをいう。

　自己効力感における**一般性**とは，ある状況における特定の行動に対して形成された自己効力感が，場面や状況，行動をこえてどの程度まで一般化できるかという次元を示すものである。

d ヘルスコンピテンス（健康管理能力）

　「コンピテンシー（competency）」が個々の能力を意味するのに対し，

✚　**プラス・ワン**

一般性自己効力感と特異的自己効力感

さまざまな健康行動にかかわる自己効力感をはかる尺度が開発されている。食行動自己効力感尺度，運動行動自己効力感尺度，高齢者では転倒予防自己効力感尺度，妊産婦では母乳育児自己効力感尺度などである。これらの尺度では食行動や運動，転倒予防，母乳育児といった個々の行動に焦点があたっているといえ，特異的自己効力感の次元にある概念をはかっているということになる。

一般性自己効力感は生活や人生全般に対する自信に関する概念である。後述するようにストレス対処力として機能する一面ももつ。

主観的健康管理能力尺度日本語版の使用

基本的に研究・教育目的であれば自由に使用することができる。使用にあたっては引用元の論文名[11]を明記すること。

表3-4　主観的健康管理能力尺度日本語版[11]

項目	あなたは次の（1）から（8）の項目についてどのくらいあてはまりますか。一番よくあてはまる番号を選んでください。
	（1）私は健康面について，うまく管理ができている（r）
	（2）どれだけ心がけても，なかなか思わしい健康状態にならない
	（3）健康面の問題に直面したとき，効果的な解決方法を見つけることがむずかしい
	（4）健康改善のための具体的な計画をうまく実行に移すことができる（r）
	（5）たいてい，健康管理の目標を達成することができる（r）
	（6）健康に関して気にかかる習慣をかえようと努力しても，うまくいかない
	（7）健康のために計画をたてても，大体いつも計画どおりにはうまくいかない
	（8）健康によいことが人並みにできている（r）
選択肢	それぞれ「1 そう思う」「2 どちらかというとそう思う」「3 どちらともいえない」「4 どちらかというとそう思わない」「5 そう思わない」の5件法。
得点	（r）の項目の得点については，逆転して合計する。日本人平均（標準偏差）得点は 19.7（6.8）点。

「コンピテンス（competence）」は能力という意味であり，包括的・総合的な能力をさす。ヘルスコンピテンス（health competence）は健康管理に関する包括した能力の概念であるが，自己効力感理論を下敷きに開発された概念でもある。

　自己効力感は社会心理学領域で提唱，発展してきた概念であるが，健康に関連するさまざまな保健行動に応用されている。たとえば検診受診，食事，内服，運動，禁煙，転倒予防などの自己効力感を評価し，自己効力感が低い人に対して支援を行うためのプログラムなども多く提唱されている。先述した「一般性」の次元をふまえ，こうした個別の行動に関する自己効力感（**特異的自己効力感**）に対して，生活・人生全体に一般化した自己効力感（**一般性自己効力感**）が知られている✚。

　看護や医療の領域では，さまざまな特異的自己効力感の評価と支援が行われてきたが，中程度の一般性の水準である健康管理面全体という観点での評価は行われてこなかった。その健康管理面全体に限定した中程度の一般性をもつ自己効力感として，ヘルスコンピテンスが提唱された。また，ヘルスコンピテンスをはかる尺度としては，**主観的健康管理能力尺度**（perceived health competence scale：PHCS）が開発され，日本語版を使用することができる（**表3-4**）✚。

ⓔ　公衆衛生看護活動と自己効力感

　保健指導にあたって，対象の自己効力感を評価し，理論に基づいて自己効力感を向上させるための継続的な支援や関係職種との協働が期待される。自己効力感自体は，社会的認知理論の構成概念でもあり，またヘルスビリーフモデルの構成概念にも位置づけられており，社会的認知理

論に基づく健康の維持・増進プログラムが数多く開発されている。こうしたことからも，対象の特徴や健康課題の種類に応じたプログラムを選択し，利用・活用する力量が保健師に問われているといえるだろう。

④ 首尾一貫感覚とストレスに強い力

a 健康生成論

イスラエルの健康社会学者アントノフスキー（Antonovsky, A.）は，1960 〜 1970 年代にかけてさまざまな社会調査と研究を行うなかで，きわめてストレスフルな環境で生活していて，多くの人が体調をくずす一方で，体調をくずさずに元気でいるという人がわずかにいる，という事実に気づいた。通常であれば，多くの人の体調をくずす元凶であるストレスフルな環境を問題視して，その対策を考えることが多い。しかし，アントノフスキーは，こうしたストレッサーにさらされながらも，その経験を人間的な成長や成熟の糧にさえして明るく前向きに生きている人に共通する特性はなにかという問題意識をもった🞣。

人間の生命や健康にかかわる医学では，疾患とその原因である**リスクファクター（危険因子**。たとえば，喫煙や肥満など）を取り去るための研究や実践をしている。しかし，「疾患」ではなく「健康」に光をあてて，健康を回復させ増進させる要因発見やその対策を進める必要もある。アントノフスキーは，この要因を**サルタリーファクター（健康要因**）とよんだ。そして，リスクファクターをさがし除去するという考えのもとでの学問や実践の立場を「**疾病生成論（pathogenesis）**」とよび，サルタリーファクターをさがし増強していくという考えのもとでの学問や実践の立場を「**健康生成論（salutogenesis）**」とよんだ[12]。

b 首尾一貫感覚（SOC）と 3 つの下位感覚

アントノフスキーによって提唱されたサルタリーファクターの代表で，最も重要な構成概念が**首尾一貫感覚**（sense of coherence：**SOC**）である。SOC とは，ストレス対処・健康生成機能をもつ生活・人生に対する見方や向き合い方に関する感覚で 3 つの下位感覚からなる。

①**把握可能感**：自分の日常生活や人生において直面する問題がなにに由来するのかということや，なにがおころうとしているのかということについて，納得いく説明がつけられる，理解できるという感覚である[13]。

②**処理可能感**：そうした課題に対し，自分には有効な対処資源（健康生成モデルでは「汎抵抗資源」とよばれている）がある程度十分にあって，いつでも動員できる，自身の感覚[13]であるし，自身が有する資源への親和性を感じている程度であり，資源に頼ることができる感覚

表3-5　3項目版SOCスケール（東大健康社会学版3項目SOCスケール：SOC3UTHS）

問　あなたの人生に対する感じ方についてうかがいます。次の（A）～（C）のそれぞれについて，あなたの感じ方を最もよくあらわしている**数字1つ**に○をつけてください。

	よくあてはまる　←　→　まったくあてはまらない						
（A）私は，日常生じる困難や問題の解決策を見つけることができると思う	1	2	3	4	5	6	7
（B）私は，人生で生じる困難や問題のいくつかは，向き合い，取り組む価値があると思う	1	2	3	4	5	6	7
（C）私は，日常生じる困難や問題を理解したり予測したりできると思う	1	2	3	4	5	6	7

逆転して合計する。日本人平均（標準偏差）得点は14.95（3.53）点。

（戸ヶ里泰典：SOCスケールの使い方．山崎喜比古監修，戸ヶ里泰典編：健康生成力SOCと人生・社会．pp.43-62，有信堂高文社，2007による，一部改変）

➕　プラス・ワン

東大健康社会学版3項目SOCスケールの使用

基本的に研究・教育目的であれば使用は自由である．アントノフスキーによるSOCスケールとは異なる項目内容であること，ならびに英語版は開発されていないことに注意が必要。使用時は引用元[14]を明記すること。

である。

③**有意味感**：自分が直面する問題には，解決に向けた努力のしがい，苦労のしがいを感じられるという感覚のことである[13]。現在・過去・未来の問題に対していずれも前向きにとらえ，自分にとって意味があることと感じる程度をさす。

　SOCはこの20年来，研究がきわめて盛んに行われており，罹患率や死亡率をはじめとする健康指標の予測に関する結果が次々に出てきている。現在ではヘルスプロモーションに関する研究や実践のキーワードとなってきている。SOCの評価はアントノフスキーにより開発された29項目版尺度，13項目版尺度が知られている[12]。ここではアントノフスキーによる尺度とは異なるが，日本国内で開発され簡便に評価できる3項目版SOCスケール➕を紹介する（表3-5）[14]。

ⓒ　健康生成モデルとSOCの形成・向上

　歴史文化的背景・社会経済的背景から健康がつくられるというメカニズムを，あらゆる先行理論や研究を統合してモデル化したものが**健康生成モデル**である。

1　汎抵抗資源

　健康生成モデルでは，歴史・社会・文化的な背景によって，生育家庭の社会的役割や子育てのパターンが決まり，それらによって**汎抵抗資源**とよばれる資源が決まってくる。汎抵抗資源とは，モノ，カネ，自我の強さ，免疫力，技能，社会的支援，ネットワーク，文化的安定性など，多岐にわたる多種多様なストレッサーに対抗するのに効果的なあらゆる現象をさしている。汎抵抗資源はSOCと並んで重要なサルタリーファクターといわれているものである。

健康生成モデルのなかで汎抵抗資源は大きく2つの役割をもっている。1つの流れは，人は汎抵抗資源によって人生経験の質が定まり，良質な人生経験を享受することで，SOCが形成される。もう1つは，人はSOCによって，ある現象が汎抵抗資源であって，それが機能するのかどうかをみきわめ，ストレス対処において動員し活用するという流れである。

2 SOCのつちかわれ方

SOCは以下に示す3つの良質な経験によって形成される[12]。

■バランスのある負荷の経験

対処できないような大きな負担でもなく，まったく対処する必要のない負担ゼロの状況でもない，適度な（対処可能な）負担をのりこえる経験，という意味である。負担が生じた際に，その人がさまざまな汎抵抗資源を駆使してのりこえることが重要で，それによって自分が活用し，あるいは頼ってよい汎抵抗資源をよく知ることができる。

■結果形成への参加の経験

結果につながる重要な場に参加していると自分自身が認識できる経験である。

■一貫性のある経験

ルール・決まりごと・規範が明確であること，それを遵守するとよい，遵守できないとわるい，というような価値判断がはっきりしている，不条理でない，と認識できる経験である。一貫性のある経験については，本人の認識だけでなく，ルールや規範が設定される心理社会的環境の整備が重要な要因になる。

3 SOCとストレス対処・健康生成

健康生成モデルにおいては，汎抵抗資源はSOCとともにストレッサーに対峙する。対処すべきストレッサーと判断された場合には，ストレッサーによって創出された緊張状態を解除するように汎抵抗資源を駆使して対応する。緊張処理に成功した場合，健康の維持・増進が進む。このようにSOCはストレス対処を成功させ健康を導く機能🞤を有していることから，**ストレス対処力**とか**健康生成力**とよばれている[12]。

d 公衆衛生看護活動とストレス対処力

ストレス対処力，とくにSOCの公衆衛生看護活動への応用方法としては大きく2つあげられる。まず，ストレス対処力が低い対象は，困難や課題に対して脆弱性を有しており，のりこえることがむずかしいことから，継続的にかかわりつづけるなかで配慮や支援が必要になる。そのために事前にアセスメントの一環でSOCの水準を把握しておくことが

プラス・ワン

SOC以外のストレスに強い「力」

一般性自己効力感
一般性自己効力感は特性的自己効力感ともよばれ，ストレス対処に成功をもたらす。ある種の性格傾向として，その人に備わっている生活・人生をのりこえていく自信の強さをとらえるものである。

精神的回復力（レジリエンス）
レジリエンスは回復力（あるいは弾力性と訳されることもある）を意味する専門用語で，経済学から人類学にいたるまで多用されている。心理学領域ではストレスに強い力，折れない力として扱われているレジリエンスを「精神的回復力」とよぶ。精神的回復力の定義もさまざまあり，「脅威を与える状況・逆境下において，ポジティブに適応する過程，能力，およびその結果」[15]がよく用いられる。

ハーディネス
精神的回復力に近い概念で，ストレスに強い態度や技術のパターンのことをいう。3つの態度（コミットメント，コントロール，チャレンジ）がある。
コミットメントは，自分の課題に対して無関心にならずにむしろ熱中する態度である。
コントロールはできごとを他人のせいや運命のせいにせず，自分の責任を強調し，かかわっている状況に影響を与えつづける態度である。
チャレンジは人生上の変化を脅威とみなすのではなく挑戦とみなす態度をさす。

統御感（sense of mastery）
周囲の環境をコントロールしストレス対処を推し進める力の感覚である。統御感の定義は，その人の生活・人生に影響を及ぼしている重大な状況をコントロールできるという確信の程度[16]とされている。多くの研究が行われており，この感覚が強いほどストレスに強くメンタルヘルスが良好になることが明らかになっている。

健康生成アプローチ

アントノフスキーは健康生成論や健康生成モデル，SOCといった自身が考え出した，問題に対する立場や接近法を「健康生成（サルートジェニック）アプローチ」とよんだ。このアプローチを土台にしてEU各国ではさまざまな健康政策を展開している。ここではアントノフスキーが述べた健康生成アプローチの要素を6つ紹介しよう。

①健康を，健康か疾病かの二分法ではなくて，健康−健康破綻の連続体上で見ること
②疾病の病因のみに着眼するのではなく1人の人間のストーリーに着眼するということ
③疾患の原因を問うのではなく，健康−健康破綻の連続体で健康側に移動させる要因を問うこと
④ストレッサーは忌み嫌いなくすべき存在ではなく，あまねく存在しているとみること。またストレッサーへの対処によっては健康的なものとなりうるとみなすこと
⑤魔法の弾丸のような解決法をさがすのではなく，環境への積極的な適応をさぐること
⑥逸脱ケースにつねに目を向けることによって得られるものが疾病生成論的なアプローチよりも多いこと

必要になるだろう。

　次に，ストレス対処力は個人の感覚や力であるため，それをはぐくんだり向上させたりするためには個人へのはたらきかけが必要と考えられがちである。それは間違っていないが，SOCをはぐくむ人生経験の1つである「一貫性のある経験」のように，生活環境が整備されないと個人の経験につながらないこともある。そこで地域保健計画の策定あるいは地域組織などの活動計画立案にあたって，健康生成論やSOCに関する理論をふまえて，地域や組織の成員において副次的にSOCがはぐくまれるような環境を準備し，良質な人生経験が享受できるような環境を整備したりすることを念頭におくことが重要である＋。

●引用・参考文献
1 ）日本公衆衛生看護学会：公衆衛生看護のグランドデザイン―― 2035 年に向けて. 2016.
2 ）World Health Organization : Health promotion grossary. 1998.
3 ）World Health Organization : The bangkok charter for health promotion in a globalized world. 2005.
4 ）湯浅資之・中原俊隆：エンパワーメント理論から見たプライマリヘルスケアとヘルスプロモーションの戦略分析に関する考察. 日本公衆衛生雑誌 53（2）：71-76, 2006.
5 ）橋本卓也ほか：障害者のセルフ・エンパワーメントの内的生成要因について――自立生活を送る重度障害者に焦点をあてて. 社会福祉学 48（4）：105-117, 2008.
6 ）麻原きよみ：高齢者のエンパワーメント――文化的見地からのアプローチ. 日本老年看護学会誌 5（1）：20-25, 2000.
7 ）Nutbeam D. : Health literacy as a population strategy for health promotion. 日本健康教育学会誌 25（3）：210-222, 2017.
8 ）石川ひろの：ヘルスリテラシーの評価法. 福田洋・江口泰正編：ヘルスリテラシー健康教育の新しいキーワード. pp.43-55, 大修館書店, 2016.
9 ）Ishikawa, H., et al. : Developing a measure of communicative and critical health literacy : a pilot study of Japanese office workers. *Health Promotion International*, 23（3）：269-274, 2008.
10）Center for Disease Control and Prevention. CDC Healthing Schools.（https://www.cdc.gov/healthyschools/index.htm）（参照 2022-07-27）
11）戸ヶ里泰典ほか：修正版 Perceived Health Competence Scale（PHCS）日本語版の信頼性と妥当性の検討. 日本公衆衛生雑誌 53（1）：51-57, 2006.
12）アーロン＝アントノフスキー著, 山崎喜比古・吉井清子監訳：健康の謎を解く――ストレス対処と健康保持のメカニズム. 有信堂高文社, 2001.
13）山崎喜比古・戸ヶ里泰典：ストレス対処・健康生成力 SOC の概念的基礎. 山崎喜比古監修, 戸ヶ里泰典編：健康生成力 SOC と人生・社会――全国代表サンプル調査と分析. pp.5-24, 有信堂高文社, 2017.
14）戸ヶ里泰典：SOC スケールの使い方. 山崎喜比古監修, 戸ヶ里泰典編：健康生成力 SOCと人生・社会――全国代表サンプル調査と分析. pp.43-62, 有信堂高文社, 2007.
15）Egeland, B., et al. : Resilience as process. *Development and Psychopathology*, 5（4）：517-528, 1993.
16）Pearlin, L. I. : The sociological study of stress. *Journal of Health and Social Behavior*, 30（3）：241-256, 1989.

C 地域活動の理論・方法論

POINT

- 行動変容のためには専門家主導から住民主導への転換が必要である。
- 参加型マネジメントと参加型リサーチは，住民参加を活性化させる方法である。
- コミュニティ-アズ-パートナーモデルは，住民を核とした参加型モデルである。
- プリシード-プロシードモデルは，包括的かつ実践的な住民参加モデルの1つである。

1 集団レベルの理論・モデル・フレームワーク

　3章Aと3章Bでは個人あるいは個人間の人間関係に影響を及ぼす保健行動理論とモデルについて学んだ。しかし，それだけで行動変容をもたらすのはむずかしいことがある。そんなときに有効となりうるのが社会環境をかえていく試みである。この3章Cでは，保健師が地域活動のためにかかわる対象をコミュニティや集団とし，社会環境の変容のために有用な理論とモデルについて学ぶ。

　コミュニティ（集団）レベルにおける理論やモデル発展の系譜は，大きく3つに分けられる。①コミュニティエンゲージメントに関する系譜，②戦略立案型アプローチに関する系譜，③問題解決型アプローチに関する系譜である。コミュニティエンゲージメントに関する系譜では，コミュニティビルディング（community building）に必要な諸概念の導入が数年ごとにみられる（**図3-10**）。これに対し，戦略立案型ならびに問題解決型アプローチに関する系譜は，1980年代以降に多様なフレームワークの導入が散見される。

■コミュニティエンゲージメントに関する系譜

　コミュニティオーガニゼーション（71ページ参照）の歴史は古く，1800年代後半の米国において移民や貧困層の移住問題に取り組むソーシャルワークの分野で用いられていた。その後，1980年代のエンパワメントの概念，2000年代のコミュニティキャパシティの概念などに発展し，のちに示すコミュニティ参加型研究に発展していく。後述するフレイレ（Freire, P.）によるエンパワメントとはもともと関係がある。

■戦略立案型アプローチに関する系譜

　この系譜は，本章では取り上げないが，社会に広くものごとを普及させるためのイノベーション普及理論に端を発する。この理論は1950年

プラス・ワン

コミュニティビルディング

コミュニティオーガニゼーションに対して，コミュニティビルディングという用語は，コミュニティが変容するプロセスに住民自身が参加している，という点に重要性をおいている。

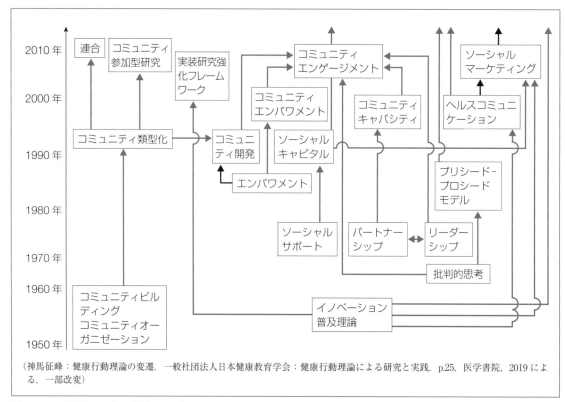

（神馬征峰：健康行動理論の変遷．一般社団法人日本健康教育学会：健康行動理論による研究と実践．p.25, 医学書院，2019による，一部改変）

図3-10　集団レベルの理論・モデル・フレームワークの歴史的変遷のまとめ

代に農業分野で提唱され，以降現在までも検討が続けられている。1990年代のヘルスコミュニケーション関連の理論，2000年代以降の実装研究強化フレームワークにもつながっている。

■**問題解決型アプローチに関する系譜**

このアプローチは，ターゲット層や取り組み内容が限定的である。代表的なものとして本節の最後に示すプリシード-プロシードモデルや，ソーシャルマーケティングがある。

 コミュニティエンパワメント

ⓐ ルーツと対象

コミュニティ（集団）を対象とした保健師活動をしていくにあたって，まず押えておくべきはエンパワメントの活用法である。本章Bにおいて，エンパワメントの基本概念についてはすでに学んでいる。

エンパワメント➕は個人，組織，コミュニティの3つのレベルで議論されることが多い。ここで注目するのは**コミュニティエンパワメント**（community empowerment）➕である。ルーツは3つある。貧しい人々，

✚ プラス・ワン

エンパワメントか行動変容か

行動変容には注意点がある。パターナリズム，被害者非難，問題のすりかえによって，行動変容がなによりも大きな価値であるかのように強要してしまう危険がある。行動をかえにくいのは，喫煙や飲酒よりも重要な価値として，仕事をやりとげるためのストレス解消をしたいという思いが喫煙や飲酒のなかにあるかもしれない。

個人がかかえるさまざまな背景を無視して，一方的に特定の行動変容をしいるということは，部分的な問題解決にしかなりえないことがある。一方，エンパワメントは当事者を巻き込む。そして，自律性を高め，健康のための個人技術を向上させる。この両者の違いに注目すべきである。(Tengland, P. : Behaviour change or empowerment ; on the ethics of health promotion goals. *Health Care Analysis*, 24: 24-46, 2016.)

コミュニティエンパワメント

コミュニティエンパワメントには類語が多く存在する。

住民参加(community participation)，**住民の能力形成**(community capacity building)，**コミュニティの力量**(community competence)，**コミュニティ開発**(community development)などである。

これらは厳密に使い分けられているわけではない。むしろ多くの共通点がある。なかでも，みんなで力を合わせて組織的な活動を展開し，意思決定力を住民がもてるようになること，資源が平等に分配されることを目ざすプロセスは重要である。

女性，精神疾患をもつ人々，いずれも弱者として扱われていた人たちである。彼らが，より可能性に満ちた人間として生きられるための一手段として，コミュニティエンパワメントの活動は進められてきた。

コミュニティエンパワメントは，プロセス（ある目標到達のために必要なこと）として定義されることが多い。しかし，結果（なにかをしたあとの到達点）としてとらえてもよい。かつては外部の誰かが自分の健康や生活をコントロールしていた。それがいまでは，自分たちでそうできるようになっている。そこを到達点としてとらえ，コミュニティエンパワメントが完成したといってもよいのである。

ⓑ フレイレの方法論

コミュニティエンパワメントはいかにして進められるのか，フレイレの方法を学んでみよう。フレイレはブラジルで識字教育をしていた。そのなかで，住民みずからが不利な状況を変化させる力を身につけていく方法論を見いだした。それは公衆衛生看護における組織化活動を進めていく方法論としても重要である。途上国✚の住民向けにわかりやすく書かれたワーナー（Werner, D.）の本をもとに，この方法をみてみよう。

1 アウェアネス（認識）の３つのレベル

■マジックアウェアネス（認識の魔術レベル）

フレイレのいう認識のレベルについて順を追って解説する。第１のレベルはマジックアウェアネスである。どうにもならない大きな力によって自分は動かされているという認識である。この段階にある人は，人の身の上におこることは運命や神の意思であると思っている。そのため虐待や困難にあっても，ただじっと耐えていくだけである。

このレベルにとどまっている人は他人から使われやすい。同時に，使う側の人をおそれ，少しでも気に入られようとする。力をもっている人のごきげんをとろうとする。上にたつ人から「お前たちは○○なんだ」と規定されると，そのとおりに自分自身を受け入れてしまう。

■ナイーブアウェアネス（認識の服従レベル）

この第２のレベルにある人は，たとえば「医者の言うことは絶対正しい」と医師から言い聞かされると，そうではないと思っていても，「おっしゃるとおりです」と従う。上にたつ人によって定義づけられた価値観やルールを受け入れる。それを続けると，上から言われたことを否定できなくなってしまう。さらに，上にたつ人をまねてふるまおうとする。衣服，ヘアスタイル，言葉など，自分たちの習慣や考えを拒否し，できるだけ上にたつ人に合わせていこうとする。

■クリティカルアウェアネス（認識の批判レベル）

第３のレベルは，クリティカルアウェアネス✚である。クリティカル

➕　　　　　　　　**プラス・ワン**

「途上国」はもう古い？
ハンス＝ロスリング（Rosling, H.）博士（スウェーデン・カロリンスカ医科大学教授）の『ファクトフルネス』が 2019（令和元）年に翻訳出版されて以来，日本でも 100 万部をこえるベストセラーとなっている。そのなかで主張されている内容の 1 つが「途上国（developing country）」という言葉はもう古い，ということである（同書 34 ～ 39 ページ）。30 年前は乳児死亡率などの保健指標において，途上国と先進国の差は歴然であった。しかし，現在その差は縮まっており，世界を 2 つに分けるのは困難になっている。ところが当該書がベストセラーになっても，日本ではまだなにごともなかったかのように「途上国」が用いられている。代替策としては低所得国とか，低・中所得国といったほうが好ましい。しかし，まだ日本では十分認知されていないため，本書でも「途上国」を用いている。
文献）ハンス＝ロスリング，ほか：FACTFULNESS. 日経 BP，2019. 以下の文献も参照。Jimba, M. et al：Developing country；an outdated term in The Lancet. *Lancet*, 394: 918，2019.

クリティカルアウェアネスの例
たとえば，「どうして女性だけが介護者にならなければいけないのか」，という疑問をもつ。それによって，社会のシステムが不平等であることを発見できるようになる。社会のしくみが，力のある少数の者に有利になっており，その少数者たちが力の弱い人たちの人間性を奪っていることをも知る。

1 枚の絵からの対話
フレイレ「この絵からなにが見えますか」
農民「2 人の男がいます」
フレイレ「1 人の男は誰に見えますか」
農民「1 人は地主みたいだ。もう 1 人はその地主から怒られている小作人だ。小作人はいかにも腹のすいたような顔をしている」
農民「そういえば，地主のせいで小作人仲間が自殺したことがあった。彼をたすけることはできなかったけれど，わるいのは地主だ」

という言葉は，批判的と訳される。疑いをもち，注意深くものごとの本質を観察することである。事実を直視することによって，社会的にコントロールされている価値観や期待感を，新たな観点から見直そうとするのである。批判力に目ざめた人々は，制度化された社会のしきたりや方法を変化させていくことが，自分たちの生活を高めるために重要な方法だと気づくようになる。

　フレイレの理論を保健師活動に応用する場合，自分たちが上の 3 つのどのレベルで，住民とかかわっていくべきかを検討する必要がある。

2 フレイレの方法論の実際

　フレイレは識字能力のない農民たちの主体的活動の質を高めるために，絵やロールプレイや物語を使った。絵や物語をつくる場合，彼はまず現地で地域住民と話し合う。そこでなにがおこっているかを見聞きする。そして，いくつかの大事なキーワードをさがし出す。**聞きとり**（listening）と対話（dialogue）の段階である。農民と話していると，たとえば，「地主」という言葉が頻繁に出てくる。「税金」をたくさん取られるので生活が苦しい，という話もよく出てくる。その言葉を聞くだけで，農民は反応する。「地主」や「税金」は，その地域の問題を浮きぼりにしているからである。このようなプロセスを経て，キーワードを用いた絵や物語をつくる。1 枚の絵を通して話し合い➕が進められ，「地主」や「税金」という言葉を覚えてもらう。

　フレイレは，20 のキーワードを拾った。そしてそのなかにアルファベット 26 文字をすべて入れた。「絵を見る。話し合いをする。読み書きを覚える」そのプロセスのなかで，自分たちがおかれている立場を農民自身が考えられるようにしていった。1 枚の絵を発火点として使い，それをもとにした対話によって，問題意識の深化をはかったのである。

　そして第 3 の段階，**行為**（action）に移る。この段階で，村人たちは，自分たちの生活は自分たちで変化させていけるんだという信念をもつ。信念をもってみずからを変化させ，社会をも変化させていこうとする。

3 日本や世界の現場にあてはめてみたら？

　フレイレの方法を日本の現場でどういかしたらよいだろうか？

　寝たきり高齢者の問題をとりあげてみよう。まずは，寝たきり高齢者や，その家族にとって大切なキーワードはなにかを思い浮かべてほしい。「世話になりたくない」「そっとしておいてほしい」「介護をする人間がいない」。いくつかの共通するキーワードが浮かんでくる。それをきちんと整理する。問題を深めていく方法はここから生まれてくる。

　住民が問題意識をもてるようなきっかけをつくることは大きな仕事である。きっかけとなるのはなにか？　フレイレは，それを絵に描いた。また，キーワードや物語とした。きっかけを見いだすためには，まず，

なにが問題なのか，住民とともに考えていかなくてはならない。

それぞれの地域に住む人は，みずからの地域文化や価値観をあたり前のこととしてとらえている。どういう絵や物語をつくりあげていけばよいのか。どうすれば彼らの眠っている心に火をともせるのか。そこを考えていくことが決め手である。そのためには，日常活動のなかから事例を拾い上げ，準備しておくことが必要である。

発火のあとは，フレイレのように目的意識をもち，住民が主体となって問題を考えていけるような対話をしていかなければならない。住民が主体となった認識がそこで生まれてくる。このようにグループ・組織活動とは，まず人々が問題を**意識化**✛することをたすける仕事であるととらえることが重要である。なお，世界の各地では1枚の絵ではなく，数枚の写真を発火点として使う**フォトボイス**✛の手法がとられている。

❸ コミュニティオーガニゼーションとコミュニティビルディング

コミュニティオーガニゼーション（community organization）においてはロス（Ross, M. G.）の定義にもあるように，専門家の役割が重視されてきた。それに対して近年は，住民による組織化のプロセスが重視されるようになってきている。その際，**コミュニティビルディング**という言葉も使われるようになってきている。

a 組織化訓練センターの活動による住民パワーの強化

米国サンフランシスコにある組織化訓練センター（OTC）✛は地域活動オーガナイザーの訓練（検討課題の選択法，交渉術など）や監督をする場所である。地区の代表者が相談に訪れると，OTC では適切なオーガナイザーを紹介して問題の解決にあたらせる。

オーガナイザーは，地域で問題をかかえている人たちの情報提供を受けると，地区の家々を一軒一軒訪問して歩く。大事なのは，訪問プロセスにおいて人間関係を築いていくことである。「いまあなたの心の底に引っかかっている問題はなにか」「この地域がどうなってほしいか」ということをじっくり聞いてまわる。そうして，同じ意見をもった人を何人かさがしだす。「向こうの人もそういうことを言っていた」などという情報を伝えながら，「同じ意見の人どうし，一度お茶でも飲みながらゆっくり話し合おう」と誘い，小会合を開くこともある。このようなプロセスを経て，次は訪問した人々によびかけ，ワークショップを開く。

1 オーガナイザーの役割

ワークショップは通常3回行われる。第1回目のワークショップでは，まずオーガナイザーが参加者に一般的な質問をする。参加者は，生活の

オーガナイザーと参加者の対話の例

参加者：「子どもが家の中で騒いで困るんですけど……」

オーガナイザー「子どもが騒ぐと，どうして困るんですか？」

参加者「家の中がいつも散らかるんです。そうだと，仕事から帰ってきた主人がいつも子どもを怒って，あたり散らすんです」

オーガナイザー：「近くに遊び場がたくさんあるのに，なぜ子どもを外で遊ばせないんですか？」

参加者：「危なくて子どもを外には出せません。麻薬の売人がいますから……」

この例は，「子どもが家の中で騒いで困る」という私的な話題から出発している。その結果，イライラが生じる。家族関係や夫婦関係もギスギスしてくる。ここまでは一家庭内の問題である。問題の社会化はこの段階ではまだ行われていない。

ところが，「なぜ外で遊ばせないのか」というオーガナイザーの質問によって様子はかわってくる。「外に出ると麻薬の危険性がある」という地域社会全体の問題が，ここで顕在化される。

なお日本では，保健師がオーガナイザーとしての役割を果たしうる。

住民と行政の連携

麻薬取締官や行政担当官との会合では，地域の問題状況を提示し，施策もたずねてみる。そして，麻薬問題に関する集会への参加を要請する。集会にはできるだけ多くの人々の参加をよびかける。問題解決は住民みんなの願いであり，集会にも賛同者が数多くいることを示す。麻薬問題は無視できないという意識を取締官や担当官に植えつけるのである。

集会には，たとえば5人程度の体験者を招待する。自分の子どもが麻薬中毒者に殺された家族，あるいは家族のなかに中毒者がいる人たちである。個々の事情を手短に語ってもらう際は，行政担当官への批判や感情的な攻撃をしないように助言しておく。麻薬取締官や行政担当官と痛みを共有し訴えるのである。

（次ページへ続く）

こと，自分の体験や気持ちなどを1人ひとり語る。同じようなことを考え，同じような意見をもっている人がいることを，そのプロセスのなかで意識していく。次に，地域における人間関係と自分たちがいまおかれている状況について質問する。マンツーマン訪問時と同じようなことを集団のなかでじっくりと話し合い，問題点を明らかにしていくのである。

第2回目のワークショップの課題は問題分析である。オーガナイザーは，「日々の生活のなかにどういう問題があるか。その問題は，どういうプレッシャーをあなたに感じさせるか」ということを聞く。

オーガナイザーは，質問を投げかけていくだけである。しかし，ただ投げているのではない。プラス・ワンのような対話➕により「子どもをいつでも外に出せない」という，一家庭内の問題を地域全体の問題へと発展させていく道筋を，誰の目にも明らかになるように質問している。これによって，参加者1人ひとりが共通認識をもつようになるのである。

2 住民自身がオーガナイザーへ

第3回目は，住民自身がどう行動にふみ込んでいけるかがワークショップの課題となる。それまではオーガナイザーの訪問を受けていた。ここからは，住民自身がみずからの足で一軒一軒を訪問する。まずは自分が行きやすいと思う家から訪問してよい。同じコミュニティで暮らす人々の理解と協力を得ながら問題点を話し合おうというかたちで，地域のなかに入っていく。聞いてきた問題点を報告し合い，訪問によって自分がなにを学んだかを話し合う。そして共通の問題を発見し，自分たちの意思で問題解決のためのグループ組織をつくっていく。

このような流れのなかで，1人ひとりが力をつけながら問題点を整理していく。たとえば，「麻薬の問題を解決するためのキーパーソンになる人は誰か」という問いに対して，互いに知恵を出し合う。次の段階としてよくあるのは，問題解決に影響力のある麻薬取締官や行政担当官をさがしだし，その人に会いに行く，という行動である➕。

3 住民パワーの強化が目的

一般的には，このようなかたちで組織化が行われる。しかし，実際のところ，このように簡単に組織化できる例は少ない。組織化のプロセスで大事なことは，それまで警察や行政が問題を解決してくれるだろうと依存していた人々が，自分たちにもなんらかの役割があると認識できるようになることである。オーガナイザーは，ほかの地区での成功事例を見せたり，今後の見通しを示したり，課題を再提示する役割を担っている。組織化にあたってどの問題を選ぶかも重要である。自分たちの問題として解決しなければならないと住民が強く思っている問題を取り上げていくことが，住民1人ひとりのパワーを強化するためには必要である。

4 コミュニティ開発

➕ **プラス・ワン**

住民と行政の連携
（前ページからの続き）

住民の話のあとは，行政担当官の話を聞く。行政担当官はたいてい一般論しか述べない。大事なのは，次の段階へ一歩ふみだすステップの確約を行政担当官からとることである。
集会を開くなかで，「この地域は麻薬撲滅運動のためにたち上がった。私たちも撲滅を果たすために，引きつづき問題解決のための学習会や検討会を続けたい。そういう場を住民と行政が一体となってつくりませんか」という提案をする。住民だけの運動に行政が加わることで，新たな組織化運動の流れがつくりだされる。行政にただ使われるのではない。行政と相互に影響を及ぼし合いながら，問題解決にあたるのである。

コミュニティ開発

Community development にはさまざまな日本語訳がある。本章でとりあげた「コミュニティ開発」のほか，「コミュニティディベロップメント」「地域開発」などである。
最初の 2 つは同じであるが，「地域開発」は英語ではむしろ regional development の訳語として用いたほうがよい。regional development は市町村や県を合わせた，地理的に広範囲な場所での開発をさすことが多い。

コミュニティ開発の定義の例

以下は 1995 年以降，英国とカナダの団体が用いるようになったコミュニティ開発の定義である。

①コミュニティ開発とは，まずコミュニティ住民みずからが保健ニーズを定義し，次に，そのニーズがいかにかなえられるかを検討し，最後に，ニーズを満たすための優先活動を，集団として決めていくプロセスである。
②コミュニティ開発とは，個人・家族・コミュニティ住民がみずからの福祉向上のために必要な意思決定力・行動力を得るべく，政治力・洞察力・資源を獲得していくプロセスである。

コミュニティのなかに既存する個々の問題を解決するだけでなく，新しく生じうる問題をも解決できるようなコミュニティは，どのようにしてつくられるのであろうか。しかも地域組織活動を問題解決の手段にとどめるのでなく，それ自体を目的とするにはどうしたらよいのであろうか？　フレイレの方法や OTC 活動は，それを可能にしてくれる潜在力をもっているが，もう 1 つ有効な方法がある。**コミュニティ開発**（community development）➕である。

コミュニティ開発はヘルスプロモーションの重要な戦略として 1986 年のオタワ憲章において WHO に取り込まれた。同憲章は，ヘルスプロモーション活動の方法として 5 つの戦略を提示した。①健康的な政策づくり，②健康を支援する環境づくり，③地域活動の強化，④個人の技術の開発，⑤ヘルスサービスの方向転換である。③地域活動の強化のための具体的方法として，コミュニティ開発がキーワードとして取り上げられている。以後，コミュニティ開発はコミュニティにおけるヘルスプロモーションの根幹の 1 つであると主張されるようにもなった。

1990 年代以降，ヘルスプロモーション活動のためのコミュニティ開発という戦略はますます注目をあびるようになってきている。

ⓐ コミュニティ開発の定義

ヘルスプロモーション活動を展開するうえで，コミュニティ開発はどのように定義されているのであろうか。ミッテルマーク（Mittelmark, M. B.）は，1990 年以降に発表されたコミュニティ開発関連の 9 つの文献をもとにして，コミュニティ開発に共通する 5 つの特徴をあげている（表 3-6）。これらの特徴をひとことで言えば，コミュニティ開発を突き動かす主体は住民自身であるということである。コミュニティ開発の定義➕や基本的特徴は，住民からみれば魅力的である。ただし，外部の

表 3-6　コミュニティ開発に共通した特徴

①みずからの開発のための住民参加を強調すること（住民をお客様扱いしないこと）
②住民のもてる資産（assets）の価値を認め，それを活用すること（その問題点や限界の指摘に終始しないこと）
③コミュニティニーズと資産に関する情報を住民自身が獲得できるように支援すること（情報は専門家の研究材料であるという位置づけにしないこと）
④住民の選択能力を高めること（外部機関による住民管理は避けること）
⑤みずからの生活に影響力のある政治問題への住民の関与を促すこと（政治への無関心を避けること）

（Mittelmark, M. B. : Health promotion at the communitywide level ; lessons from diverse perspectives. In Bracht, N. (Ed.) : *Health promotion at the community level ; new advances, 2ed.* pp.3-27, Sage Publications, 1999 をもとに著者作成）

表3-7　コミュニティ基盤型アプローチとコミュニティ開発アプローチの基本的相違点

比較点	コミュニティ基盤型アプローチ	コミュニティ開発アプローチ
アプローチの仕方	弱点・欠点などの問題解決	力量形成重視
問題点の定義	外部機関や専門家による	対象コミュニティ自身による
意思決定者	外部機関・政府代表やこれらが指名したコミュニティリーダー	コミュニティのなかから独自に選出されたリーダー
専門家の役割	活躍のカギであり主役	資源の1つ

(Felix, M. et al. : Enabling community development ; language, concepts, and strategies (Presentation sponsored by Health Promotion Branch, Ontario Ministry of Health, Toronto, 1989). In Poland, B. D. et al. (Eds.) : *Setting for health promotion ; linking theory and practice*. p.256, Sage Publications, 2000 をもとに著者作成)

＋　プラス・ワン

コミュニティ開発の問題点
コミュニティ開発の問題点として，ナイドー（Naidoo, J.）らは，次の事項をあげている。
①時間がかかる。
②結果が目に見えにくく，その数量表現がむずかしい。
③評価がむずかしい。
④評価がないと活動資金が獲得できない。
⑤ヘルスプロモーターは所属団体と対象コミュニティの板ばさみになる可能性がある。
⑥対象集団が小さい。
⑦マクロな課題を離れ，ミクロな問題に終始する危険がある。

機関などがコミュニティ開発を支援する際には，「時間がかかる」「評価がむずかしい」など，いくつかの問題点が指摘されている＋。

b　2つのアプローチの使い分け

　次に，コミュニティ開発アプローチとコミュニティ基盤型アプローチの使い分けについて検討する。表3-7に示すように，両者の主要な相違点は，プロジェクト実施の活動主体が誰にあるかという点にある。ただしこの差は理論上の差である。実際の活動においては必ずしも明確に2つに分けきれるものではない。たとえば後述する「コミュニティを基盤とする参加型リサーチ」におけるコミュニティ基盤型（community-based）のニュアンスは，むしろコミュニティ開発型（community-development）に近い。

　しかし，これらを戦略的に有効利用することは可能である。たとえば急を要する感染症対策には，専門家主導によるコミュニティ基盤型アプローチが有効である。それによって疾患をコントロールできる場合は，コミュニティ基盤型アプローチとして終了してもよい。しかし急性期をのりこえ，持続可能な疾病対策が必要なときがある。その場合は，対象住民の主体的参加によるコミュニティ開発アプローチが有効である。

5　コミュニティを基盤とする参加型リサーチ（CBPR）

　住民参加の技術としてコミュニティを基盤とする参加型リサーチについて述べる。

a　CBPRの定義と2つの流れ

　参加の技術を研究と結びつける試みは古くからある。たとえば，1980年代から，参加型アクションリサーチという言葉がよく用いられてきている。近年は，**コミュニティを基盤とする参加型リサーチ**（community-based participatory research：**CBPR**）という枠組みのなかで，その試みがとりあげられている。

CBPR は次のように定義される。住民の福祉の向上や問題・状況の改善を目的として，リサーチのすべてのプロセスにおいて，住民（とくに課題や問題に影響される人たち）と研究者との間の対等な協働によって生み出された知識を，社会変革のためのアクションや能力向上に活用していく手法である。

CBPR には 2 つの流れがある。第 1 は，本論文で紹介したフレイレのエンパワメント理論に基づく解放志向型リサーチである。第 2 は，本章 A でも紹介した社会心理学者レヴィンによって 1940 年代に提唱されたアクションリサーチである。

b 解放志向型リサーチ

このリサーチはおもに途上国で推し進められてきており，「"南の系譜"による CBPR」とよばれている。途上国では，ながらくリサーチがその対象者である住民の生活向上にあまり役にたってないという批判があった。このリサーチは，抑圧された人々の解放を目ざしている。そして，住民が，自分たちの生活環境を改善するために参加し，参加を通して，それぞれの住民が本来もっている能力を開花していくプロセスが重視される。参加することによって，社会変革のためのアクションを喚起していくということもまた，この解放志向型リサーチの特徴である。

c アクションリサーチ

1 アクションリサーチとは

アクションリサーチ✚は，元来は少数民族集団の生活改善や問題解決を目的に欧米で生まれた。実用志向のこのリサーチは「"北の系譜"による CBPR」ともよばれている。アクションリサーチのおもな目的は，人々が暮らしている現場で役にたつ知識を生み出し，現場そのものの社会環境を変化させていくことである。

アクションリサーチにはさまざまな定義があるが，以下の 3 つの共通点がある。
①研究者が現場に入り，その現場の人たちも研究に参加する参加型のリサーチである。
②現場の人たちとともに研究作業を進めていく民主的な活動である。
③学問的な成果だけでなく，社会に変化をもたらすような知見を得ることを目ざす研究活動である。

2 アクションリサーチの分類

　このリサーチは発展の過程でさまざまな分類がなされてきた。いくつかあるなかで，ハート（Hart, E.）とボンド（Bond, M.）はこれを実験型，組織型，専門職型，エンパワー型の4つに分類した。

　実験型は，科学的なアプローチを用いて，社会の改善のために仮説を生成し，かつその仮説を実験的に用いて活動し，さらに評価することで実際の改善にいたるという循環的なプロセスをたどるリサーチである。**組織型**とは，看護師の欠勤など，医療機関内の問題の解決をはかろうとするものである。**専門職型**は看護師が，リサーチに基づいた実践を通して自分たちの分野を専門職として確立しようとするものである。そして最後の**エンパワー型**は，脆弱集団などと協働して，抑圧の構造を変革していこうとするものである。

3 看護分野におけるアクションリサーチ

　アクションリサーチは，1999年以来，看護分野において日本でも用いられるようになってきた。その魅力はどこにあるのであろうか？　江本はアクションリサーチの魅力として次の5つを示している。

①実践が基盤にある：それによって，現在の実践を理解し，実践の向上を目ざすことができる。

②実践と理論を橋渡しする：実践の科学である看護において，理論が実際に実践に役にたっているのかどうかを確認できる。

③オーダーメイドである：一般性を追求するよりも，現場が取り組みたいことを手がけ，現場の状況に合った知識を創生しようとする。

④タイムリーである：研究結果を即現場に役だてることが可能であり，研究の終了とともに，すでに状況がかわっていることもある。

⑤ライブ感覚にあふれている：参加型であるため，研究をつくり上げているのは現場の私たちだという意識をもて，日々の変化に注目できる。

■看護領域におけるアクションリサーチのプロセス

　では，実際どのようにこのアクションリサーチは実践されるのであろうか？　看護領域における具体的研究プロセスとして，次のような方法が示されている。

● **局面1**：アクションリサーチグループの結成：実践看護師または研究者看護師，いずれかの呼びかけによって始まり，両者がパートナーシップに入る。

● **局面2**：看護実践の場における看護師たちの願いを表明する。

● **局面3**：看護師たちの願いを研究計画書に変換する。

● **局面4**：パイロットスタディ（予備調査）を実践する。

● **局面5**：研究計画と実践（行為）を評価する。

● **局面6**：（修正した計画を）再び，実践（行為）に移す。

アクションリサーチでは，データの収集，分析，統合のプロセスは上の研究プロセスのなかに組み込まれている。データ収集の方法は，個別面接，参与観察，フォーカスグループディスカッション，1次・2次資料分析などと多彩である。これらを組み合わせることによって，より信頼性の高いデータを得ることができる。

得られる情報もさることながら，アクションリサーチの特徴は，そこに携わる参加者が，より近い関係を築きあげ，同時にリサーチを介して相互に成長していけるという点にある。

6 コミュニティ–アズ–パートナーモデル

a コミュニティ–アズ–パートナーモデルとは

1 クライエントからパートナーへ

公衆衛生看護活動における住民の役割が増している。それと呼応して，保健師などの専門家と住民の関係も変化してきている。米国でも，アンダーソン（Anderson, E. T.）とマクファーレイン（McFarlane, J.）は当初，住民をクライエント（保健サービスの受け手）とみなしていた。そして1988年，ニューマン（Neuman, B. N.）の「全人的アプローチ」に基づき，公衆衛生と看護の統合モデルとして，**コミュニティ–アズ–クライエントモデル**（community as client model）を提唱した。

その後，クライエントはパートナーに昇格した。1996年の第2版テキストの冒頭でプライマリヘルスケアの章が追加され，かつその哲学が加味されて，**コミュニティ–アズ–パートナーモデル**（community as partner model）となった（図3-11）。

2 モデルのなかの理論

コミュニティ–アズ–パートナーモデルの柱になっているのは，**システム理論**である。一般に，システムには3つの要素がある。「共通目的」「相互の関連をもつパーツ（部品）」「境界」である。これらの3つの要素が関連し合って，1つのシステムが機能する。その際，留意すべき点は2つある。第1に，全体のシステムはすべてのパーツを加算した合計よりも大きいということ。第2に，全体のシステムは個々のパーツどうしの相互作用によって成立するということである。実際に，個人・グループ・コミュニティという個々のパーツは，さまざまな境界を介して環境との相互作用を繰り返しながら，共通目的に向かって活動を展開する。

このシステム理論に加えて，ニューマンのモデルはセリエ（Selye, H.）のストレス学説**✚**，ゲシュタルト理論（本章A参照），レヴィンの場の理論（本章A参照）を取り込んでいる。

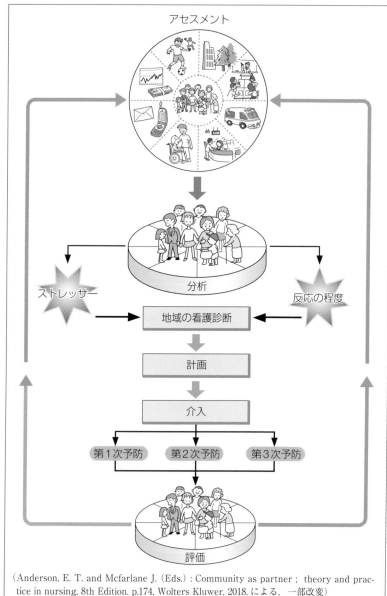

（Anderson, E. T. and Mcfarlane J.（Eds.）: Community as partner ; theory and practice in nursing, 8th Edition. p.174, Wolters Kluwer, 2018. による，一部改変）

図 3-11　コミュニティ-アズ-パートナーモデル

ⓑ モデルの概要

1 コミュニティ-アズ-パートナーモデルの概略

　図 3-11 の一番上にコミュニティアセスメントのための車輪の絵がある。車輪の中央の核には，住民が位置づけられている。必要な住民情報は年齢・性別などの人口特性・価値観・信念・歴史などである。

　住民は車輪の中に含まれている 8 つのサブシステムと相互に影響し

合っている。物的環境，教育，安全と交通，政治と行政，保健医療と社会福祉サービス，コミュニケーション，経済，レクリエーションである。ただし，この8つのサブシステムは代表例である。なにがサブシステムとなりうるかは，個々のコミュニティの特徴を鑑みながら，別途検討しなくてはならない。

8つのサブシステムどうしの境界，それから住民とサブシステムの境界は点線になっている。この点線は，それぞれが相互に影響し合っていることを示す。

コミュニティ−アズ−パートナーモデルには2つの主要要素がある。第1の要素は，コミュニティをパートナーとしてとらえる視点である。

第2の要素は看護プロセスをこのモデルのなかに組み込んでいることである。とりわけ看護プロセスのなかで，コミュニティ−アズ−パートナーモデルのストレッサーと「反応の程度」は，（アセスメントおよび）評価の要素として重要である。

図3-11にあるストレッサーは，大気汚染のようにコミュニティの外から生じることがあるが，病院の閉鎖のように内部から生じることもある。いずれにしてもシステムに不均衡をもたらす可能性がある。

図3-11にある「反応の程度」とは，ストレッサーによって生じうるシステムの不均衡がどの程度かを示す指標である。たとえば，死亡率や有病率などである。

なお，このモデルの原著第7版においては，冒頭に国際保健の章が加えられた。グローバリゼーションが進むなかで世界を1つのコミュニティとしてとらえようという試みがなされている。

C モデルの効果

コミュニティ−アズ−パートナーモデルの対象は，コミュニティ全体である。モデルを利用して活動を進める際の保健師（看護師）の役割は，コミュニティがより健康になるように支援していくことである。そのためには図3-11に示すように地域の看護診断を行い，介入計画をたててそれを実行に移す。特徴的なのは，看護介入をすべて予防的なものとしてとらえていることである。介入の内容は，第1次予防，第2次予防，第3次予防となっている。

このような介入の結果，期待されるのは以下の3点である。第1に「通常の防御ライン」の強化，すなわちコミュニティ全体の健康レベルの向上である。次に，ストレッサーに対する抵抗力の向上である。最後に，ストレッサーに対する「反応の程度」の軽減化である。そして，プライマリヘルスケアの原則にもあるように，看護の支援もさることながら，コミュニティのもてる力量こそが，期待された結果を引き出せる活動を可能にしていけるのである。

プリシード-プロシードモデルとソーシャルマーケティング

この項では，コミュニティ（集団）レベルにおける理論やモデル発展の系譜のなかでも問題解決型アプローチに関する系譜に属するプリシード-プロシードモデル（PRECEDE-PROCEED model）とソーシャルマーケティング（social marketing）をとりあげる。

a　プリシード-プロシードモデル

プリシード-プロシードモデルは40年以上の歴史をもち，PRECEDEとPROCEEDの2つのプロセスからなる✚。PRECEDEは測定可能な事業目的と評価に先だつベースラインデータを特定する4つの段階からなる。PROCEEDは事業を実施し，評価のためにモニタリングしながら事業の質向上に努める4つの段階からなる。2022年に改訂された原著第5版でこのモデルは，とくに介入の実装（implementation）が強化されている。

このモデルには大きく4つの特徴がある。第1に柔軟性，第2に評価重視，第3に住民参加，そして最後に科学的エビデンスの有効活用である。これらの特徴からなるプリシード-プロシードモデルは，さまざまな保健行動理論を戦略的に配置し，保健活動を計画し，実施し，かつ評価することができるモデルである。

図3-12に示すプリシード-プロシードモデル（改訂テキスト第5版）の枠組みにおいて，第1段階から3段階までの名称は従来と同じである。第4段階から第8段階は，従来のものと名称がかわっている。全体のモデル図には新たに矢印付きの連続した輪が外枠に追加されている。これはこのモデルが直線的に進むのではなく，随時フィードバックを繰り返し，行き来しながら前進する円環的モデルであることを示唆している。

1　第1段階：社会アセスメント

対象集団が自分自身のニーズや生活の質（QOL）をどう考えているのかを知る段階である。住民の声を聞く段階といってもよい。声のかたよりを防ぐためには，さまざまな方法をとることになる。対象集団の有力者との面接調査，フォーカスグループディスカッション，観察，アンケート調査などである。声だけでなく，ある種のやる気を知るために，コミュニティオーガニゼーションのアプローチをとることもある。

対象集団の規模が県や国レベルともなると，住民の声を直接反映させるのは容易なことではない。重要なテーマに取り組む際は，住民フォーラムやシンポジウムを開く。住民との交わりの機会をもつためである。

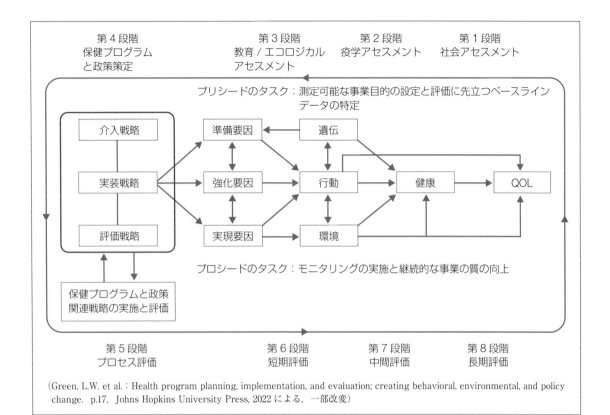

図3-12 プリシード−プロシードモデル
このプリシード−プロシードモデルの概略図は，大きく，企画，実装，評価の3つの段階からなっている。矢印は各要因間の動的な関係，とりわけ因果関係を示している。対象集団における健康の決定要因（遺伝，行動，環境）とQOLとの関係などである。このモデル全体を取り囲んでいる矢印のついた線は，このモデルが直線的なモデルではなく，円環的であることを示唆している。

2 第2段階：疫学アセスメント

第2段階は「健康」に関する「疫学アセスメント」と，遺伝・行動・環境の3要因に関する「行動・環境アセスメント」からなる。

■疫学アセスメント

対象集団にとって，どの健康問題が最も切実で重大かを明確にする段階である。ここでは大いに2次資料を用いてよい。しかし国レベルの統計資料が，対象集団に明らかに適用できないこともある。その場合は独自に疫学調査を行えばよい。ただし，そこで時間がかかりすぎて次の段階に進めないということもありうる。課題にもよるが，場合によっては，完璧な疫学データがなくとも，次の段階に進んでもよい。

ここでどれだけのデータが入手できるかによって，**健康目的**の具体性もかわってくる。健康目的では，いつまでに誰がどれだけの健康利益を得られるのかを明確にする。たとえば，「202X年までに，寝たきりの高齢者をもつ家庭が2020年に比べて50％減少すること」といった具合である。それによって，評価が容易になる。

■行動・環境アセスメント

行動・環境アセスメントはグリーン（Green, L. W.）とクロイター（Kreuter, M. W.）のテキスト原著第4版から疫学アセスメントの1つとして，組み込まれるようになった。

健康目的達成のためには，健康問題に対するさまざまな要因を知っておく必要がある。生物学的要因や遺伝要因も時には重要である。しかし，これらは通常，ヘルスプロモーション活動によって変化させることができない。変化させやすいのは行動と環境（とくに社会環境）である。

そこで，この段階では行動アセスメントと環境アセスメントを行う。さまざまな方法があるが，ここでは以下の方法を紹介する。

①健康問題のリスクファクターのリストをつくる（文献，経験，住民調査，専門家との面接調査などによる）。

②**行動要因**，**行動外要因**（遺伝など），**環境要因**🚩に分ける。そのうち，行動要因と環境要因を使用する。

③要因リストの項目をしぼる。その際，リストから項目を外す際の基準を明確にしておく。たとえば，いま直面している状況に関係のない要因はリストから外す。

④リストの各項目の**重要性**🚩を比較する。

⑤リストの各項目の**変化しやすさ**🚩を比較する。重要性と変化しやすさの程度によって各項目を採点し，点数をつける（**図3-13**）。

⑥図3-14に示すようなマトリックスをつくる。このマトリックスは重要性と変化しやすさによって4つの区画に分かれている。

⑦行動目的あるいは環境目的を作成する。**行動目的**では，「いつまでに」「誰が」「なにを」「どれだけ達成するのか」を明確にする（例：「事業を施行してから5年以内に，S市に住む10歳代の飲酒運転が20%減少する」）。一方，**環境目的**では「誰が」を除外してよい（例：「事業を施行して5年以内に，S市にある酒の自動販売機を50%減少させる」）。

③ 第3段階：教育/エコロジカルアセスメント

行動・環境目的が決まったあとは，これから生じうる変化を可能にし，かつ維持するための3つの要因を特定する。

- **準備要因**：行動に先だつ要因。行動の論理的根拠や動機となる。知識，態度，信念，価値観，技能，自己効力感など。

- **実現要因**：動機によって生じうる行動を実現させるために必要な要因。直接あるいは間接的に環境要因を介して行動に影響を及ぼす。例としては各種事業，サービス，資源（人・資金など），新しい技能など。

- **強化要因**：行動したのち，その行動が継続しかつ繰り返し実践されるために必要な報酬やインセンティブなど。ソーシャルサポート，同僚からの励まし，自分にとって大切な人の存在，代理強化など。

この3つの要因に関するデータは各要因別に集めてもよい。最初にす

➕ **プラス・ワン**

環境要因と実現要因の違い
第2段階の環境要因と第3段階の実現要因においては，いずれも社会的・物的環境を扱う。その違いは以下のとおりである。
環境要因とはあくまでもアセスメントやプログラムを実施する際のコンテキスト（背景や状況）についての要因のことである。たとえば既存のあるいは必要な保健サービス，飲酒運転規制政策，緑が豊富な公園などが該当する。
一方，実現要因とは，行動に直接影響をもたらすスキルや能力の獲得や，間接的に影響をもたらすための具体的な環境づくりのことである。具体例としては，公園で運動しやすくするための早朝ウォーキンググループ活動事業などが該当する。

重要性のポイント
ポイントは以下のとおりである。
- リストにある行動がどの程度頻繁にみられるのか？
- リストにある環境要因がどの程度頻繁に関与しているのか？
- それらの根拠はあるのか？

変化しやすさのポイント
変化しやすいのは以下のような行動である。
「行動をはじめてまだ間もない」
「わずかなりとも本人が変化したいと思っている」
環境要因が変化しやすいのは以下のような場合である。
「前例がある」
「お金があまりかからない」
「多くの人がその変化を望んでいる」

点数のつけ方の例

10人の採点者がいたとする。採点者は各項目につき，0点から10点のスケールで点数をつける。次に平均点を計算する。そして，平均点5点以上を「より重要」とする。または「より変化しやすい」とする。

図3-13は米国のある交通事故予防対策の事例をもとに作成した環境要因リストのなかから2項目をとりだして，採点したものである。「シートベルト着用」については，10人の平均点が約9点であったので，そこにマークがつけられている。同様に「運転速度」については約4点のところがマークされている。

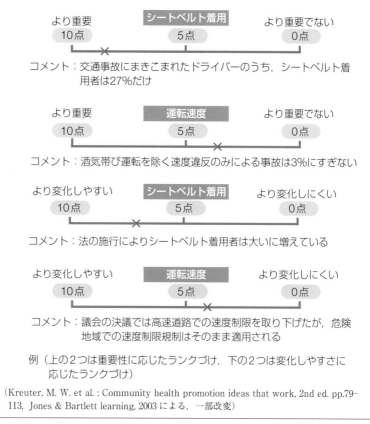

図3-13 交通事故予防のための環境要因リストの採点✚

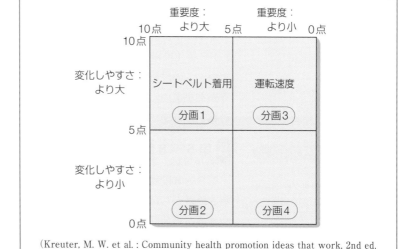

マトリックスの各分画

図3-14の分画1には，より重要かつ，より変化しやすい項目が入る。分画2には，より重要ではあるが，変化しにくい項目が入る。行動目的や環境目的は，たいていこの2つのなかから選ばれる。

分画1，2に入る項目がなく，分画3にだけ項目があり，かつ行政的に強い必要がある場合は，それを目的としてもよい。

図3-14 重要度と変化しやすさのマトリックス✚

べてを集め，あとで分類してもよい。いくつかの項目をリストアップして からしぼっていくプロセスは，行動要因，環境要因のときと同様である。そのなかから，たとえば次のような事業目的をつくる。「事業開始 2 年以内に，S市に住む10歳代のドライバーの90 ％が，飲酒運転はあ ぶないと思うようになる」。これと「事業を施行してから 5 年以内に，S 市に住む10歳代の飲酒運転が20 ％減少する」という行動目的と比較して みよう。事業目的のほうが，はるかに短期間に目的を達成しやすいこと がわかる。教育/エコロジカルアセスメントが，いかに事業にとって 重要な意味をもつか，理解できるはずである。

4 保健プログラムと政策策定

　第 4 段階は，プリシード-プロシードモデル第 5 版では「保健プログ ラムと政策策定（health program and policy development）」となった。 この段階では 3 つの戦略をつくりあげる。介入（intervention），実装 （implementation），評価（evaluation）のための戦略である。

　まず介入戦略としては，第 3 段階で特定した準備要因，強化要因，実 現要因にマッチするようにする。いくつもの保健行動理論を駆使して得 られたエビデンスを活用し，対象集団の特性に合わせた介入戦略を柔軟 につくりあげていく。

　ついで実装戦略としてまずは運営アセスメントを行い，事業実施に必 要な予算や人材などの資源と事業実施の際に生じうる障害などを特定す る。運営アセスメントが終わったら，介入実施の際に活用できるいくつ かのツールを用いる。介入のどの段階で誰がどのような役割を果たすの かがわかるような事業実施マニュアルや，タイムラインを示すガント チャート✚などである。

　これらが整ったのちに事業経過をモニタリングしつつ，第 5 段階以降 の評価活動のための評価戦略をつくりあげる。以下に詳細な評価プロセ スを示すが，評価は第 5 段階に入ってはじめて始まるわけではない。第 1 から第 4 段階は形成的評価（formative evaluation）の段階といっても よい。この段階では事業が実現可能かつ適切であり，受容もできるかど うかを事業の実装前に確認する。もし不適切とわかった場合は，介入前 の修正が可能である。

5 第 5 〜 8 段階：評価

　第 5 〜 8 段階は大きくプロセス評価と成果（outcome）評価からなる。 第 5 段階からはプロセス評価が始まる。プロセス評価では介入戦略と実 装戦略が当初計画したとおりに進められているかどうかを評価する。介 入前には予算や人材の投入を評価し，介入開始後は諸活動の進みぐあい を評価する。これによって，実装プロセスが計画どおり進んでいない場 合，早期の危険兆候を知ることができる。どれだけうまく事業が進んで

✚ **プラス・ワン**

ガントチャート
20 世紀初頭，米国のガント（Gantt, H. L.）によってつくられた管理ツー ル。もともとは大量生産の進捗状況 が一目でわかるように使用されてい た。現在は表計算ソフトのテンプ レートを用いて，保健分野のプロ ジェクトマネジメントなどにも活用 できる。

いるかどうかを知ることもできる。さらには実装評価をこれに加え，実装後に予算や人材の投入が予定どおりなされたかどうかの評価をプロセス評価と連動させることもできる。そこで得られたデータは，事業成果のよしあしの原因を説明する材料として用いることが可能である。

第6〜8段階は成果評価の段階である。評価の期間について，短期，中間，長期という個々の定義は事業によって異なる。定まった期間というものはない。短期と中間に関しては，主として第3段階で設定した行動・環境目的と，準備・実現・強化要因のアセスメント結果に基づいて得られた諸目的がどの程度達成されたかを評価する。そのためにも，これらの目的は具体的であるべきである。とりわけ，「いつまでに」「誰が」「なにを」「どれだけ実行するのか」が明確になっていれば，短期評価・中間評価はやりやすくなる。最後の長期評価では第1，第2段階で設定した社会目的と健康目的を評価する。社会目的の指標としては，栄養不良，失業，ホームレスの割合などがある。健康目的の指標としては，死亡率，罹患率，障害の発生率などを測定するのが一般的である。

6 プリシード–プロシードモデルの位置づけ

プリシード–プロシードモデルはあまりにも包括的すぎて，むずかしすぎるとの見解がある。実際このモデルは多くの保健行動理論，WHO報告書，専門家の助言からなっている✛。複雑とはいうものの，きわめて多いコンストラクトや理論を，比較的単純な一枚の図に落とし込んだというのがこのモデルの大きな特徴である。それゆえ，プリシード–プロシードモデルは2005年以来，ヘルスプロモーションの枠をこえ，コミュニティ（集団）レベルにおける保健プログラムの問題解決型アプローチの手法として用いられている。学術論文も世界各国から1,200以上発表されている。このモデルの概要を知っておくことは，複雑な保健行動理論とモデルそのものを保健師活動の現場で理解するうえでも重要である。

b ソーシャルマーケティング

1 ソーシャルマーケティングとは

商業マーケティングとソーシャルマーケティングの大きな違いは，だれがなにについて得をするか，という点にある。商業マーケティングは一義的に売る側の企業が「金銭」を得ることを，ソーシャルマーケティングでは買う側である対象者が「健康によい行動」を得ることを目ざしている。

より詳細にいうと，商業マーケティングでは，消費者が目あての商品を選択してくれるようにする。そして商品の売り上げによって，企業が

どれだけ利益を得るかが最大の関心事である。一方，ソーシャルマーケティングでは，対象者の知識が増えること，態度がかわること，行動が変化することを目的としている。

　コスト（費用，負担）とベネフィット（利益）との関係は商業マーケティングと同様である。両者をはかりにかけ，行動をとり，その結果として，より多くの人が知識を増やし，態度をかえ，健康によい行動をとるようになれば，より高い評価を得ることになる。

❷ 4 つの基本事項

　溝田のまとめによれば，ソーシャルマーケティングには以下の 4 つの基本事項がある（一般社団法人日本健康教育学会，2019）。

　第 1 の基本事項には次の 4 つの特徴がある。

① ソーシャルマーケティングは考えの変化だけでなく，行動をも変化させる。

② 系統的に計画されたプロセスを用いており，商業マーケティングの概念や技法をそのプロセスに適用する。

③ 対象者をいくつかのグループに分け，優先順位の高いグループを 1 つまたは複数選んで焦点をあてる。

④ 対象となる人々だけではなく社会にも利益をもたらす（Lee, N., Kotler, P., 2016）。

　第 2 に，ソーシャルマーケティングの対象者の行動を自発的に変化させ，維持させることを目的としている。

　第 3 にプリシード−プロシードモデルと同様に，トランスセオレィカルモデル，ヘルスビリーフモデル，計画的行動理論，社会的認知理論，イノベーションの普及理論などいくつもの理論を統合している。

　最後に，介入方法を検討していく際に，これもまたプリシード−プロシードモデルと同様に，いくつかのステップをふむということ。全体の流れとしては，「事前の情報収集と分析」，「戦略の決定」，「プログラムの開発」，「実行」，「評価とフィードバック」という流れのなかで立案し，実施，評価していく。

　プリシード−プロシードモデルとほぼ同じ流れではあるが，大きな違いは商業マーケティングの手法を最大限に活用していることである。

❸ 4 つのカギとなる要素

　ソーシャルマーケティングの実践にあたっては 4P として知られるカギとなる要素がある。product（製品），price（価格），place（流通），promotion（宣伝）である。ソーシャルマーケティングにおける 4P の意味は以下のとおりである。

● **product（製品）**：望ましい行動変容や，それとともにもたらされる利益のすべて。

- price（価格）：コストとして金銭，時間，努力などを投入をする際の障壁。上記の利益を得るためには，これらと交換をすることになる。
- place（流通）：製品の獲得のために，適切な時期と場所で製品としての利益が便利に得られるようにすること。
- promotion（宣伝）：対象集団に，利益，コスト，便利さを含めたメッセージを伝えること。

④ 活用事例

　ソーシャルマーケティングは，1970 年代から途上国における感染症予防や母子保健対策として用いられた。一方，先進国では非感染性疾患や禁煙対策に活用されてきた。日本においては，1990 年代後半より，保健師の参画も期待される老人保健福祉計画の認知度の向上，健康診断・がん検診などの受診勧奨などに取り入れられてきている。

　溝田らは，がん予防対策としての「防煙・禁煙キャンペーン」を推進する際に，国立がん研究センターの研究者を中心に，多彩な研究者，マーケティングの専門家，メディア実務者，自治体のがん対策担当者などからなる研究チームをつくり，研究に取り組んだ。そして「たばこと就活」というコンセプトを用いて，がん予防について「喫煙で就職が不利になる」という新しい社会規範を広めることに成功した。（一般社団法人日本健康教育学会，2019）。

　以上，ソーシャルマーケティングとプリシード–プロシードモデルの手法の概要を示した。詳細についてはぜひ専門テキストなどを参照し，これらを活用することによって，個人や個人間レベルではなしえなかった行動の変容を目ざしてほしい。

●引用・参考文献
・Anderson, E. T. and McFarlane, J.（Eds.）：Community as client ; application of the nursing process. JB Lippincott Company, 1988.
・Anderson, E. T. and Mcfarlane, J.（Eds.）：Community as partner ; theory and practice in Nursing, 2nd ed. Lippincott, 1996.
・Anderson, E. T. and Mcfarlane, J.（Eds.）：Community as partner ; theory and practice in nursing, 4th ed, Lippincott Williams and Wilkins, 2004.
・Anderson, E. T. and Mcfarlane, J.（Eds.）：Community as partner ; theory and practice in nursing, 7th ed. Wolters Kluwer, 2015.
・Anderson, E. T. and Mcfarlane J.（Eds.）：Community as partner ; theory and practice in nursing, 8th Edition. Wolters Kluwer, 2018.
・Anderson, E. T. and Mcfarlane, J. 編，金川克子・早川和生監訳：コミュニティアズパートナー——地域看護学の理論と実際，第 2 版．医学書院，2007.
・Boutilier, M. et al. : Community as a setting for health promotion. In Poland, B. D. et al.（Eds.）：*Settings for health promotion ; linking theory and practice.* pp.250–279, Sage Publications, 2000.
・Ewles, L. and Simnett, I. : Promoting health ; a practical guide, 4th ed. pp.282–301, Bailliere Tindall, 1999.
・Felix, M. et al. : Enabling community development ; language, concepts, and strategies（Presentation sponsored by Health Promotion Branch, Ontario Ministry of Health,

Toronto, 1989) In Poland, B. D. et al.（Eds.）: *Settings for health promotion ; linking theory and practice*. p.256, Sage Publications, 2000.
・Green, L. W. and Kreuter, M. W. : Health program planning ; an educational and ecological approach, 4th ed. McGraw-Hill Education, 2005.
・Green, L. W. and Kreuter, M. W. 著, 神馬征峰訳：実践ヘルスプロモーション ── PRECEDE-PROCEED モデルによる企画と評価. 医学書院, 2005.
・Green, L. W. and Kreuter, M. W. 著, 神馬征峰ほか訳：ヘルスプロモーション ── PRECEDE-PROCEED モデルによる活動の展開. 医学書院, 1997.
・Green L. W. et al. Health program planning, implementation, and evaluation: creating behavioral, environmental, and policy change. Johns Hopkins University Press, 2022.
・Hart, E. and Bond, M. : Making sense of action research through the use of a typology. *Journal of Advanced Nursing*, 23（1）: 152-159, 1996.
・Kreuter, M. W. et al. : Community health promotion ideas that work, 2nd ed. pp.79-113, Jones and Bartlett Learning, 2003.
・Labonte, R. : Community health promotion strategies. In Martin, C. et al.（Eds.）: *Readings for a new public health*. pp.235-249, Edinburgh University Press, 1989.
・Laverack, G. : Health promotion practice ; power and empowerment. pp.12-13, Sage Publications, 2004.
・Mittelmark, M. B. : Health promotion at the community wide level ; lessons from diverse perspectives. Bracht, N.（Ed.）: Health promotion at the community level 2 ; new advances, pp.3-27, Sage Publications, 1999.
・Naidoo, J. and Wills, J. : Health promotion ; foundations for practice, 2nd ed. Bailliere Trindall, pp.199-217, 2000.
・Neuman, B. M. and Young R. J. : A model for teaching total person approach to patient problems. *Nursing Research*, 21（3）: 264-269, 1972.
・Saskatoon District Health Community Development Team and Labonte, R. : Working upstream ; discovering effective practice strategies for community development in health. p.20, Prairie Region Health Promotion Research Centre, University of Saskatchewan, 1999.
・Werner, D. and Bower, B. : Helping health workers learn ; a book of methods, aids, and ideas for instructors at the village level. pp.26-12 ～ 26-14, Hesperian, 1982.
・World Health Organization : The Ottawa charter for health promotion, WHO, 1986.
・一般社団法人日本健康教育学会, 健康行動理論による研究と実践, 医学書院, 2019.
・神馬征峰・下開千春：開発途上国における国際保健活動のためのコミュニティ開発アプローチ. 国際保健医療 20（2）: 28-37, 2005.
・武田丈：参加型アクションリサーチ（CBPR）の理論と実践──社会変革のための研究方法論. 世界思想社, 2015.
・パウロ＝フレイレ著, 柿沼秀雄訳, 大沢敏郎補論：自由のための文化行動──補論　横浜・寿識字学校からの報告. 亜紀書房, 1984.
・パウロ＝フレイレ著, 里見実ほか訳：伝達か対話か──関係変革の教育学. 亜紀書房, 1982.
・パウロ＝フレイレ著, 三砂ちづる訳：新訳. 被抑圧者の教育学, 亜紀書房, 2011.
・畑栄一・土井由利子編：行動科学──健康づくりのための理論と応用, 第2版. 南江堂, 2009.
・吉田亨：「PRECEDE-PROCEED モデル」の使い方. 保健婦雑誌 59（11）: 1026-1033, 2003.

対人支援活動の展開

A 対人支援の基本

この節において対人支援活動とは，地域に暮らす特定の個人や家族を，直接的または間接的方法で支援する公衆衛生看護活動とする。公衆衛生看護活動における対人支援は，特定の個人・家族の健康状態および QOL の向上を目ざすもので，最終的には地域全体や組織の健康状態と QOL の向上を目ざして行われる。

1 対人支援の目的

プラス・ワン

対人支援を行う前提となる権利

生存権

日本国憲法第 25 条においては，第 1 項で「すべて国民は，健康で文化的な最低限度の生活を営む権利を有する。」と生存権をとりあげている。さらに第 2 項で「国は，すべての生活部面について，社会福祉，社会保障及び公衆衛生の向上及び増進に努めなければならない。」と生存権を保障する義務を規定している。

健康権

WHO 憲章（1948 年）は，その前文で「すべての人が到達可能な最高水準の健康を享受することは基本的人権の 1 つである。」とうたっている。

自立と自己決定

自立を広くとらえ「自分の生き方を自分で責任をもって決定していくこと」[1]とすると，みずからの生き方を自分で決めていく，すなわち自己決定していくことに自立の基本的な意味がある。

対人支援🞣は次に示すような目的で行われる。

①個人・家族の健康状態と QOL の向上

②生きる力の獲得：社会的に弱い人や脆弱性を有する人が自己の状況をコントロールできない無力な状態（パワーレス）からコントロール可能になる過程や可能になった状態を**エンパワメント**というが，いわば生きる力の獲得を対人支援においては目ざす。

③自立，セルフケア能力の向上，自己決定🞣：身体的に自立することや自分の力だけで生活することを支援するのではなく，さまざまな社会資源を活用することで**セルフケア能力**が向上し，自立した生活を送れるように支援する。自立した生活に向けて自己決定できるようになることも対人支援の目的である。

④動機づけ，自己効力感の向上，行動変容：健康状態をよりよいものにするには，健康的な行動へと行動変容することが重要であるが，そのためには，動機づけや自己効力感の向上が重要である。

⑤住民全体の健康状態と QOL の向上

② 対人支援を行う際の視点・価値観

ⓐ 健康を全人的にとらえ，よりよく生きるよう支援する

　健康の定義として，世界保健機関（WHO）は 1948 年に「健康とは，病気でないとか，弱っていないということではなく，肉体的にも，精神的にも，そして社会的にも，すべてが満たされた状態」（日本 WHO 協会訳）を示している。この定義のように，健康と疾病は二分されているわけではなく，連続性のなかでとらえるものであり，また，身体的な側面からだけではなく，スピリチュアルな側面を含めて**全人的なとらえ方**をするものである。

　また，**ポジティブヘルス**という新たな健康概念がある。この概念では，疾病や障害をなくすのではなく，よい状態の増進や生き方を重視する[2]。**ヘルスプロモーション**も，QOL の決定要因やスピリチュアルな状態を包含する包括的で，ポジティブな健康概念に基づくものとして，2005年の「**バンコク憲章**」で示されている。

　保健師の対人支援においては，これらの視点に基づき，健康と疾病を分けることなく，人々がよりよい状態に向かい，よりよく生きることを目ざす。

ⓑ 人間の潜在的な力（強み）を重視する

　WHO の健康定義には，「すべて（complete）」という表現があるが，高齢化の進展や慢性疾患の増加に伴い，疾患や障害をもって暮らすいまの時代にあわないという意見がある。新しい健康概念として，「適応し，自分で対処する能力」をフーバー（Huber, M.）らが提起したが[3]，これは，**レジリエンス**（3章 B 参照）の考えに基づいている[4]。また，**ストレングス**や**エンパワメント**も人間のもつ潜在的な力を重視した概念である。ストレングスは，強みや力を示し，ストレングスを焦点にしたアプローチをすることでエンパワメントにつながるという関係である。

　保健師は対人支援において，これらの人間の潜在的な力を信じ，その力を最大限発揮できるように支援する。

ⓒ 健康は環境と相互依存関係にある

　人々の健康に影響を与える要因のなかに，**健康の社会的決定要因**（social determinants of health：**SDH**）という概念がある➕。これは，個人の年齢・性・遺伝的要因などの生物的な要因や生活習慣のような行動要因とは別に，居住・職場環境などの物的環境や経済的社会的状況などの

➕ **プラス・ワン**

健康の社会的決定要因
WHO ヨーロッパ事務局は，『健康の社会的決定要因：確かな事実』において次の 10 の要因をまとめている。①社会格差，②ストレス，③幼少期の重要性，④社会的排除，⑤労働，⑥失業，⑦社会的支援，⑧薬物依存，⑨食品，⑩交通。そのほかに健康に影響を与える要因には，自然環境と生活環境，ライフスタイルと心理的要因，医療や公衆衛生の水準とアクセシビリティがある[5]。

さまざまな要因が人々の健康を規定しているとするものである（2章A参照）。保健師は，単に健康に直接アプローチするだけでなく，健康に影響を及ぼす要因にはたらきかけることでも健康を支援する。

3 対人支援の過程と特徴

a 対象者の把握・選定，優先順位の決定

公衆衛生看護は，個への支援と，地域への支援が両輪になって展開される。そのため，対人支援の対象者の把握経路には，（1）特定の対象者や家族に関する相談として把握する場合と，（2）集団から支援が必要な対象者を同定する場合とがある。

1 特定の対象者や家族に関する相談として把握する場合

■相談者と支援の必要な対象者との関係および主訴を確認する

相談者が誰のことについて相談しているのかを明らかにし，相談者と支援対象者との関係を確認する。そして，相談者が表出している困りごと・要求などの主訴や，相談にいたる経緯を把握する。

相談の経路は，特定の対象者・家族から直接相談される場合と，第三者から特定の対象者・家族について相談される場合がある。通常，相談者が，①対象者本人，②家族，③第三者の順に問題が複雑困難で，支援がむずかしくなる。つまり，誰が相談に来たかによって，保健師は，対象者や家族の対処能力や問題解決のむずかしさをある程度推測することが可能である➕。

第三者から相談された場合で，とくに近隣住民からの情報提供のときは，対象者本人の個人情報の保護にも留意する必要がある。また，相談者が家族であっても遺産や離婚など家族間の利害関係によって，相談者が必ずしも対象者本人の益のために相談していない場合もありうる。対象者本人の益や権利を侵害しないように留意して相談にのる必要がある。

■支援対象者・家族から直接相談を受けられるようにする

相談は基本的に対象者本人や家族と進める。第三者から相談された場合は，対象者本人か家族に保健師へ相談するよう促してもらうか，つなぎ役の人の了解を得て，その人と一緒に訪問するなど，保健師が対象者本人・家族と直接やりとりできるようにする。しかし，対象者本人や家族に相談ニーズがない場合は，直接的なやりとりがむずかしい。民生委員など世帯につながりのある人をさがし，その人につないでもらう対応が必要である。対象者から保健師に相談していないにもかかわらず，保健師が対象者に連絡する場合は，対象者が納得できるように保健行政のしくみや手続きを説明する必要がある。健康診査などの受診後に連絡をとる場合があることを，健康診査を案内するときに事前に知らせておく。

➕ プラス・ワン

相談者が誰かによって推測できること

「相談」にいたるには能力が必要であり，その能力には段階がある。
①自分が困っていると感じて理解できる。
②困っていることを言語化できる。
③誰にどのように相談すればよいか，方法がわかる。
④適切な方法で相談するという行動をとれる。
対象者が相談者であればその能力が本人にあるということであり，家族が相談者であれば，対象者本人に能力が不足しているかもしれないが，家族にはあると判断できる。第三者が相談者であれば，対象者本人や家族にその能力が不足している可能性が考えられる。

アウトリーチ

アウトリーチとは，対象者がいるところに出向いて把握し，はたらきかけることである。公衆衛生では，地域に直接出向き，健康教育など関心事について情報を届けたり，なにがおきうるかを伝えたり，どのようなサービスを受けられるかを伝えたりする。また，支援の必要な人を見つけたり，健康診査を行ったり，スクリーニングを行ったりするためにアウトリーチを行う。

優先順位の決定における倫理的な視点

優先順位の決定方法を倫理的な視点から説明する場合，次の2つの原則がある[7]。
- **自由原則**：基本的人権を諸個人に等しく配分すること。
- **格差原則**：社会的・経済的な不平等に対して機会の均等をはかりながら，最も不遇な人々の利益を最大化すること。

② 集団から支援が必要な対象者を同定する場合

■対象者を同定する方法

集団から支援が必要な対象者を同定する方法として，保健師活動を定義した米国ミネソタモデル[6]は以下をあげている：①サーベイランス surveillance，②疾病調査 disease investigation，③地区活動，④スクリーニング screening。

これらのうち，実際に多く用いられているのは，③地区活動や④スクリーニングであろう。保健師は受け持ち地域へ出向き地区活動を行うなかで支援が必要な対象者を把握する。この地区活動は，**アウトリーチ** outreach といわれる✚。スクリーニングには，健康診査やエジンバラ産後うつ病自己評価票（EPDS）などの指標がある。

③ 優先順位の決定

支援対象者を把握したあとは，現在の人的資源や体制からどの範囲の人までを対象とするか，誰がどのように支援するかを決める必要がある。住民は誰もが支援を受けるニーズがあるが，すべての人を保健師が直接的に支援することはむずかしい。限りある支援の資源を配分するためには，支援の必要性を見きわめ，優先順位をつけて，支援方法を考える。緊急性が高い場合や，問題が深刻でハイリスクな場合などは，保健師が対人支援を行う優先度が高いと判断される。一方で，緊急性が低い場合や健康度が高い場合などは，ポピュレーションアプローチや，業務委託などの保健師以外の職種による支援を使って支援することができる。

一般的に優先順位の決定は，健康診査などで住民全員を等しく支援しながらも，より不遇な人の支援の優先度を上げるという方法がとられる。また保健師が支援の優先順位をつける際は，住民への説明責任が伴う。優先順位の決定は効率性や効果，エビデンス以外にも倫理的な視点✚からも説明できることが望まれる。

ⓑ 情報収集，アセスメント

支援の展開は，情報収集→アセスメント→支援計画の立案→支援の実施→支援の評価という流れになる。すなわち，PDCA サイクルをまわして評価した結果から次のアセスメントに移行するように螺旋的に展開される。なお情報収集とアセスメントの前に，①緊急性の判断，②支援の見通しをたてるという段階がある。

情報が集まらないと支援を開始できないというわけではなく，情報が少なくても支援を開始する必要があることもある。情報収集は，支援をしながらも行われ，次のアセスメントと展開にいかしていく。

1 緊急性の判断

　地域では住民についてのさまざまな相談が医療機関や保健福祉機関だけでなく，警察・児童相談所・入国管理局などいろいろな機関からもち込まれる。保健師は，まず感染症・虐待・自傷他害など生命の危険がある状態か否かを判断し，生命の危険が疑われる場合は，即時対応が求められる。個人の情報を扱う際に本人の同意を得る必要については，「個人情報の保護に関する法律」で規定されている。しかし，その例外として人の生命・身体・財産の保護に必要な場合や，公衆衛生の向上，児童の健全な育成の推進のためにとくに必要がある場合などにおいては，本人の同意なく第三者に提供することなどが認められている。

2 支援の見通しをたてる

　緊急性がないと判断したら，支援の見通しをたてるための情報収集とアセスメントを行う。支援には，相手の要求（主訴）に対応するだけで対処可能であり，単発の支援で終了するものと，継続的な支援が必要なものがある。前者は，支援ニーズを適切に対象者が表出し，その内容が妥当で，かつ，主訴に対応すればそれ以上の支援がなくても，その人が健康的に生活できる場合である。たとえば，「おしゃぶりをやめさせたいのですが，どうしたらよいでしょうか」などの主訴は，電話相談のみ，もしくは1回の面接で終了する場合もある。初回の電話や面接において，単発の相談でよい人か，継続的な支援が必要な人かを判断して，当初の支援の見通しをたてる。

　一方で，「学校に子どもが行ってくれない」という主訴は，真の問題が子どもにあるのではなく，家庭不和や親の問題対処能力が要因である場合もあり，単発の支援では対処しきれないかもしれない。対象者の言葉だけでニーズを判断することは適切ではない。

3 情報収集

　支援にあたり，対象者や家族の希望や意向とともに，対象者・家族についてアセスメントするための基本情報を収集する✚。基本情報は，全体像を把握して問題の構造を検討したり，支援計画をたてたりするためにも必要である。基本情報は，相談記録のフェイスシートに記載しておくことが望ましい。追加の情報や変更があった場合は，随時フェイスシートの情報を更新する。家族になんらかの健康問題がおきたときに，家族がどの程度対処できるかをアセスメントする際には，家族生活力量モデル✚などのアセスメントモデルを用いて判断する（2章A参照）。

4 アセスメント

　対象者・家族のアセスメントの際には次の各項について診断する。

■見たて

　行政では，診断を受けていない対象者について家族や第三者から相談を受けることが珍しくない。この場合，相談につながるだけの問題が表出されていると考えられるが，どのような原因でそれが生じているのかを保健師は見たてる必要がある。すなわち「見たて」とは，保健師が対象者に関する情報収集を経て，疾病や障害を疑うことであるが，医師による「診断」とは異なり，診断に近いアセスメントをさすことが多い。

■包括的アセスメントのための問題の構造化

　表出されている問題は，なにが原因で，どのように家族のなかで保たれているのか，その構造を明らかにする。そのためには，各家族成員の「疾病性」と「事例性」を検討し➕，家族成員間の力関係をみる。たとえば，子どもが発達障害で不登校，その母親は夫からの DV という事例性が表出されている場合を考えてみよう。実は，母親の話す内容は妄想であり，子どもは母親の命令によって学校に行かせてもらえなかったとすれば，子どもの発達障害は見かけ上のものであり，本当のところは愛着障害である可能性があり，夫がキーパーソンであるかもしれない。そして問題の核心は母親の妄想であることがわかる。問題の核心が見えたときと見えていないときでは，アプローチの方法がまったく異なるため，問題を構造化する必要がある。

■強みの把握

　問題ばかりに目がいくと解決に結びつきにくいため，対象者や家族の強みも見いだす。強みは，解決に導く際に役だつ。

■介入の判断に必要なアセスメント

　包括的なアセスメントや問題の構造化を行ったのち，介入する必要があるかどうかを判断する。介入を判断するときには，「疾病性」「事例性」の 2 つの基準を用いる。疾病性が高くても問題をおこさず生活できていて事例性が低い場合は，無理に治療につなげることがよいとは限らない。しかし，疾病性が低くても児童虐待のような問題があり，事例性が高い場合は介入が必要であると判断する。

■倫理的アセスメント

　保健師は，支援ニーズがあると考えられる対象者本人，家族，近隣住民などさまざまな人から相談される。これらの人々の間に異なる利害が対立する場合にも，保健師は地域の健康に責任をもつ立場から，支援を実施するか判断する。その判断には説明責任が伴うため，公文書として記録に残す。

　アセスメントの際には，公衆衛生的介入における倫理的意思決定プロセスも参考になる。**公衆衛生的介入における倫理的意思決定プロセス**とは，チルドレス（Childress, J. F.）らが提唱したもので，①有効性，②つりあい（利益が損失を上まわっている），③必要性，④最小限の権利侵害，⑤公的な正当化の 5 つを公衆衛生的な介入が正当化される事項とするも

のである[9]。

　また，倫理学における他者危害原則では，他人に危害を与えることが明確な場合にのみ，個人の自由を制限できるとするが，公衆衛生では，社会の健康をまもるために個人の自由を制限することや，健康増進のために行動特性を利用して健康的な選択をするように促すこともある。どこまで人の自由を制限したり意思決定に介入したりすべきなのかは，社会と個人の双方にとって，倫理的になにが正しいかを考える必要がある。

● **対象者本人，家族，近隣住民の利害が対立する事例**

　いわゆる「ゴミ屋敷」に住んでいるセルフネグレクトの高齢者のケースを考えてみよう。対象者本人は問題意識がなく，別居中の家族は疎遠でかかわりを拒否し，住民は対象者を排除したいと思っている事例である。対象者本人がゴミを近隣住民に投げつけるなど，危害を加えている場合は対象者本人の自由を制限できるが，危害を与えていない場合は，嫌がる本人を強制的に入院・入所させることなどはできないこと（**他者危害原則**）を近隣住民に説明する。そして，本人・家族・近隣住民と話し合いを続け，この家に住みつづけたいという本人の希望をかなえるためには，認知機能が低下した本人のかわりに家事援助サービスが必要であり（**公衆衛生的介入における倫理的意思決定プロセスの「③必要性」**），サービスの導入が有効である（同プロセスの「**①有効性**」）と判断し，家事援助サービスなど支援制度を使うように本人や家族にすすめる（同プロセスの「**④最小限の権利侵害**」）。

　このように制度を活用して本人や家族の経済的負担を最小限にしながら（同プロセスの「**②つりあい**」），本人の見まもり役になれる近隣住民をつくることで，本人や近隣住民の快適な生活を継続的に担保できるような支援の展開であれば，その公衆衛生的介入が正当なものと判断できる。

ⓒ 支援計画の立案

1 計画

■問題解決型と目標達成型を組み合わせた支援計画

　アセスメントの次は，長期目標・短期目標および支援内容を明示した支援計画を立案する。支援計画は，問題解決型と目標達成型に分けられる（表4-1）。**問題解決型の計画**は，医学モデルに依拠することが多く，問題をさがし原因を解決する方法が焦点となる。一方，**目標達成型の計画**は，生活モデルに依拠することが多く，よいところをさがしストレングス（強み）をいかすものとなる。保健師は，住民の生活をみるため生活モデルで支援を考えることが多い一方で，医療職として医療の視点をもつ強みもある。

　従来の医学モデルでは，対象者の目標が現実離れしている場合に現実

表4-1 支援計画における問題解決型と目標達成型の特徴

項目	問題解決型	目標達成型
依拠するモデル	医学モデル	生活モデル
社会背景	感染症など原因が明確で治癒できる疾患が主流	慢性疾患など原因が複雑で特定しにくく，疾患と付き合いながら生きる
支援の目標	健康	よりよく生きる（QOL やリカバリー）
アセスメントのおもな視点	疾患や症状	生活状況
支援計画書の焦点	原因を解決する方法を計画	目標を達成する方法を計画
支援者と対象者の関係	支援する人と，支援される人の上下関係になりがち	対象者が主体で，支援者は伴走者
対象者の見方	問題をさがす	よいところをさがし，強みをいかす

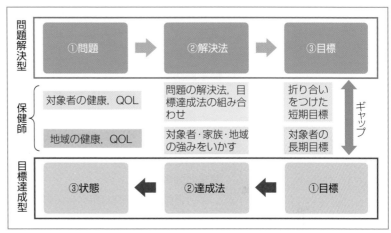

図4-1 問題解決型と目標達成型を組み合わせた保健師の支援計画

的な目標に落ち着くように設定することがあった。しかし，そうして原因や問題を解決しても対象者が望む目標に到達するとは限らず，ギャップが生まれる。逆に，精神保健の対象者の「芸能人になりたい」など現実離れした目標であっても，その目標を達成することが対象者の生きる糧になる。そこで長期目標は対象者の希望を重視し，それを具体化するために短期目標では現実との折り合いをつけ，問題解決型の内容も組み合わせて設定する。支援内容を考える際に重要な視点は，対象者・家族・地域それぞれの強みをいかすことである。問題解決型と目標達成型の両者を組み合わせた支援計画をたてることは，保健師活動の特徴といえるだろう（図4-1）。

■計画の目標設定

計画の目標の設定においては，大目標・中目標・小目標と段階を設ける。目標の設定の仕方としては，スキナー（Skiner, B. F.）が提唱した**スモールステップ法**が参考になる[10]。これは，到達目標（大目標）にいたるまでの過程を細かく分け，平易な目標から始めて少しずつ小きざみに

むずかしくなるように，小目標・中目標を設定する。1つひとつそれら
を達成した積み重ねによって大目標にいたるものである。

　たとえば，歩行介助が必要な高齢者が旅行に行きたいという大目標を
達成するために，スーパーマーケットに外出するなどの中目標をたて，
次に，朝8時に起きる，家のまわりを散歩するなどの小目標をたてる。

　支援計画は，対象者や家族とともに作成し，関係機関がかかわる場合
はその関係者も作成に加わる。そのため，関係機関と連携して支援する
場合は，計画策定のためのケース会議を開催することも多い。計画は，
どの目標をいつまでに，具体的にどのような方法で誰が行うかなどを含
めて作成する。

２ 対人支援の手段の選定

　保健師が直接，対人支援を行うおもな手段には，家庭訪問，来所面接，
電話，メールなどがある。それぞれの手段に特徴があり，適切なものを
選定する。

■家庭訪問

　家庭訪問は，生活環境，ふだんの様子，ほかの家族成員のことなど多
くの情報を得ることが可能である。相談者の「城」に入ることにもなり，
相手のペースになりやすい。その反面，保健師が出向くため，相談者が
受け身の姿勢で相談にのぞみやすい。

■来所面接

　来所面接は，訪問に比べ生活環境などについて把握できる情報量は少
なくなる。しかし，相談者に，相談内容を自分で考え，アポイントをとっ
て時間どおりに来所するという主体的な行動を促すことになる。主体的
に行動することによって，相談者が自分の問題を整理したり，相談者自
身の力をのばしたりすることにつながる。

■電話相談

　電話は手軽に相談できるという利点がある。しかし，一方的なやりと
りで終了することもでき，また，表情や容姿が見えないため，保健師は
少ない情報量で判断しなければならない。一般的に，電話だけの相談で
は，対象者との相互の理解や支援が深まりにくい。

d 実施，記録，モニタリング，評価

■実施

　計画にそって支援を実施する。

■記録

　自分がどのような支援を提供したか，また，それを選択するにいたっ
た判断基準がなんであったのかを明らかにして「記録」に残す。

■モニタリング

支援の実施を評価し，今後の計画に基づいて経過を追う。たとえば，次の健康診査で経過観察，1か月後に訪問などのフォロー計画をたて，記録に記すとともに，管理台帳や管理システムなどを用いて，もれのないように把握する。

■評価

一連の支援が終わったら，帰結を記録に書き，自身の支援内容を評価する。

e 関係機関・職種との連携・協働

1 関係機関との効果的な連携

複雑で解決が困難な問題をかかえている世帯ほど，多くの関係機関が連携する支援が必要になる。効果的な連携ができている状態とは，関係機関の間で情報の共有，支援方針の合意，明確な役割分担，タイムリーな対応ができていることに加えて，各機関のメンバーが支援の全体像を理解し，共通の目標に向けて自立した判断ができていることをいう。

2 連携の利点・欠点，ポイント

多職種多機関でかかわることの利点は，幅広い情報収集や異なる視点から多角的にアセスメントできること，各機関が互いの強みをいかした支援を展開できることである。一方，欠点は，かかわる機関が多すぎて相談者が混乱すること，一貫した対応がしにくいこと，役割や責任の所在が不明確になること，互いの価値観や文化が違うため相互理解にいたりにくいことなどである。そのため，互いを尊重した姿勢，相互理解を促す言語の選択や基礎知識の共有とともに，全体のマネジメント機能が重要である。医療・保健・福祉の領域に幅広くかかわる保健師は，連携の要となり，マネジメント機能を発揮することが期待されている。

f 地域活動への反映

保健師は，コミュニティアセスメント⊞（地域アセスメント）をもとに，地域（コミュニティ）も対象として支援する。対人支援においても，保健師は対象者の所属する特定集団についてすでに把握している対象理解・ニーズ・社会資源と相違がないかアセスメントする。すなわち特定集団について把握していたものとは異なる個人の理解・ニーズ・社会資源に気づいた場合は，個人から把握したものをもとに特定集団のコミュニティアセスメントを再度行う。

このように対人支援を出発点としてコミュニティアセスメントを行い

> **プラス・ワン**
>
> **コミュニティアセスメントの意義**
>
> コミュニティアセスメントは，「QOLの向上をめざすすべての活動場面においてPDCAサイクルを駆動するために用いる実践科学の展開技法」である[11]。

地域活動へ反映させることは，現場で住民に接する実践者にしかできない。そのため保健師は，対人支援から始まったコミュニティアセスメントについても，地域の統計情報などで裏づけをとりエビデンスを補強し，その結果を地域活動へと反映させていく。

●引用・参考文献
1）白澤政和：ケアマネジメントの本質──生活支援のあり方と実践方法．中央法規，2018.
2）藤城有美子：心身健康科学から見た Positive Health と Negative Health．心身健康科学 6（2）：77-81, 2010.
3）Huber, M., et al. : How should we define health? *British Medical Journal* : 343, 2011.
4）Masten, A. S., et al. : Resilience and development : Contributions from the study of children who overcome adversity. *Development and Psychopathology*, 2 : 425-444, 1990.
5）岸玲子監修：NEW 予防医学・公衆衛生学，第3版．南江堂，2012
6）Minnesota Department of Health, Division of Community Health Services ; Public Health Nursing Section : Public health interventions-applications for public health nursing practice. 2001.
7）赤林朗ほか：入門・医療倫理1．勁草書房，2017.
8）家族ケア研究会：家族生活力量モデル──アセスメントスケールの活用法．医学書院，2002.
9）Childress, J. F., et al. : Public health ethics : mapping the terrain. *Journal of Law, Medicine & Ethics*, 30 : 170-178, 2002.
10）スキナー B. F. 著，村井実・沼野一男訳：教授工学．東洋館出版社，1969.
11）大森純子ほか：活動展開技法モデル「コミュニティ・アセスメント」の提案──第6期公衆衛生看護のあり方に関する委員会活動報告，公衆衛生雑誌 66（3）：121-128, 2019.

対人支援の技術

POINT

- 対人関係を支援する際には，カウンセリングやコーチングの技術が参考になる。
- カウンセリングの基本的な技法には，傾聴や共感のほか，受容，支持，繰り返し，明確化，質問がある。
- 保健指導に活用するコーチングは，健康課題をきっかけとしながらも，支援対象者が充実した満足した生活を送れるようになるための手だすけをする技術である。

　対人支援をする際に参考になる技術として本節では，カウンセリングとコーチングについて解説する。公衆衛生看護活動のなかでカウンセリングは，健康度が高い人でも低い人でも適用することができる。一方，コーチングは，比較的健康度の高い人に適用することが多く，特定保健指導など生活習慣病予防のための行動変容などに活用しやすい。

1 カウンセリング

　カウンセリングとは，「言語的および非言語的コミュニケーションを通して，相手の行動の変容を援助する人間関係」[1]である。保健師は，対象者の人生の伴走者となり，その人が生きることを支援する。

a カウンセリングの技法

1 話を聴くときの基本的な技法

　対象者の話を聴く際の基本的な技法として，傾聴と共感について説明する。

■傾聴

　傾聴とは，耳を傾けて聞くこと，熱心に聞くこととされる。ロジャーズ (Rogers, C. R.) は「**積極的傾聴**」という聴き方を提唱した[2]。積極的傾聴とは，対人関係において互いを尊重し建設的な人間関係を形成するような聴き方である。聴き方の前提として，対象者は自分のことを一番よく知っていて，その解決法も知っているとする。相談を受ける側は対象者の鏡となって，対象者の気持ちや考えを照らし返す（言葉にして繰

り返す）。対象者は自分自身でその問題を見つめ直し，整理し，再決断していくことで，問題を解決できる。

アドバイスは，相談を受ける側が対象者よりもよく知っているという意味合いが暗黙のうちにあり，上下関係ができてしまうため，人間関係の構築上すすめられない。

■共感

共感とは，「他人の体験する感情や心的状態，あるいは人の主張などを，自分も全く同じように感じたり理解したりすること」（広辞苑，第7版）とされる。共感的理解の特徴は，対象者の不安や混乱などの感情を共有しながらも，その病的な部分に巻き込まれないでいることにある。

② 保健師が対人支援で活用できるカウンセリング技法

カウンセリングの技法は専門性が高く，心理学を専門としない保健師が活用できるものは限られている。ここでは，保健師が対人支援で活用できる技法として，①受容，②支持，③繰り返し，④明確化，⑤質問，の5つを紹介する。対象者の話を聴くとき，傾聴や共感だけでは聴く側もつらくなる。対象者への返し方のレパートリーを増やしておくとよい。ここで紹介する技法を使えば，問題の核心に迫ることができる。

■受容

クライエントの世界をそっくりそのまま受け入れ，「相槌を打ちながら聴くこと」であり，「非審判的，許容的な雰囲気をつくること」である[3]。実際には，自分の価値観がからむため，無になって受容することはむずかしい。自分の価値観を一時的に捨て，相手の世界を納得して受けとめるためにも，相談を受ける側は自分の価値観を知っておくことが重要である。

■支持

対象者の話に同調し認めることであり，「受容が己を無にしている状態とすれば，支持は己を表現している状態である」[4]。相談を受ける側に劣等感があると，「引き下げの心理」によって対象者を自分よりも低くみてしまう。相談を受ける側は，自分の劣等感を意識しておく必要がある。

■繰り返し

対象者の言いたいことをとらえて，そのポイントを繰り返す（相手に投げ返す）ことである。相談を受ける側は，ひたすら対象者の話の論旨をつかむ作業を行い，そして自分の理解が間違っていないかどうか，対象者に確認する気持ちで，話された内容のポイントを復唱する。この繰り返しにより対象者は，自分の実態がはっきり見えるようになる。

■明確化

対象者自身うすうす気づきながら，明確には意識化していないことを，相談を受ける側が先取りして言語化（意識化）して示すことである。

■**質問**

カウンセリングでは，話の内容を掘り下げたり，さらに深く理解するために質問（リード）を行う。質問されることで，対象者は相手から関心をもたれていると感じるうえ，まったく質問がないと会話は表面的なものになってしまう。質問においては，開かれた質問と閉ざされた質問を適切に使い分けることで，支援のための情報を収集していく➕。

ⓑ カウンセリングによる対人支援中に生じる問題

■**感情転移**

対象者の感情表現は，過去におけるある重要人物への感情の再現であるとされている。再現された感情（感情転移）のなかに対象者の問題の本質がひそんでいると考える。

■**沈黙**

カウンセリングにおける対象者の沈黙には意味のあるものが多い。対象者が言葉をさがして沈黙している場合は，沈黙をさえぎらずに話しはじめるのを待つほうがよい。待つ意味のない沈黙➕の場合は，対象者が最後に話した言葉をもう一度ゆっくり繰り返したり，沈黙した原因ではないかと思われることを言葉にしたりする。

② コーチング

ⓐ コーチングの概要

コーチングと聞くとスポーツのコーチを連想するが，コーチングはいまやビジネスで業績をあげるために多くの企業で活用されている。コーチングは，目的を達成するための手段であり，人々が充実した満足した生活を送る手だすけをするものである。コーチングはアドバイスなしに自分で歩むことを目標にする。テニスでよい成績をおさめる，ビジネスで売り上げをあげるなどの，ある特定の目的を達成するための手段としてコーチングをとらえがちだが，実は，特定の目的を達成するプロセスを通して，対象者（クライアント）を包括的にとらえ，その人自身がよりよい生き方ができるように導く，人生の支援技法である。

コーチングの定義には，「コーチングとは，他者の能力，学習，成長を促進する技術である」「コーチングは，その人が望む方法で変化することを手助けし，また進みたい方向に進む手助けをする。そして『なりたい自分』になりつつあるレベル，あるいは『自分で可能な限り最高の存在』でいるレベル，そうしたすべての段階でその人を支援するものである」[5] などがある。コーチングは，比較的健康度の高い人に適用することが多く，公衆衛生看護活動の場合，生活習慣病予防のための行動変

容を促す特定保健指導などに活用しやすい。

b コーチングモデルの共通点

コーチングではさまざまなモデルが生み出されている。オコナー（O'Connor, J.）らは，それらのコーチングモデルに共通する重要な要素として，①変化，②不安，③関係，④学習の4つをあげている[5]。

①**変化**：クライアントは，変化を求めている場合と変化をしいられている場合があるが，コーチングにおいて変化はよりよいものを目ざして進んでいく方向性と成長を意味する。

②**不安**：クライアントは不安をもっていることを前提にしてクライアントに対応する。

③**関係**：コーチングにおけるコーチとクライアントは，パートナーシップとして両者が協力し合う関係にある。コーチは，クライアントになにをすべきか命じたり，解決策を与えたりすべきではない。

④**学習**：コーチングでは，クライアント自身が学習者になる。クライアントは，特定の技能の習得や特定の問題の解決の方法を学ぶとともに，学び方を学習することでみずから解決できるようになる。そのため，コーチはクライアントに対し答えを与えるよりも，質問をする。質問は学びにつながるが，答えは学びにつながらないからである。

c コーチングを活用した保健指導

保健師がコーチングから学ぶ重要な点の1つは，ある特定の課題からその人を全人的にとらえて人生を支援するという視点である。たとえば，保健師が生活習慣病の保健指導を行うとき，病気や生活をみるだけではなく，その人がどのような人でどのような人生を歩んでいるかという視点で支援することが重要である。保健指導を通して，その人が本質的に変容し，意味のある人生を歩めるように支援していく。

コーチングの事例として，特定健康診査でメタボリックシンドロームを指摘された40代の男性（Aさん）に対して産業保健師が実施した特定保健指導を紹介する。Aさんは妻と高校生の娘との3人世帯である。Aさんは，生活習慣を見直したほうがよいと自覚しているが，管理職として仕事優先の生活を送っており，食事は朝食を抜き，昼食と夕食は外食である。

保健師はコーチングを適用し，生活習慣をきっかけにして，Aさんが自分の人生全体を包括的に理解することが重要だと考えた。コーチングのモデルの1つ「コーアクティブ・モデル」[6]では，充実感のある，バランスのとれた人生を重視する。保健師は，Aさんが充実感をもっているように見えないこと，仕事とプライベートとのバランスがかたよっ

ていることが気になり，なにを大切にして生きるのかをＡさん自身が決められるように支援する必要性を感じた。通常の保健指導では，健康に焦点をあてた面接を行うが，保健師は，Ａさんが本当に大事だと思っていることや価値をおいていることを聞いた。その際に，仕事，健康，家族・パートナー，人間関係などについて質問し，人生のバランスを意識できるように面接を進めた。話をするうちに，Ａさんはみずから望む生き方は，妻や子と自分がそれぞれにやりたいことに一生懸命取り組むことであって，互いに尊重している家庭をつくりたいと語った。そのためにいまの生活をどうかえたいかと，保健師がＡさんに質問したところ，Ａさんはみずから，家庭で食事をとる時間をもつという目標をたてた。

　このあと半年間コーチングを継続したところ，Ａさんは，朝食と夕食を家族と一緒にとれるようになった。また食生活が健全化すると同時に，血糖値など検査データも改善に向かった。仕事一筋で生活していたＡさんが妻や子どものことを保健師に楽しそうに話すようにもなった。保健師は，Ａさんが家族と充実した人生を送れていることから，健康指標の長期的改善が期待できると評価した。

●引用・参考文献
1）國分康孝：カウンセリングの理論．誠信書房，1981.
2）三島徳雄・新小田春美：看護に活かす積極的傾聴法．メディカ出版，1999.
3）國分康孝：カウンセリングの技法．pp.26-27，誠信書房，1979.
4）國分康孝：上掲書．p.33.
5）ジョセフ＝オコナー，アンドレア＝ラゲス著，杉井要一郎訳：コーチングのすべて──その成り立ち・流派・理論から実践の指針まで．英治出版，2012.
6）ヘンリー＝キムジーハウスほか著，CTIジャパン訳：コーチング・バイブル──人の潜在力を引き出す協働的コミュニケーション，第4版．東洋経済新報社，2020.

C ケースマネジメント

●ケースマネジメントとは，複雑な生活障害を有する人が，安全で安定した日常生活を地域で継続できるように支援するシステムであり，支援方法である。
●ケースマネジメントが目ざすものは，対象者の自立した生活と，地域における生活の継続である。
●ケースマネジメントのプロセスは，スクリーニング，情報収集，アセスメント，支援計画の立案，支援の実施，モニタリング，評価からなる。この各プロセスのサイクルをまわしていくことが重要である。

1 ケースマネジメントの概要

a ケースマネジメントとは

　ケースマネジメントのおもな定義には，「要援護者と社会資源を結びつけることによって，要援護者の地域社会での生活を支援していくこと」[1]や，「複雑な生活障害を有する人が，安全で安定した日常生活を地域で継続できるように支援するシステムであり，支援方法である」[2]などがある。類似概念にケアマネジメントがあり，日本では介護保険制度においてケアマネジャー（介護支援専門員）とよばれる専門職がつくられた。ケースマネジメントやケアマネジメントの概念は，1980年代中ごろに米国と英国から日本に取り入れられた[3]。保健師活動においては，ケースマネジメントと表現されることが多いため，本節では「ケースマネジメント」と記す。

　近年，在宅で療養するケースが増加している医療的ケア児を例に，ケースマネジメントを説明する。Aちゃん（8か月，女児）は，両親と姉（3歳）と4人で暮らしている。染色体異常により心臓などに重度の障害をもつため，酸素療法と夜間就寝時の人工呼吸器療法や，定期的な痰の吸引が必要で，食事は経管栄養によりとっている。Aちゃんは，病状管理を病院と訪問診療に，経管栄養や酸素療法などの管理を訪問看護に依頼している。また，訪問介護による保清・入浴介助や，療育支援機関・保育所などの福祉機関による成長を促すための支援なども含め，複数のサービスを受けて生活をおくっている。複数の支援サービスを必要とするAちゃんと家族のような支援対象者が，地域で安心して暮らせ

プラス・ワン

ケースマネジメント・ケアマネジメント
ケアマネジメントはサービスが提供される対象が「ケア」であるのに対して，ケースマネジメントの対象は「ケース（当事者）」といったニュアンスをもつことから，保健師はより当事者本位であるケースマネジメントを用いることが多い。しかし，介護保険制度におけるケアマネジメントでも，ケアのみを重視しているわけではなく，利用者のニーズに基づいて課題解決をはかる職種であることは明文化されている。
基本的には，ケースマネジメント・ケアマネジメントおよび8章Aで解説したケアコーディネーション（255ページ参照）も意味は同じである。

医療的ケア児
医療的ケア児とは，出生後にNICUに長期入院した後，人工呼吸器や痰の吸引などの医療的ケアが日常的に必要な児童のことである。

＋　　　**プラス・ワン**

対象者のニーズ

ケースマネジメントにおける対象者のニーズは，単に対象者の要求を意味するだけでなく，対象者が理想とする状態にいきつくために必要なことを意味している。つまり，対象者が要求していなくても，専門職の観点から必要ととらえたこともニーズには含まれる。

ることを目ざし，訪問看護や訪問介護などの支援サービスを提供する社会資源を結びつけ調整し，対象者のニーズ➕に対応してその生活を支援する活動がケースマネジメントである。

ⓑ ケースマネジメントにおいて目ざすもの

　ケースマネジメントにおいて目ざすものは，対象者の①自立した生活と，②地域における生活の継続である[1]。

1 自立した生活

　自立とは当事者が主体的に自己決定することを意味し，自己実現に向けた自己決定は，生活の質の向上につながっていく。しかし支援が必要な人が自立した生活を送るには地域のさまざまな支援サービスを使い，地域のさまざまな強みを引き出すことが必要である。こうしたことを本人の状況をふまえ調整していく技法がケースマネジメントである。

　事例のＡちゃんのように，重度の障害があっても，社会の一員として自己実現と社会参加を果たそうと努めることは自立に向けた取り組みである。そこでケースマネジメントにより，Ａちゃんのもつ能力を高めることを目ざし，療育支援機関で専門家の支援を受けられるようにつなぎ，ほかの子どもと過ごせるように保育所と調整するのである。

2 地域における生活の継続

　ケースマネジメントの概念が生まれた背景には，障害をもっていても健常者と同じように住み慣れた地域社会のなかで生活を続けていくという「ノーマライゼーション」の理念がある。近年進められている地域包括ケアシステムの理念とも通じることであるが，なるべく入院することなく，住み慣れた自宅や地域での生活を継続することを目ざすには，地域において予防的な視点でサービスが提供されることが重要である。

　Ａちゃんが地域における生活を継続していくには，病状の安定に加えて，家族の介護負担の軽減が重要になる。そこでレスパイトケアも含めたサービスの調整がケースマネジメントにより行われるのである。

ⓒ ケースマネジメントの基盤となるもの

　ケースマネジメントの特徴であり基盤となるものとして，①自立支援，②サービス提供者との対等な関係づくり，③支援者の連携・ネットワーク，④フォーマルサービスとインフォーマルサービスの活用がある。

1 自立を支援すること

　先述したようにケースマネジメントは自立支援を目的としているが，

＋ プラス・ワン

サービス提供機関の連携が重視される理由

米国や英国では 1950 年代以降，精神科病院や精神障害者の入所施設の利用が拡大し，その費用の増大が問題になっていた。そこにノーマライゼーション理念の影響もあり，施設ケアから地域ケアへという転換がおこり，地域生活を支援する方法としてケースマネジメントが用いられるようになった。

しかし，地域ケアに移行しケースマネジメントが始まったこの時期は，サービス提供機関の連携・協働が不足しており，さらに，国や地方公共団体の予算管理の不足もあって，対象者に適切なサービスが提供されないという問題に直面した。このため，ケースマネジメントにおいては，対象者のニーズ解決のためにサービス提供機関の連携体制が重視されるようになった。

自立支援とは，対象者自身の生き方や生活の仕方を，対象者自身の意思で選択できるよう支えることである。すなわち，対象者やその家族の自己決定を支えることがケースマネジメントの基盤の理念となる。

② 対象者と支援者（保健師）の対等な関係づくり

対象者が自己決定するためには，対象者と保健師などの支援者との間に信頼関係があることが第一である。さらにもう１つ重要なことは，対象者と支援者の対等な関係を築き，維持することである。支援者と対等な関係があってこそ，対象者は支援者に対して率直に意見を述べることができ，また意思決定をすることができる。

③ 連携・ネットワーク

ケースマネジメントは，対象者のニーズに合わせて複数のサービスが提供されるように調整を行うものである。その過程では，対象者・家族とサービス提供機関や，サービス提供機関どうしが緊密に連携することが重視される＋。複数のサービス提供機関が連携するとき，専門性の違いから支援に対する考え方が一致しなかったり，目標や目的が支援者間で十分に共有されなかったりすることもある。これらの不具合を調整し，支援者の連携・協働をはかりそのネットワークを構築することがケースマネジメントに携わる保健師には求められる。

④ フォーマルサービスとインフォーマルサービスの活用

保健師は対象者と地域にある社会資源とを結びつけ，サービス活用がうまくいくよう仲介し調整する。社会資源にはフォーマルサービスとインフォーマルサービスがある。対象者のニーズに応じるために，これらのサービスを組み合わせることが重要である。そのためにも，ふだんから地域にある社会資源を把握しておくことが必要である。

■フォーマルサービス

フォーマルサービスは，制度化されたサービスである。行政による公的サービス，民間組織・団体などがあげられる。ボランティア組織が含まれることもある。

■インフォーマルサービス

インフォーマルサービスとは，制度化されていないサービスである。家族，友人，同僚，近隣住民などがあげられる。

② 対象とその状況を総合的にとらえた支援

ⓐ ケースマネジメントの対象の特徴

ケースマネジメントが必要な対象の特徴をあげると，疾病や障害を

もっている人，もしくはもつ可能性が高く，対象者本人やその家族だけでは，かかえている疾病・障害への対応がむずかしい人である。とくに医療・保健・福祉の多職種・多機関や近隣住民からの社会的な支援を必要とする人，すなわち，複数の，または複雑な身体的・精神的問題のある人や，経済的困窮状態にある人などは，保健師が支援する際にケースマネジメントを用いることが必要な対象者である。

ⓑ 対象者を総合的にとらえた支援

　保健師は，対象者の問題とともに生活状況やその背景となる環境を総合的にとらえアセスメントし，その人のニーズの充足に向けて支援する。事例の A ちゃんへの支援の場合は，まずは健康という観点から子どもの健やかな成長・発達を促し，安全をまもることに主眼をおいてケースマネジメントによる支援の調整を行うことが必要である。しかし現在のニーズに対処するだけではなく，A ちゃんと家族の状況から将来的な課題についても視野に入れて支援を考える必要もある。たとえば，子どもが成長するにつれて，保育や学校教育の受け入れ先を検討することが必要となる。また母親が就労すれば，A ちゃんの訪問介護の頻度を増やす必要も生じる。このように，対象者や家族の変化に伴って必要な支援も変化するため，生活上のニーズに応じて必要な支援につなぎ調整するケースマネジメントが継続的に必要になる。

　また，対象者に必要なサービスが地域に十分に備わっているとは限らない。A ちゃんが小学校に就学することになったとき，その学校で医療的ケア児を受け入れたことがない場合は，学校看護師を手配し研修を企画・実施するなど体制を整える必要がある。このように，ケースマネジメントを進めるなかで，ニーズに応じて地域において新たなサービスを創出することもある。

③ ケースマネジメントのプロセス

　まずケースマネジメントのプロセスの概要について説明する。そのうえで，A ちゃんの在宅生活が始まった初動期に，保健師がどのようにケースマネジメントを行ったか，そのプロセスをたどってみたい。

ⓐ ケースマネジメントのプロセスの概要（図 4-2）

1 スクリーニング

　スクリーニングは，対象者へケースマネジメントの支援が必要かどうかの判断を行い，ケースマネジメントを開始する場面である。スクリー

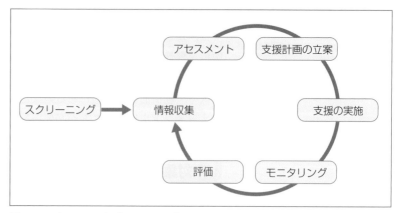

図4-2　ケースマネジメントのプロセス

ニングにいたる契機としては，対象者自身や家族からの相談，関係機関からの相談，近隣などからの通報，保健事業で把握したことなどがある。

　スクリーニングでは，ケースマネジメントが必要な対象の特徴をふまえ，疾病や障害をもっていないか，または今後もつ可能性が高くないかという視点や，かかえている疾病・障害への対応が対象者本人やその家族だけではむずかしくないかといった視点で支援の必要性を検討する。とくに，医療・保健・福祉の多職種・多機関や近隣住民からの社会的な支援を必要とする人の場合，保健師はスクリーニングにかかわることが多い。

　スクリーニングにおいて重要なことは，十分なコミュニケーションをとり，対象者や家族との信頼関係を構築することである。保健師がどのような相談にのれるかを説明したり，困りごとについて一緒に考えるスタンスであることを伝えたりするなど，相談者として受け入れてもらえるよう努める必要がある。

2 情報収集

　対象者の支援計画を作成するために必要な情報を収集する。情報収集を行う内容には，対象者の健康状態（現在の健康問題と健康状態など），ADLやIADL，意思（考え方・価値観など），生活状況，経済状況，すでに利用しているサービス・地域資源についての情報などがある。家族がいる場合は家族に関する情報も含まれる。たとえば，家族によるケアの提供状況や，家族の日常的な困りごとや将来的な不安感などである。

3 アセスメント

　アセスメントにおいては，収集した情報をもとに，対象者の問題やニーズを明らかにし，査定する。そして明らかになった問題に対処する能力を対象者本人や家族がもっているのか，サービスが必要な場合は，どのようなサービスであれば対象者のニーズを満たせるかを検討する。集め

た情報を整理・分析する際には，保健師は対象者と対話するなかで行うことが重要である。これは必要な支援方針を対象者自身が自己決定できるようにするためである。対象者の意向に合わない場合は，アセスメントの修正を行う。

また，ケースマネジメントでは多職種や多機関で連携して支援を提供するため，チームのマネジメントを担う支援者は各機関・職種がアセスメント内容を共有し，支援方針についての認識を一致するようにはかり，必要であればアセスメントを修正する。

4 支援計画の立案

アセスメントをもとに支援計画を作成する。支援計画に含まれる内容は，ニーズに応じた目標（短期・長期），支援内容，支援の時間や頻度，評価・見直しの時期などである。ニーズに応じた目標の設定は，達成できる見通しのある内容となるようにして，評価の際に測定しやすい具体的な表現にすることが望ましい。

支援計画を立案したら対象者と家族に提示し，ニーズに合ったものになっているかを確認する。また，支援計画の内容についてはアセスメント同様に，ケアチームのメンバーと合議し，意見を一致させる。

5 支援の実施

計画に基づき支援を実施する。保健師などチームのマネジメントを担う者は，対象者にかかわる関係機関がサービスを効果的に，適切に提供できているかを把握し，適宜調整する。具体的には，各関係機関のサービス内容や，それに対する対象者や家族の反応について，適宜情報を収集し，サービス内容の改善や変更が必要と思われる場合は，サービス提供機関と連絡をとり相談する。必要があれば支援者を集めサービス調整会議を開催することもある。とくにサービスの初期段階は，対象者が期待したサービス内容と異なることもおこりやすい時期であるため，サービスの調整は重要である。

また，家庭訪問を伴う支援の場合は，他人が自宅に立ち入ることについて，対象者や家族は少なからず不安をかかえるものである。保健師はサービス提供時に同席したり，対象者や家族に直接話を聞いたりして，調整が必要な状況をタイムリーに把握できるよう心がけることが必要である。

サービスが軌道にのりはじめたら，定期的なサービス調整会議の開催や，対象者の自宅に連絡ノートを置くことなど，サービス提供機関の情報共有の方法を決めておく。

6 モニタリング

支援状況をモニタリングする。すなわち支援が計画にそって提供され

ているか，短期目標・長期目標の達成状況はどうか，対象者のニーズが満たされているかなどについて定期的に確認する。また，新しいニーズが発生していないかということも，モニタリングするうえでは重要な観点である。計画にそったサービス内容が提供されていない場合や，計画されたサービス内容の効果がないなど修正が必要な場合は，すみやかに調整を行う必要がある。

7 評価

　事前にたてた目標が達成されたかを評価する（アウトカム評価）。また，支援計画が適切に提供されているかを評価する（プロセス評価）。モニタリングの一環として，適切な時期に評価を行う必要があるため，あらかじめ評価を実施する時期は決定しておく。評価の結果によっては，あらためてアセスメントや支援計画の見直しを行い，対象者のニーズを満たすことができるよう，適時調整をはかる。

b 事例から学ぶケースマネジメントのプロセス

　Aちゃんの在宅生活が始まった初動期に，保健師が行ったケースマネジメントのプロセスをたどってみたい（表4-2）。

　Aちゃんの退院前に病院と母親から保健師に相談の連絡が入った。Aちゃんの在宅生活を支えるには複数のサービス提供機関がかかわるため，保健師のマネジメントが必要であると判断した（スクリーニング）。

　病院の医師と看護師から経過を聞いたあと，保健師はAちゃん宅を訪問した。両親と今後の生活について話し合い，Aちゃんの退院に向けて家庭内の環境などを把握した（情報収集）。保健師は病院看護師と相談し，Aちゃんの両親，病院，小児科診療所，訪問看護，訪問介護の各担当者が集まる場を設定し，Aちゃんや家族のニーズを明らかにしたうえで，支援方針と，サービス提供機関の役割を確認した（アセスメント）。

　アセスメントをもとに支援計画を立案した（支援計画の立案）。当面の支援目標は，①Aちゃんの病状が安定し，安全に生活できること，②家族が医療処置の手技を習得できることとした。

　各支援機関が計画にそって支援を開始した。人工呼吸器の操作と吸引を適切にできるか母親の不安が大きかったため，保健師は訪問看護師と連携し，手技を習得できるよう支援した（支援の実施）。

　保健師は，Aちゃんの病状や両親の24時間の生活を具体的に把握し，サービスの内容や頻度が適切かを定期的に訪問して確認した（モニタリング）。とくに初期段階は関係機関とも頻回に連絡をとり合い，情報共有を行った。また，定期的にサービス提供機関が集まる場を設定し，目標の達成度や，支援計画が適切に計画されているかについて話し合い，

表4-2　ケースマネジメントのプロセスと実施内容

プロセス	実施内容	Aちゃんへの支援（初動期）
スクリーニング	支援が必要かどうかの判断を行う。	Aちゃんの退院前に病院と母親から保健師に相談の連絡が入った。Aちゃんの在宅生活を支えるには複数のサービス提供機関がかかわるため，保健師のマネジメントが必要であると判断した。
情報収集	ニーズを明らかにして支援計画を作成するために必要な情報を収集する。	保健師はAちゃん宅を訪問し，両親と今後の生活について話し合った。Aちゃんの退院に向けて，必要なサービス，ベッドや人工呼吸器の設置場所を確認し，人工呼吸器の電力供給量や外部バッテリーなどの，在宅療養に必要な物品の準備状況も把握した。
アセスメント	収集した情報をもとに，ニーズを明らかにし，どのような支援が必要であるかを検討する。	保健師は，病院看護師と相談し，Aちゃんの両親と，病院，小児科診療所，訪問看護，訪問介護の各担当者が集まる場を設定した。そこでAちゃんや家族のニーズを明らかにしたうえで，支援方針の確認と，各支援者の役割を確認した。
支援計画の立案	アセスメントをもとに支援計画を作成する。	アセスメントをもとに支援計画を立案した。当面の支援の目標は，①Aちゃんの病状が安定し，安全に生活できること，②家族が医療処置の手技を習得できることとした。
支援の実施	計画に基づき支援を実施する。	人工呼吸器の操作と吸引を適切にできるか母親の不安が大きかったため，保健師は訪問看護師と連携し，手技を習得できるよう支援した。
モニタリング	支援状況をモニタリングする。対象者のニーズにそって支援が提供されているか，支援を受けることによって対象者の健康や生活は改善され安定化しているのかなどを定期的に確認する。	Aちゃんの病状や両親の24時間の生活を具体的に把握し，サービスの内容や頻度が適切かを定期的に訪問して確認した。とくに初動期には関係機関と頻回に連絡をとり合い，情報共有を行った。
評価	事前にたてた目標が達成されたかを評価する（アウトカム評価）。また，支援計画が適切に提供されているかを評価する（プロセス評価）。	定期的にAちゃんにかかわる関係機関が集まり，目標の達成度，支援計画が適切に計画されているかについて話し合い，改善点を明確にした。

改善点を明確にした（評価）。

　状況は変化していくため，対象者のニーズに適したサービス提供を行うには，**図4-2**に示したケースマネジメントプロセスのサイクルをまわしていくことが重要である。

●引用・参考文献
1）白澤政和ほか監修：ケアマネジメント概論（ケアマネジメント講座1）．中央法規，2000.
2）橋本泰子：安定した高齢期の生活とケアマネジメント，第27回日本老年学会総会記録，49（1）：46-49，2012.
3）河野高志：ソーシャルワークとしてのケアマネジメントの概念と展開——地域包括ケアシステムにみるミクロからマクロの実践．みらい，2021.

D 健康相談

- 健康相談は相談者の健康課題の解決，生活の改善，不安の緩和を目ざす対人支援活動である。
- 健康相談の契機は，相談者から求めてくる場合と，保健師からはたらきかける場合がある。
- 相談者と信頼関係を築き，相談者の主体性を尊重した姿勢で健康相談を行うことが大切である。

1 健康相談とは

a 健康相談において目ざすもの

　健康相談は，保健指導の技術（看護技術・相談技術・教育技術）を駆使して実施する個別支援活動である。健康相談において目ざすのは，相談者の健康課題の解決や生活改善，不安の緩和や安寧である。

　相談を通して相談者の悩みや問題をもたらしている生活を理解し，悩みを共感的に受けとめていくことを基本に，専門的な立場から技術や知識を駆使して教育的にはたらきかけ，相談者みずからが問題を解決していくように継続的支援を行う。

　また，健康相談は個別支援の方法としてだけでなく，健康教育や家庭訪問などほかの事業と連動しながら，地区活動の一環として地域の健康課題の改善や解決を目ざして行われる。

プラス・ワン

健康相談の対象

本人・家族の悩みや問題は，孤立や偏見のように周囲の人々や支援体制の不足などの影響を受ける。課題解決には相談者だけではなく，取り巻く人々の理解や協力，支援体制の整備が必要なこともある。相談者の健康問題に影響を与えている構造を明らかにすることで，誰を対象にするかが決まってくる。本巻2章Aの「対象理解のための地域の健康問題の構造」の項（29ページ）を参照されたい。

b 健康相談の対象

　対象は乳幼児から高齢者まで，あらゆるライフサイクルにある人で，健康な人からターミナル期まで，さまざまな健康レベルの人々である。問題をかかえる本人や家族だけでなく，近隣の人や民生委員など，当事者を取り巻く幅広い人たちが対象➕となる。

2 健康相談の方法とその特徴

　健康相談は，おもに次のa～cの方法で行われている。定例的に開催されているもの，随時行われているもの，予約制としているもの，などがある。

a 面接相談

面接相談は，対面的に行うことによって，相談者に安心感をもたらす。相談を受ける側にとっては，言葉では表現されない表情や態度などから相談者の状況を察知できる機会となる。パンフレットなどで具体的な情報を提供したり，育児や介護の方法を実際に行ってみるなど，相談者の希望に応じた詳細な情報や看護技術を提供できることも特徴である。

b 電話相談

電話相談には，次のような利点がある。①相談者の都合に合わせて時間が選べ，匿名での相談も可能なこと，②介護や育児などで面接相談に出向くことがむずかしい場合は自宅で必要な情報や助言が得られること，③緊急時に素早い対応が得られること，などである。電話相談は随時行われていることが多い。

c ICT を活用した相談

ICT（information and communication technology）技術の発展と浸透に伴い，テレビ電話による遠隔健康相談システムやスマートフォン・タブレット端末を用いたオンライン相談などの試みが始まっている。過疎地域や豪雪などのために相談に出向くことがむずかしい人たちにとって，介護や育児，自身の健康状態などについて自宅にいながら不安や疑問を解消し，必要な情報を得る機会となる。

テレビ電話では，相談者の状況を観察することも可能であり，相手の顔が見えることで安心感をもたらすという利点もある。電子メールやSNSなどによる健康相談は，相談者の都合に合わせて時間や場所を選べ，匿名性が保たれるという利点がある。これらのツールを有効に活用するためには，ハード面の整備や誰でも使える条件を整えていく必要がある。

③ 健康相談の種類

公衆衛生看護の健康相談を対象別に分類したものを表4-3に示す。

健康相談はつねに単独で行われるわけではない。乳幼児健康診査，がん検診，各種健康教室・講演会などのなかに組み入れ，事業全体の目的達成のために行うこともある。

また，遠隔地や交通の便がわるい場合や，育児や介護の相談者がいない場合など，住民の要望にこたえて，身近な場で地区活動の一環として健康相談を行うこともある。

表 4-3　対象別健康相談

対象	事業名（例）	概要
妊産婦	妊産婦健康相談，家族計画相談，母乳相談，妊娠相談	妊娠・出産におけるさまざまな不安や疑問に対し，個別相談の場を設けている。個別性の高い相談が多く，電話・面接などさまざまな相談方法がある。
乳幼児期	親子健康相談，乳幼児健康相談，予防接種相談，療育相談	名称はさまざまであるが，乳幼児期の成長・発達や離乳食・育児に関する不安・疑問などについての相談の場である。電話相談や面接相談がある。育児相談だけでなく，子育ての仲間をつくる機会として健康相談の場を活用している場合もある。 障害児と家族に対する専門的相談の場として，障害の診断・治療，育児・教育などについての相談を行う。
思春期	思春期相談，心の健康相談	成長・発達の過程で心身の健康問題をかかえやすい思春期世代に対し，本人や家族の相談に応じる体制を整えている。面接・電話などの方法で行っている。
成人・高齢者	生活習慣病相談，精神保健福祉相談，HIV/エイズ相談，難病相談，アルコール依存症相談，介護家族健康相談，認知症相談，不妊相談，DV 相談，在日外国人健康相談	成人期以降におこりうるさまざまな健康問題に対応できるよう，健康問題別にさまざまな相談の機会が設けられている。

4　健康相談の契機

ⓐ　相談者から求めてくる場合

■情報がほしいとき

　育児や介護の方法，病院や保健・福祉サービスに関する最新情報や入手しにくい情報など，より具体的な情報を求めてくる。

■自分で解決することを困難に感じているとき

　予期せぬ問題がおこり早急に対応する必要があるとき，問題が複雑でどう収拾してよいかわからないとき，専門的な知識が必要なときなど，相談者が過去の対応方法では解決できない場合に専門職の介入を求めてくる。

■自分の解決策が適切か専門職に判断を求めたいとき

　はじめて経験する育児や介護などで，迷いや不安が生じたときに，安心感を得るために専門職に判断を求めてくる。

■対話を無意識に求めるとき

　なんらかの不安や問題をかかえているときに，相談できる相手が身近にいない場合，信頼できる相手との対話を求めてくる。

ⓑ　保健師の必要性から実施する場合

■保健事業などのフォローアップとして

　対象者が支援を求めていないときでも，乳幼児健康診査・健康教室な

どで個別相談や経過観察をする必要があると保健師が判断した場合には，健康相談を行うことがある。

■意図的に実施するもの

幼児の齲歯率が高いなど，ある地域に特有な問題が生じた場合には，その地域で健康相談を意図的に実施し╋，実態の把握や問題解決の場として活用することがある。

⑤ 健康相談の展開方法

健康相談の展開には，信頼関係を築くことから評価にいたるまで一連のプロセスがある。

健康相談は保健師のみで受ける場合と，他職種（医師，栄養士，ソーシャルワーカー╋，臨床心理士╋，歯科衛生士など）と協働して受ける場合とがある。相談は1回で終了することもあるが，継続することも多い。相談の展開のプロセスは基本的に次に示すとおりである。

1 信頼関係を築く

相談者が安心して話せる関係を築くことは，必要不可欠である。とくに初回相談では，相談者は不安や迷いをもっていることもある。信頼できる存在として，相談者から受け入れてもらえることが大切である。

2 情報把握とアセスメント

健康相談の場面では，漠然とした不安感をもっている場合や，大事な問題を自覚していない場合など，必ずしも相談内容が明確になっているわけではない。現在の情報だけではなくいままでの経過にも着目し，相談者が訴える内容を注意深く聞きながら，なにが中心的な問題なのかを見きわめる必要がある。

情報把握については5章の**表5-3**（150ページ）を参照されたい。

3 相談者の気持ち・意思の確認

相談の目的は，相談者自身が問題の所在とその理由に気づき，解決の見通しをもてるようになることである。そのためには，保健師の側から一方的に解決方法を伝えるのではなく，相談者自身が現状をどう考え，どうしたいと思っているのか，確かめる必要がある。

4 課題解決のための援助

課題解決に向け，相談者の現状に即した具体的な情報を提供し，生活に合わせた実行可能な生活改善・課題解決の方法を，相談者自身が決定していけるように支援する。健康課題の解決のためには，ほかの活動や専門職との連携をはかりながら継続的に行う必要がある。

5 記録

　相談記録は必ず作成し，情報の整理分析を行う。とくに継続的に支援することが必要な場合には，実施した相談を評価して計画的に支援していくことになり，記録は欠かせない。他職種との情報共有や，地域の健康情報源としても記録は大切である。

6 評価

　評価には，実施した内容についての個々の健康相談の評価と，健康相談事業全体の評価がある。支援計画や事業目的をもとに評価していく。

7 事後フォローアップ

　健康相談の内容により，継続的支援が必要なことがある。事後フォローアップの方法としては，①家庭訪問をする，②健康診査への来所を促す，③専門機関への紹介や連携を行う，④相談を契機に対象者の組織化をはかる，などがあり，さまざまなかたちでフォローしていく。

6 支援者の基本姿勢

a 基本的態度

　健康相談においては観察，傾聴，確認，共感という基本姿勢が重要である。支援者は相談者に対して，問題点を指摘したり，一方的な指導をするのではなく，信頼関係を築き，相談者の主体性を尊重した姿勢で対応することが大切である。

b 場と環境の整備

　とくに，初対面の相談者と面接を行う場合は，相談者の緊張をやわらげる雰囲気をつくる。座る位置など，面接の場面設定にも配慮し，相談者が話しやすい環境を整えていく必要がある🞣。

c 倫理的配慮

　健康相談では，相談者のプライベートな情報を多く得ることもある。相談者は，保健師が情報をもらさないという信頼を前提に相談をする。守秘義務の重要性は言うまでもないが，専門職間の情報交換についても相談者の同意を得るなど，細心の注意が必要である。

＋ プラス・ワン

面接の場面における配慮

面接の場面は相談者の緊張をやわらげ，相談者が安心して相談できるように，場面設定も含めて次のような準備を行う。

①明るく静かな場所で行う。

②相談者の都合に合わせた相談時間を設定する。

③必要な資料・物品を検討し準備する。

④相談者を入り口または待合室まで出迎える。

⑤1対1の場合，相談者と真正面に向き合うのではなく，90度から120度の位置に座る。

⑥相談者との距離は1m前後をとって座る。

7 健康相談から地域の活動への展開

健康相談の場だけでは解決がむずかしい健康問題もある。家庭訪問や健康診査，親子教室など，ほかの保健福祉事業も活用しながら解決をはかる必要がある。

健康相談で受ける相談内容は，個別性の高いものである。しかし同時に，地域の同じような立場にいる人に共通した問題も内包している。健康相談の内容を集約し，共通する問題をその地域の問題としてとらえ，個別の問題解決だけにとどまらず，地域全体で取り組むべき課題として問題提起していく必要がある。健康相談は1つの活動であると同時に，地域の活動と連動しながら展開していくものもある。

8 事例：若年性認知症患者を介護する妻からの健康相談

a 相談の経緯

1 相談契機：電話相談

T保健師の担当地域に住む，Aさんから電話相談があった。

「43歳の夫が若年性認知症■と診断され，どうしたらいいのか……」と言ったまま，Aさんは黙り込んでしまった。しばらくの沈黙のあと，「自分の口から夫の診断名を言ったのは，はじめてです。ほかの人に相談するのは，夫を裏切ることになるような気がして……」とまた沈黙してしまう。

● 保健師の判断

電話の受話器から，重苦しく緊迫した空気が伝わってきた。いままで誰にも相談できず，思い余っての相談だと判断できた。

2 関係を築く

「まだお若いご主人ですから，診断されたときはさぞ驚かれたことでしょう。1人で悩んできたのではないですか」とT保健師が声をかけると，すすり泣く声が受話器から聞こえてきた。

Aさんが落ち着くのを待ち，「同じように若くして病気になられた方の相談を受けています。お役にたてることがあるかもしれませんので，なんでもお話しください」と言うと，「えっ，こんなに若くて認知症になる人がほかにもいるのですか」と驚き，ぽつりぽつりといままでの経過を話しだす。

＋ プラス・ワン

若年性認知症

65歳未満に発症する認知症のことをいう。原因疾患としてアルツハイマー型認知症，脳血管性認知症，前頭側頭型認知症，頭部外傷による認知症，レビー小体型認知症，パーキンソン病による認知症，アルコール関連障害による認知症などがある。2019（平成31）年の東京都健康長寿医療センター研究所の調査では，患者数は 35,700 人（18〜64歳人口10万対 50.9 人）と推計されている。

● 保健師の判断

　問題はなにかを考えるよりも，ようやくの思いで電話してきたAさんが安心して，悩みや思いを話してもいいと思えるように，信頼関係を築いていくことを大事にした。

3 情報把握とアセスメント

　Aさんは専業主婦。夫と長男（中学3年），次男（小学6年）の4人暮らしである。Aさんが夫の変化に気がついたのは半年ほど前。それまで穏和だった夫が短気になり，仕事がたいへんなのだろうと心配していた。
　ある日，上司から「ミスが多く困っている」と連絡があり，ことの重大さに気づいた。上司のすすめに従い休職していたが，本人も自分の変化に気づいているようで，目に見えて元気がなくなっていった。
　うつ病かもしれないと思い，夫を説得して精神科を受診してもらった。それが，まさか若年性認知症とは思いもよらず，「どう帰宅したか覚えていないほどショックだった」と話している。
　病気の説明は受けたものの，経済的な不安，子どもへの影響，夫への対応など，将来のことを考えると不安なことばかりである。相談できる人もなく，夜も眠れない日々が続いている。

● 保健師の判断

　Aさんは，夫の診断がショックで病気そのものをまだ受けとめきれずにいる。さまざまな不安をもちながら，将来の見通しがつかず，Aさん自身が混乱している。まず，保健師がAさんの混乱している気持ちを十分受けとめ，安心して相談できる存在になることが重要であると考えた。相談を継続して病気の理解や対応方法をアドバイスし，利用できるサービスを活用しながら，将来への見通しを話し合っていく必要があると判断した。情報把握は，保健師にとってなにが必要なのかを優先するのでなく，相談者の話の流れにそって確認していった。

4 家族の意思の確認

　Aさんは，いままでのことを一気に話したあと，「夫にはわるいけれど，なんだかすっきりした」と落ち着いた様子だった。
　T保健師は，電話相談をいつでも受けられること，家庭訪問して本人の様子を確認しながら相談することもできること，利用できるサービスについても紹介したいことを伝え，今後どうしたいのか，Aさんの気持ちを確認した。
　Aさんは，「相談していいことがわかり安心した。一度訪問をしてほしい」と希望した。T保健師は，訪問の日程を決め，相談を終了した。

● 保健師の判断

　保健師として問題点を判断し，どう支援するかを決めるのでなく，相談者がどうしたいのか，その意思を確認していくことを支援の基本とした。

b 相談における保健師の判断と支援

　紹介した電話相談は，家族がなにを相談したいか明確に自覚していない事例である。若年性認知症という診断に対する受け入れがたい思いと，現実的に対応しなければいけないできごとに混乱し，相談者は大きな不安をいだいていると T 保健師は判断した。

　T 保健師が行った支援は，夫の発病へのショックや将来への不安で混乱している A さんの気持ちを受けとめ，整理したことである。A さんのように，おこったできごとに混乱している時期は，病気の知識や認知症への対応方法やサービスの情報を伝えてもまだ受け入れる余地はない。支援にまず必要なことは，「私がしっかりしなければ」と 1 人でかかえ込んできた A さんの気持ちをときほぐし，誰にも言えなかった経験を吐露できるようにすることであり，“安心して話せる”信頼関係を相談者との間に築いていくことである。

c 今後の支援の方向性

　若年性認知症は若い時期に発病するため，本人・家族に及ぼす影響は深刻であり，画一的な方法では解決がむずかしく，継続的な支援は不可欠である。今後の支援目標は，A さんが若年性認知症という病気について納得し，さまざまな資源を活用しながら介護態勢を維持していくことである。そのためには，電話相談や家庭訪問などの個別支援を通し，いつでも相談できる態勢を整えておくべきである。また，保健師だけでなく福祉や医療，家族会との連携や，利用可能なサービスを活用した介護支援が必要である。

プラス・ワン

若年認知症家族会・本人の会
若年認知症者の介護家族や本人のつどいが全国各地で開催されている。つどいでは仲間の存在を知り，自由な話し合いや情報交換，相談などが行われている。具体的には，「公益社団法人認知症の人と家族の会」や各地の若年認知症サポートセンターなどの NPO 法人，自治体，などがつどいや支援活動に取り組んでいる。

●参考文献
・スコット・T. メイヤー著，J. クスマノ・森平直子訳：サクセスフル・カウンセリング——成功するカウンセリングのための 40 のポイント．ブレーン出版，1993
・三木とみ子・徳山美智子編集代表：健康相談活動の理論と実際——どう学ぶかどう教えるか．ぎょうせい，2007.
・地方独立行政法人東京都健康長寿医療センター：若年性認知症の生活実態に関する調査報告書，2019.

E 健康診査

POINT

- 健康診査は、各発達段階を対象にした法律に基づいて実施されている。
- 健康診査は、住民の健康状態の確認と主体的な健康づくりのための動機づけの場としての役割があり、精度を保つことも重要である。
- 健康診査の保健指導は集団または個別で実施されており、それぞれの特徴をいかした支援方法がある。
- 健康診査の実施を通して住民の健康をまもるための継続した支援が行われている。

1 健康診査とは

a 健康診査の目的

　健康診断・健康診査は医学的な検査・計測などにより健康状態を査定・確認し、予測される疾病・異常の予防や早期発見を目的に行う健康管理の手法である。健康診査はスクリーニング➕としての役割があるが、確定診断を意図したものではない。

　各自治体において行われる健康診査は、①疾病・異常の早期発見に加え、②対象者が主体的に健康問題を解決することを目ざした保健指導などの支援、③個々の健康問題から地域の健康問題を把握しその対策をたてることを目的としている。また、対象者がその人らしい生活を継続していくために、みずからの健康状態を保健師とともに確認することも保健師が健康診査にかかわる重要な目的である。たとえば乳幼児の健康診査では、保護者が子どもの発育・発達状況を確認し、その子なりの成長の見通しをもてるように支援するとともに、保護者自身も健康的な生活を送ることができるように支援する。成人・高齢者については、現在の生活がつくりだしている心身の健康の状態や、潜在化している健康問題を健康診査の結果から保健師とともに確認し対策をとることで、今後の健康の維持・増進につなげていく。

　予防の概念の視点で健康診査をみると、心身の状況が健康な状態であるかどうかの確認という意味では、一次予防である。一方で、問題のある状態を早期に発見するという意味では、二次予防である。その健康診査がどちらに重点がおかれているかによって、予防のレベルにおける意

➕ プラス・ワン

健康診査・健康診断・検診

「健康診査」「健康診断」はほぼ同義であるが、根拠となる法律と目的によって使い分けられている。母子保健法や高齢者の医療の確保に関する法律では「健康診査」と表記され、学校保健法や労働安全衛生法では「健康診断」と記される。一方で、「検診」は「がん検診」などのように特定の疾患を検査するためのものであり、「健康診断」「健康診査」を短縮した「健診」とは異なる。

スクリーニング

スクリーニングとは、「ふり分ける」「選別する」という意味である。迅速に実施できる検査などを用い、病気があると思われる人と、ないと思われる人とを選び分けることをいう。自治体が行う健康診査の場合は、健康診査後の支援が必要であるかどうかに着目して要フォロー者を明確にする「ふり分け」を行い、以後の支援につなぐ。

味合いがかわってくることに注意したい。

プラス・ワン

乳幼児健康診査の最近の動向

乳幼児健康診査の最近の動向として，健康課題が重層的なケース，とくに発達障害児や虐待ケースを発見する観点が求められている。

発達障害については，軽度発達障害児や軽度精神遅滞児を就学前に発見できる可能性から5歳児健康診査を実施している自治体がある。

児童虐待については健康診査が虐待を早期に発見・介入するきっかけの1つとされており，自治体の健康診査の重要な役割として位置づけられている。

また虐待の問題に限らず，継続した支援が必要な子どもに対して多職種で連携して支援していくことが重要である。すなわち，保健師だけではなく，保育士や，臨床心理士，医療機関の医師・看護師，さらには生活背景の問題が関連している場合は市区町村の福祉担当者などの職種が，健康診査後のフォローにかかわり支援することが求められている。

b 健康診査の対象

健康診査は，あらゆる年齢層の人を対象とする。すなわち，乳幼児・妊産婦は母子保健法，児童・生徒・学生は学校保健安全法，成人・高齢者は健康増進法や高齢者の医療の確保に関する法律，国民健康保険法などの法律に基づいて，各発達段階に対応した健康診査・健康診断が規定されている（**図4-3**）。

さらに，労働安全衛生法による労働者を対象にした健康診断や，感染症の予防及び感染症の患者に対する医療に関する法律による結核罹患の早期発見などを目的とした健康診断が設けられている。

■健康診査の対象設定の工夫

乳幼児健康診査➕について各自治体では，就学前までに健康診査の機会を適切な間隔で設けることができるように，対象の設定を工夫して健康診査を実施している。たとえば母子保健法（第12条）により，市町村は1歳6か月児と3歳児を対象に乳幼児健康診査を実施することが規定されている。市町村は，これらの健康診査以外に，必要に応じて乳幼児健康診査を実施するとされており（同法13条），各自治体の判断で生後3〜4か月あるいは6〜7か月ごろに対象をしぼった集団健康診査や，医療機関での個別健康診査を受けられるようにしている。

自治体により，「2歳児歯科検診」として，1歳6か月児健康診査から3歳児健康診査までの期間で，子どもの歯の発育と健康状況に焦点をあてる機会を設け，その際に成長・発育を確認したり，保護者との相談を行ったりしている。発達障害児の把握を考慮した「5歳児健康診査」を実施している自治体もある。

2 健康診査の方法

a 集団健康診査と個別健康診査

健康診査の実施方法は，集団健康診査と個別健康診査に大別できる。集団健康診査は市町村が，対象となっている複数の住民を市町村保健センターなどの会場に集めて行うものである。一方，個別健康診査は委託医療機関に対象住民が個別に出向いて受診するものである。

受診者の利用しやすさや事後フォロー・精度管理などの観点から，集団健康診査と個別健康診査のメリットとデメリットを検討して，いずれの方法をとるか選択する。たとえば保護者どうしの交流の場として活用することから，生後3〜4か月の時期には集団健康診査を行うなどである。

妊産婦～小学校就学前（乳幼児など）	**母子保健法** 【対象者】　乳幼児，妊産婦 【実施主体】市町村（1歳6か月児健康診査と3歳児健康診査は義務。妊婦健康診査・産婦健康診査は受診勧奨の義務） 【健康診査】●乳幼児健康診査（1歳6か月児健康診査，3歳児健康診査） 　　　　　　●妊婦健康診査・産婦健康診査	
児童・生徒など	**学校保健安全法** 【対象者】　在学中の幼児・児童・生徒・学生　※就学時健康診断については，小学校に入学前の児童 【実施主体】学校（幼稚園から大学までに健康診断の実施義務） 【健康診査】就学時健康診断，定期健康診断	

	医療保険の被保険者・被扶養者	労働者	その他
～39歳	**医療保険各法**（健康保険法，国民健康保険法など） 【対象者】　医療保険の被保険者・被扶養者（～39歳） 【実施主体】保険者（努力義務） 【健康診査】一般健康診査	**労働安全衛生法** 【対象者】　常時使用する労働者（労働者も受診義務） 【実施主体】事業者（事業主に健康診断の実施義務） 【健康診査】一般健康診断※，特殊健康診断	**健康増進法** 【対象者】　住民（生活保護受給者などを含む） 【実施主体】市町村（努力義務） 【健康診査】 ●健康診査 ●歯周疾患検診 ●骨粗鬆症検診 ●がん検診（胃がん，子宮頸がん，肺がん，乳がん，大腸がん） ●肝炎ウイルス検診
40～74歳	**特定健康診査** **高齢者医療確保法** 【対象者】　医療保険の加入者（40～74歳） 【実施主体】保険者（義務） 【健康診査】特定健康診査	※労働安全衛生法に基づく事業者の健康診断を受ける者は，事業者の健康診断の受診を優先する。事業者の健康診断は，特定健康診査の項目を含み，事業者の健康診断の結果を，特定健康診査の結果として利用可能。	
75歳～	**高齢者医療確保法** 【対象者】　被保険者（75歳～） 【実施主体】後期高齢者医療広域連合（努力義務） 【健康診査】高齢者保健事業の健康診査		

結核の感染予防	**感染症の予防及び感染症の患者に対する医療に関する法律** 【対象者】　大学・高等学校・高等専門学校・専修学校・各種学校の学生・生徒，医療従事者・教育関係者，結核罹患ハイリスクの住民など 【実施主体】主体となる施設の長，それ以外は市町村長 【健康診断】結核定期健康診断		

図4-3　おもな健康診査・健康診断の概要（対象者・根拠法・実施主体）

b 健康診査の準備における注意点

　集団・個別のいずれの健康診査においても，住民への周知と個別通知などの事前の準備が必要である。集団健康診査ではこれらの事前の準備から，健康診査終了後のフォロー体制までを含む一連の流れを把握し，その流れにそった会場の設営と各担当職種の配置を検討しておく必要がある。集団健康診査の例として，乳幼児健康診査の流れを**図4-4**に示す。

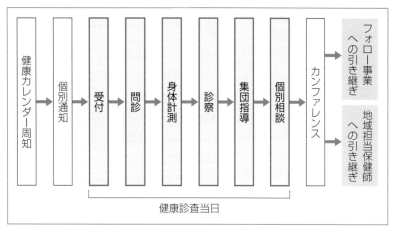

図4-4　乳児健康診査の流れ（例）

　個別健康診査を実施する場合は，健康診査結果の連絡方法や事後フォローの必要な場合の情報共有の方法などを委託先の医療機関と早期に打ち合わせ，健康診査後のフォローが遅れないように体制を整えることが必要である。

　いずれの健康診査においても，対象者が他者に知られたくない健康上の情報を話すことが想定される。集団健康診査においても，個別相談などの場の設定については，個人情報が保護され対象者が安心して話ができる工夫が求められる➕。

c 健康診査受診の動機づけ，はたらきかけ

1 健康診査受診の動機づけ

　健康診査の周知は個別通知のほかに，市町村の広報・パンフレット・ホームページなどにより行われているが，保健師による住民の健康意識の向上を目ざした健康教室や，住民活動の場などに保健師が出向いて健康診査の重要性を伝えることなどの積み重ねは，受診者の健康診査への受診行動をおこすきっかけにつながる重要な活動である。それは健康診査の受診が基本的に受診者（乳幼児の場合はその保護者）の自由意思に基づくもので，健康診査の通知を受けとった人（またはその保護者）が健康診査を受けるという積極的な意思をもち，「予約する」「会場まで出向く」という能動的な活動をとらなければ受診にはつながらないからである。

　さらに，対象者が受診しやすい環境整備も重要である。医療機関での個別健康診査も同様であるが，集団健康診査ではとくに会場や曜日・日時の設定などについて，住民の生活状況を考慮する必要がある。

② 健康診査の受診率に応じたはたらきかけの工夫

　乳幼児の健康診査は，対象児の成長・発達や健康状態を確認することへの保護者のニーズが強く受診率が高い[＋]。そのため，対象児に確実に健康診査を通知することで受診が期待できる。その一方で，乳幼児健康診査の未受診者は，虐待などなんらかの問題をかかえている可能性がある。担当の保健師が未受診者の家庭訪問を行い，状況を把握して健康診査の受診につなげるとともに児童虐待などの予防に努めることを並行して考える必要がある。

　成人・高齢者の場合は，本人の健康意識や，みずからの健康状態を確認することへのニーズ以外に，さまざまな要因（料金，就業状況，ライフスタイル，会場までのアクセス，情報伝達など）の影響を受けている可能性があり，特定健康診査の実施率は 50 ％台にとどまる[＋]。成人・高齢者の受診者を増やすには，住民の健康意識の向上を意識した保健事業を継続して展開することや，対象者への周知の方法・内容を工夫すること，健康相談など他事業の場面・機会において健康診査を周知していくことなどの地道な取り組みが必要である。

　さらに，若い年代に対しても健康診査の存在を認知してもらう工夫が求められる。乳幼児健康診査の対象者の保護者に向けた特定健康診査のPR はその一例である。

③ 健康診査における保健指導の展開

　健康診査における保健指導は，問診・集団指導・個別指導の各場面で行われている。また，健康診査以外の保健事業で支援を受けている人が健康診査を受診する場合における情報などの引き継ぎや，健康診査後に継続フォローが必要な人への事後指導なども，健康診査に関する保健指導の重要な要素である。

ⓐ 健康診査場面での保健指導

① 問診

　健康診査における問診は，受診者の健康や生活の状況について本人（あるいは保護者）とともに確認する場面である。問診票の内容や身体状況，困りごとなどを受診者とともに確認しながら進めることが重要である。成人・高齢者の健康診査では設定上の理由から問診を行いながら保健指導をすることもある。そのような場合にはとくに要点を押さえた指導が求められる[＋]。

② 集団指導

集団指導では受診者が健康診査を機に健康に関する行動➕をおこすきっかけづくりとなるように, 健康診査結果の見方や, 健康に関する最新の情報などを伝え, 具体的な例をあげて健康教育を行うとよい。たとえば特定健康診査の受診者に対しては, その地域に多い生活習慣上の問題や健康問題など, 受診者が身近に感じる内容を取り上げ, 興味をもって聞いてもらうように工夫する。

③ 個別指導

健康診査における個別指導は, 問診や診察・検査などの結果から支援が必要な者に実施する。乳幼児の場合は, 成長・発達上の問題や気になる状況が把握された子どもや, 精密健康診査や経過観察が必要とされた子ども・保護者に実施する。成長・発達や育児についての悩みや不安などを訴える保護者への相談として実施することもある。

■個別指導の進め方

乳幼児の個別指導において保健師は, 健康診査で把握された問題についてていねいに説明し, 保護者の不安の解消をはかるとともに, 問題の解決を目ざし保護者とともに考えることが大切である。その際には受診児の家族の状況（育児への協力体制や問題解決能力）などの情報も収集する。

成人・高齢者の場合は, 受診者の生活状況と関連づけた現在の健康状態や, 今後に予測されることについて説明し, 生活改善のための行動変容に結びつくような指導を行う。受診者の行動変容ステージを判断し, その人のステージに合わせた個別指導をすることが効果的である➕。

健康診査時の個別指導は限られた時間内で行うため, 受診者の疑問やニーズにこたえながら, わかりやすく簡潔に伝える技術が求められる。一方で, さまざまな要因から健康問題をおこしているケースなど, ある程度時間をかける必要がある場合には, 受診者の了解を得て別の日時に保健指導を設定したり, フォロー事業の紹介や地区担当の保健師につないだりする（次項参照）。

ⓑ 健康診査と保健事業とのリンク, 健康診査の事後フォロー

① 家庭訪問・相談などの保健事業と健康診査のリンク

家庭訪問や健康相談などの保健事業により以前から継続して支援されている人が健康診査を受診する場合は, 保健指導の継続性を担保するために, 事業間の連携が必要になる。そのため本人の了解を得て, 保健事業の担当者と健康診査のスタッフとが事前に対象者の情報を共有し, と

プラス・ワン

事後フォローの学習会から自主グループの育成へ

事後フォローとして，同じ健康問題をもつ人を集めて健康学習の会を行う。その後，参加者たちの会が自主グループとして発展し活動していくよう，新たな自主グループ活動をたち上げる支援を行うことも保健師の重要な活動である。

くに確認が必要な事項の引き継ぎを行っておく。

2 健康診査の事後フォロー

　健康診査の保健指導は健康診査当日の指導で終了する場合もある，しかし生活習慣に起因する問題が1回の健康診査とその保健指導で解決することは少なく，その後の継続したフォローが必要となる。健康診査の保健指導を，受診者の健康状況を明らかにして健康行動に変容する好機とするとよい。健康診査当日の指導で終了する場合でも，次回以降の健康診査の受診を促したり，グループ活動を紹介したりするなどの保健指導を行う。

　また，継続したフォローが必要な場合は，受診者の状況に合わせた家庭訪問や健康相談の実施，事後フォローの健康学習会・グループの紹介などを行う。その際にフォロー事業の内容や効果を受診者にていねいに説明し，受診者が事後フォローに確実に参加するようなはたらきかけが保健師には求められる。

4 健康診査の評価

 プラス・ワン

評価の枠組み

公衆衛生看護活動の評価の枠組みには，本文で紹介したもののほかにプリシード-プロシードモデルの「プロセス（経過）評価」「成果（結果）評価」によるものなどがある。
また厚生労働省の「標準的な健康診査・保健指導プログラム　平成30年度版」では，健康診査・保健指導の評価について，ストラクチャー（構造），プロセス（過程），アウトプット（事業実施量），アウトカム（結果）の観点から行うとされている。

　公衆衛生看護の活動は，すぐに成果が出ないことが多く，その評価は短期的・中期的・長期的な視点から行う必要がある。健康診査およびその保健指導の最終的な評価は**アウトカム（結果）評価**で行われることになるが，結果にいたる過程については，事業の基盤である**構造（ストラクチャー）**から評価する。また，最終目標のアウトカム（結果）評価のデータをとるには数年間かかることから，**アウトプット（事業実施量）**の観点から評価を行うこともある。

　公衆衛生看護活動の評価の枠組みは，上記のほかにもある。いずれの方法で評価を行うにせよ，健康診査を企画する段階で，評価の方法・指標および評価を実施する時期などの計画（評価計画）をたてておき，適切に活動を評価することが大切である。

5 健康診査の実際

a 乳幼児健康診査

　乳幼児健康診査は，受診児が月齢に応じた発育・発達および健康状態にあるかどうかのスクリーニングを行うものである。また，子どもの健康や育児についての保護者の不安・悩みを解消する場でもある。乳幼児健康診査のスタッフは，保護者の育児に関する知識や育児姿勢や発言に注目し，支援の必要性がある保護者にはさりげなく個別相談を促すなど，継続的な支援ができるような工夫も必要である。

乳幼児健康診査の実際について，3 歳児健康診査を例にみてみよう。3 歳児は，健康や発達の個人的差異が比較的明らかになる時期であり，とくに社会性が大きく発達し，精神発達の状況をつかみやすくなる。この時期における保健・医療による対応の有無がその後の成長に影響を及ぼす点からも，3 歳児健康診査は重要である✚。

1 目的

疾病・異常を早期に発見し，適切な指導を行い，心身の障害の進行を未然に防止するとともに，齲蝕の予防，発育，栄養，生活習慣など育児に関する指導を行い，幼児の健康の保持・増進をはかる✚。

2 健康診査にかかわる職種

医師や，保健師，栄養士，事務職のほか，歯科医師，歯科衛生士，臨床心理士，母子保健推進員などが加わる場合もある✚。

3 健康診査の流れ (125 ページ, 図 4-4)

(1) 受付
(2) オリエンテーション・集団指導

健康診査の実施内容や当日の流れを参加者に説明する。集団指導では対象児の年齢における，発育・発達の状況と今後の見通し，育児上の留意点などを具体的に伝える。オリエンテーションから集団指導までは保健師や栄養士が健康診査の導入として担当することが多い。

(3) 問診

個人カードや問診票に記された内容に基づき，対象児の発育・発達や栄養の状態，予防接種歴や日常生活の状況などを保護者から聞きとる。問診場面では相談しやすい雰囲気づくりを心がけ，問診票の内容に限定せずに，対象児と保護者の表情や接し方などを観察する。聞きとりや観察したことから対象児の解決すべき課題を把握する。

(4) 計測

身長・体重などを計測してパーセンタイル値・カウプ指数を算出し，個人カードと母子健康手帳に記録する。

(5) 診察

診察に際し，保健師は問診・計測の結果を医師に伝える一方で，保護者が疑問点や不安に思っていることを表出できるようにサポートを行う。医師からの診察結果の説明や指導を保護者が理解できているかを確かめ，補足・説明を加え，必要な場合は個別指導などを設定する。

(6) 個別相談 (栄養育児相談・生活相談・心理相談)

健康診査の結果を保護者に説明し，保護者の理解や受けとめ方を確認する。保護者からの相談や不安・悩みを聞きとり，問題となっていることを解決する方法を保護者とともに考える。

必要に応じ，事後フォローの会や個別相談，家庭訪問などよって継続的に支援する。問題や相談の内容によっては，心理相談など保健師以外の職種による相談支援にもつなぐ。

(7) カンファレンス

健康診査の終了後に，健康診査に従事している保健師・栄養士・歯科衛生士・臨床心理士などのスタッフ間で健康診査結果を共有する。心身の発育・発達状態などから支援が必要な対象児や保護者を判断し，支援の方針や方法を検討する。必要に応じて発達のフォロー教室や子育て支援教室につなぐなどの対応を行う。

4 未受診児への対応

未受診者のなかには早期に解決する必要がある問題をかかえているケースもある。未受診児の保護者には，電話連絡や家庭訪問を行って対象児の状況を確認する。また，対象児が通う保育所・幼稚園などと連携して状況を確認し，必要があれば家庭訪問などを実施する。

b 特定健康診査・特定保健指導

特定健康診査はメタボリックシンドロームに着目した健康診査で，糖尿病などの生活習慣病に関するものである（表4-4）。対象者は40〜74歳の医療保険の被保険者・被扶養者である。

特定健康診査・特定保健指導に関するデータは膨大なものとなり，そのデータとレセプトデータなどを合わせて**レセプト情報・特定健康診査等情報データベース（NDB）**➕として活用する取り組みも行われている。

1 目的

生活習慣病対策を充実・強化し，健康寿命の延伸を目ざし，生活習慣

表4-4　特定健康診査の内容

基本的な項目	①質問票（服薬歴，喫煙歴など） ②身体計測（身長，体重，BMI，腹囲） ③血圧測定　④理学的検査（身体診察） ⑤検尿（尿糖，尿タンパク） ⑥血液検査 ・脂質検査（中性脂肪，HDL コレステロール，LDL コレステロール） ・血糖検査（空腹時血糖または HbA1c） ・肝機能検査（AST，ALT，γ-GPT）
詳細な健診の項目*	①心電図検査 ②眼底検査 ③貧血検査（赤血球数，血色素量，ヘマトクリット値） ④血清クレアチニン検査

＊一定の基準のもと，医師が必要と認めた場合に実施

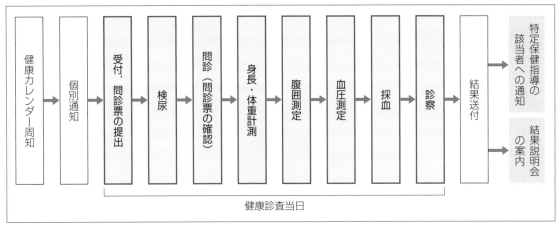

図4-5 特定健康診査の流れ（例）

を改善するための特定保健指導を必要とする者を的確に抽出することを目的とする。

2 検査内容

　高血圧症，脂質異常症，糖尿病などの内臓脂肪の蓄積に起因する生活習慣病に関する検査として**表4-4**に示した内容を実施する。

3 特定健康診査と特定保健指導の流れ

　特定健康診査の周知から健康診査当日の進行をへて結果の連絡までの流れを**図4-5**に示す。また特定健康診査から特定保健指導までの流れについて，医療機関などに委託して実施する場合のプロセスを**図4-6**に示す。

4 特定保健指導

　特定健康診査の結果，健康の保持に努める必要がある者に対して特定保健指導が実施される。すなわち，腹囲やBMIから内臓脂肪型肥満が疑われる者について，血糖，脂質，血圧の検査結果と喫煙の有無から，「動機づけ支援」➕「積極的支援」➕の対象者を選定して保健指導➕が行われる（**表4-5**）。また，特定健康診査の受診者全員に対して，「情報提供」が行われる。

　特定保健指導を実際に行うのは，医師・保健師・管理栄養士などである。

■受診勧奨

　特定保健指導は，これまで述べてきたようなハイリスクの対象者のみならず，ポピュレーションアプローチとして，情報提供や受診勧奨も重要である。また「積極的支援」の保健指導に参加しなかった対象者には家庭訪問を行うなど，保健指導を受けるようにはたらきかけることは保

特定保健指導における集団指導から自主グループ育成へ

特定保健指導の対象者に，個人の状況に合わせて個別指導を実施するとともに，グループダイナミクスを活用した集団指導を行うことがある。集団指導を継続するなかで対象者どうしが励まし合い，生活習慣の改善に結びつくことが期待されるからである。

保健師は対象者の行動変容が継続したものとなるよう，集団指導の対象者たちが自主的なグループとして活動するように支援する。こうして育成された自主グループ活動には，住民どうしの地域づくり活動となって，地域を活発化させるような波及効果も期待できる。

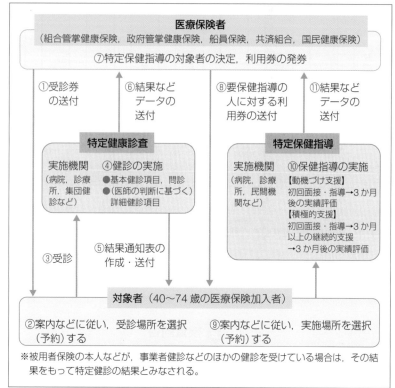

図4-6　特定健康診査・特定保健指導の実施の流れ（委託により実施する場合）

表4-5　特定保健指導の基準

腹囲	追加リスク[1]			④喫煙歴	対象[2]	
	①血糖　②脂質　③血圧				40～64歳	65～74歳
≧85 cm（男性） ≧90 cm（女性）	2つ以上該当				積極的 支援	動機づけ 支援
	1つ該当			あり		
				なし		
上記以外で BMI≧25	3つ該当				積極的 支援	動機づけ 支援
	2つ該当			あり		
				なし		
	1つ該当					

1）追加リスクについては，次の基準で判定する。
　①血圧：収縮期130 mmHg以上かつ/または拡張期85 mmHg以上
　②血糖：空腹時100 mg/dL以上またはHbA1c 5.6％以上
　③脂質：中性脂肪150 mg/dL以上かつ/またはHDL 40 mg/dL未満
2）服薬中の者は，特定保健指導の対象としない。

健師の重要な活動である。

　特定健康診査・特定保健指導を外部に委託している場合は，保健指導に来所しない対象者を把握し，タイミングよくアプローチできるように委託業者との連携システムを構築することが必要となる。

F ICT を用いた保健指導

- ICT（information and communication technology）➕は，データの分析・解析，健康教育・保健指導に活用でき，今後の保健活動に必要なツールである。

1 保健医療分野における情報化

➕ **プラス・ワン**

ICT

ICT は，コンピュータやインターネットなどの情報通信技術のことである。スマートフォンなどの携帯端末も含まれる。

近年の IT 戦略

2017（平成 29）年には「世界最先端 IT 国家創造宣言・官民データ活用推進基本計画」が，2018（平成 30）年には「世界最先端デジタル国家創造宣言・官民データ活用推進基本計画」が策定された。2019（令和元）年には今後の日本の IT 政策の羅針盤として「デジタル時代の新たな IT 政策大綱」が示された。さらに2020（令和 2）年におこった新型コロナウイルスの感染症対策に向けたデジタル強靱化社会の実現をはかる変更を行った「世界最先端デジタル国家創造宣言・官民データ活用推進基本計画」が発表された。

その後，2020（令和 2）年 12 月「デジタル社会の実現に向けた改革の基本方針」が閣議決定された。この方針を受けて 2021（令和 3）年「デジタル社会の実現に向けた重点計画」が策定された。

政府は行政の縦割りを打破し大胆に規制改革を断行するために，2021（令和 3）年にデジタル庁を創設した。

　情報化は保健医療分野においても推進されている。国の政策では，2000（平成 12）年の高度情報通信ネットワーク社会形成基本法（IT 基本法）の制定を受け，2001（平成 13）年に「e-Japan 戦略」が決定された（**表 4-6**）。これを皮切りに，2006（平成 18）年「IT 新改革戦略」，2009（平成 21）年「*i*-Japan 戦略 2015」，2010（平成 22）年「新たな情報通信技術戦略」，そして 2013（平成 25）年には「世界最先端 IT 国家創造宣言」へと，基盤整備から情報活用に向けた取り組みが強力に進められた➕。さらにネット上の多種多様かつ大量のデータ（ビッグデータ）を活用し，すべ

表 4-6　日本の情報化政策（沿革）

年	おもな政策
2000（平成 12）年	高度情報通信ネットワーク社会形成基本法（IT 基本法）成立
2001（平成 13）年	e-Japan 戦略を決定
2003（平成 15）年	e-Japan 戦略 II を決定
2006（平成 18）年	IT 新改革戦略
2009（平成 21）年	*i*-Japan 戦略 2015
2010（平成 22）年	新たな情報通信技術戦略
2013（平成 25）年	世界最先端 IT 国家創造宣言
2017（平成 29）年	世界最先端 IT 国家創造宣言・官民データ活用推進基本計画
2018（平成 30）年	世界最先端デジタル国家創造宣言・官民データ活用推進基本計画
2019（令和元）年	デジタル時代の新たな IT 政策大綱
2020（令和 2）年	世界最先端デジタル国家創造宣言・官民データ活用推進基本計画：デジタル強靱化社会の実現に向けて
2021（令和 3）年	世界最先端デジタル国家創造宣言・官民データ活用推進基本計画の変更について：デジタル社会の実現に向けた重点計画 デジタル庁発足
2022（令和 4）年	デジタル社会の形成に関する重点計画・情報システム整備計画・官民データ活用推進基本計画の変更について：デジタル社会の実現に向けた重点計画

ての国民がその便益を享受し真にゆたかさを実感できる社会を表現するために，IT戦略が推し進められている。

厚生労働省は2001（平成13）年12月，「保健医療分野の情報化に向けたグランドデザイン（最終提言）」，2006（平成18）年3月に「医療・健康・介護・福祉分野の情報化グランドデザイン」を示し，医療情報システムの構築についての具体的な推進方策や情報化の将来的なあるべき姿を示した。

2 公衆衛生看護における情報通信技術（ICT）の活用

少子高齢化，生活習慣病の増加，住民の権利意識の高揚などの社会情勢の変化に伴い，公衆衛生看護活動は多様化・複雑化している。保健師は，ケアの対象が個人から集団まで幅広く，対象者1人ひとりの健康や生活環境の情報から，地域や組織全体の健康指標，環境に関する情報まで，多種多様な情報を扱う。これらの情報を適切に収集・分析し，公衆衛生行政での意思決定や活動に反映させていくことが必要である。また保健師の活動場所や連携する業種は広範囲におよび，効率的な活動を推進するためには，情報通信技術（ICT）の活用が重要である。

ICTの活用により，個人の健康診査データを記録しコンピュータで管理することで，保健師は容易にデータを分析でき，継続的な健康管理が可能になる。これらのデータを活用し食事指導や運動処方などの健康づくりに向けたプログラムを作成することもできる。一方，住民のメリットとしては，個人がみずからの健康管理を行い，発症前の予防に注力することで，QOLの向上や健康寿命の延伸に寄与することや，発症後の治療による高額な医療費などの社会的負担を回避できることがある。

a 保健師の支援ツールとしてのICT

保健師が行う公衆衛生看護活動には，①健康診査・保健指導，②家庭訪問，③健康相談，④健康教育，などの場面がある。それぞれの場面におけるICTの活用について，具体例とともに紹介する。

1 健康診査・保健指導

健康診査や保健指導においてICTを活用する意義は，①健康診査データの収集および分析の支援と②保健指導支援に分けられる。

①では，無線通信対応の自動血圧計・体重計・歩数計など，健康診査の計測機器がネットワークにつながり，データ収集・記録の手間を省くことができる。さらに収集されたデータを表計算ソフトや統計ソフトを用いて分析し，グラフ化することにより，迅速に健康問題を把握できる。

②では，インターネットの活用により，最新の研究成果や具体的な実

プラス・ワン

スマートフォンアプリ
スマートフォンで利用できるアプリケーション（ソフトウェア）のこと。

モバイル端末
ノートパソコン，スマートフォン，タブレットパソコンなど小型軽量で持ち運ぶことができる情報機器の総称。

践例など多くの情報収集が短時間で可能になる。プレゼンテーションソフトに写真や動画，音声などのマルチメディアを活用することにより，個別性にあわせたわかりやすい資料を作成できる。最近では活動量計（万歩計）などによる身体活動量のデータと連動できるスマートフォンアプリ🞣も開発されており，データの蓄積や提示が容易になった。さらに，同じアプリを使用している者どうしをネットワーク上でつなぐことにより，健康活動継続の動機づけにつながる事例もみられてきた。保健指導の効果を確認する目的のメールによる生活習慣改善のフォローなども活用例にあげられる。特定健康診査・特定保健指導におけるICTの利用や実施形態については，厚生労働省から示されている。

　また厚生労働省は，2013（平成25）年8月に特定保健指導におけるICTを活用した面接指導の導入を決め，「ICTを活用した特定保健指導の実施の手引き」を作成・公表した。当初はICTを活用して行える初回面接は個別支援に限っていたが，2021（令和3）年に出された第3.2版ではグループ支援の実施を可能とした。

2 家庭訪問

　家庭訪問におけるICTの活用では，モバイル端末🞣を活用した医療情報の一元管理と，主治医やケアマネジャー，地域の医療機関・介護事業会社との連携を見すえたシステムの開発が進められている。このようなシステムを活用すれば，保健師は訪問先からリアルタイムで記録の入力や，計測データ・動画像のやりとりを行うことができる。また在宅で適切なケアが行えるように，ガイダンスやマニュアルを提示し，ケア方法の決定支援を行うようなシステムも開発されている（**図4-7**）。

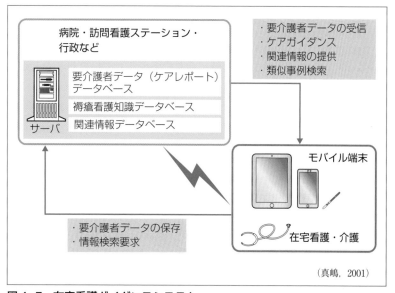

（真嶋，2001）

図4-7　在宅看護ガイダンスシステム

③ 健康相談

　健康相談の方法は，これまで面接によるものと電話によるものが主流
であったが，近年では，電子メールやテレビ電話，テレビ会議システム
から，スカイプ🞩やメッセンジャー🞩などの新たな方法も取り入れられ
るようになってきた。スカイプやメッセンジャーはインターネット環境
で利用でき，コンピュータにカメラを接続することにより，テレビ電話
としても使用できる。最近ではスマートフォンの普及により，フェイス
ブック🞩やライン🞩，インスタグラム🞩などといった新しいコミュニ
ケーションツールが身近になったことから，今後の普及と発展がおおい
に期待できる。

　ICTの発展に伴い今後も新しいツールが出現してくると思われる。保
健師は，これらのツールの特徴をよく知り，対象やケースによって有効
に使い分けることが大切である。

④ 健康教育

　対象者の健康づくりや生活を支援するためには，既存の情報を活用す
るだけでなく，健康教育の手段の1つとしてICTを活用し，情報を発
信していく必要がある。

　住民の健康問題に即した情報番組をケーブルテレビ（CATV）などで
提供する地域もあり，会場に出向けない場合や時間のとれない場合に有
効な手段といえる。さらに，最近のインターネットやビデオカメラなど
の普及により，以前よりも容易に映像撮影およびインターネット上での
配信が可能になった。自治体などの組織のホームページ上での公開や，
ユーチューブ（YouTube）🞩，TikTok🞩などの動画配信サイトの活用も
今後ますます進展していくと思われる。継続的に実施することが必要な
健康体操などは，映像を見ながらいつでもどこでも実施できて便利であ
る。また，血糖値測定およびインスリンの自己注射方法などの映像は，
糖尿病で自宅療養している患者などが手技を学ぶうえで非常に有効であ
る。

　このように，健康教育用の教材をインターネットのクラウド🞩上に掲
載しておけば，多くの教材のなかから必要に応じて自由に情報を入手す
ることができ，個人の状況，ニーズに合わせた健康教育が可能になる。
また，遠隔会議システムのような双方向映像通信システムを用いれば，
離れた会場でもその様子がわかり，質疑応答も可能である。

　コンピュータやインターネットを利用して学習を行えるようなeラー
ニング🞩も実施されている。この場合，受講状況や理解度を確認するた
めに，ラーニングマネジメントシステム🞩の活用が有効である。たとえ
ば生活習慣病予防のために，食事・運動・睡眠などと分けて教育する場
合に，それぞれの教材の学習の有無や学習状況を確認し，未受講分につ

TikTok

ByteDance が運営する短い動画クリップに特化したソーシャルネットワーキングサービスである。

クラウド

cloud computing の略。インターネットなどのネットワーク経由でユーザーにサービスを提供する形態である。

クラウド技術

従来は利用者が手もとのコンピュータで利用していたデータやソフトウェアを，ネットワーク経由で，サービスとして利用者に提供する技術である。この技術により，利用者側が最低限の情報通信環境（パーソナルコンピュータやスマートフォンなどの携帯情報端末，その上で動くWeb ブラウザ，インターネット接続環境など）を用意することで，どの端末からでも，さまざまなサービスを利用することができる。

e ラーニング（e-learning）

コンピュータやインターネットを利用した教育のことである。

ラーニングマネジメントシステム（LMS）

Learning Management System（学習管理システム）。e ラーニングなどで，学習者の成績や学習教材などを教師が統合的に管理するためのシステム。学習者自身が自分の学習の状況を把握できるほか，学習者どうしまたは学習者と教師の間でコミュニケーションをはかる機能をもつものなどがある。

メーリングリスト（ML）

グループ内で情報交換するための電子メール利用方法の1つ。代表となるメールアドレスにメールを送信すると，登録メンバー全員に同内容のメールが配信される。

ソーシャルネットワーキングサービス（SNS）

インターネット上で，人々が共通の話題や趣味を通じて交流するネットワーク型サービス，あるいはそのウェブサイトのことをいう。

代表的なサービスにフェイスブックやツイッター（Twitter）などがある。

いては受講を促すことや，既受講分については，クイズなどで理解度の確認を行うこともできる。一方，e ラーニングでは自己学習が中心になるため，学習者は孤独になりやすく，中断もおこりやすい。そこでメーリングリスト✚やソーシャルネットワーキングサービス✚を活用して，受講者どうしのコミュニケーションを促進し，励まし合いながら健康増進活動を進めていくことも効果的である。とくに，ダイエットや禁煙ではその有効性が示されている。

2020（令和 2）年に発生した新型コロナウイルス感染症対策で，3 密（密閉・密集・密接）を避けた教育方法として，ズーム✚，マイクロソフト・チームズ✚などオンライン会議システムの活用も広がっている。

5 地域における健康管理システム

超高齢化社会の到来に向け，高齢者自身が積極的に健康づくりや健康管理を行うことは，寝たきりを防止し，健康で快適な生活を継続して送るうえで重要である。一方で，独居や高齢者世帯の人々にとって，予期せぬ健康状態の変調や緊急時の対応などの問題は，生活するうえで不安な要素でもある。ICT を活用して地域の保健医療福祉機関と連携をとり，情報共有やケア体制を整備することは重要である。

在宅健康管理システムでは，血圧や脈拍などを測定できるバイタルセンサ，TV 電話と映像を含むこれらのデータを送信する通信機器を対象者の家庭に設置し，この機器と自治体の保健センター，在宅介護支援センターや医療機関など（以下，単にセンターという）を通信回線で結び，血圧・脈拍・心電図などの生体情報や映像・音声情報のデータをセンターに送る。センターでは，送られてきた血圧の変化や心電図の変化を医師や保健師がみて，映像や音声で利用者の様子を確認しながら適切な指導を行うことができる（総務省：在宅健康管理システム整備運営事業，2013.）。

b 住民自身の活用ツールとしての ICT

総務省の「2022（令和 4）年通信利用動向調査」をみると，インターネット利用者（6 歳以上）の割合は，84.9％となった。個人がインターネットを利用する際に使用する端末では，「スマートフォン」が71.2％と最も多く，ついで「パソコン」（48.5％）となっており，スマートフォンが22.7 ポイント上まわっている。世代別インターネット利用率は，13 ～ 59 歳の各年齢層で 80 ～ 90％である。さらに SNS の利用状況は80.0％であり，利用者数もほぼすべての年齢層で増加している。

一方，2017（平成 29）年の総務省統計局の「家計調査」（家計収支編）によると，世帯別の消費支出構成比は，世帯主が 65 歳以上の高齢者かつ無職の世帯では「保健医療」が6.6％を占めている。高齢者人口は今後

ズーム（Zoom）

オンラインでの会議を実現するクラウド型のビデオチャットシステム。パソコン・スマートフォン・タブレット端末などを通して，複数人でのビデオ通話を可能にするサービスである。

マイクロソフト・チームズ（Microsoft Teams）

Microsoft が提供するコミュニケーションツールであり，Office365 の各サービスと連携する機能をもつ。チャット・資料共有・通話・ビデオ会議などの機能がある。

検索エンジン

キーワードを入力すると関連する Web サイトをさがして表示してくれるシステムである。

も増加することが予想されているため，この分野での ICT（スマートフォンや SNS）の有効活用が期待される。

1 健康・医療情報の入手

　総務省の「ICT 基盤・サービスの高度化に伴う利用者意識の変化等に関する調査研究」（2012〔平成 24〕年）では，情報の種類別の入手メディア（全体傾向）のなかで，「健康・医療関連情報」はテレビ（46.4 ％），インターネット（36.1 ％），新聞・雑誌（31.0 ％），ラジオ（4.2 ％）となっている。これらより，住民が自分の生活や健康・医療にかかわる情報を得る 1 つの手段として，インターネットが利用されることが日常的になっている。

　居住する地域にどのような医療機関があるのか，生活や福祉に関する制度やサービスにはどのようなものがあるのか，あるいは自分の病気や症状の予防法や健康法についてなど，インターネット上のホームページなどからさまざまな情報を得ることができる。これには，検索エンジン✚とよばれるウェブサイトの功績が大きい。検索エンジンでは，知りたいことがらのキーワードを入力すると，関連するホームページをさがし出して表示してくれる。そのため，莫大な情報のなかから自分が知りたい情報に素早くアクセスすることが可能となった。

　また，最近では SNS を利用した情報収集も行われるようになった。たとえばツイッターの検索窓にキーワードを打ち込むと，そのキーワードに関連するつぶやきが表示される。

　健康・医療に関する情報は，多くのメディアで扱われている。テレビや書籍・雑誌など従来のメディアでは通常，扱う情報について内容をチェックする機構がはたらいている。一方，インターネット上の情報は個人で簡単に公開することができるため，それが正しい情報かどうかを利用者自身で判断することが必要である。インターネットは簡単に情報の入手ができる反面，本当に正しく有益な情報を得るための知識と対策が利用する側に必要である。住民が正しく信頼できる健康関連の情報にアクセスできるようにアドバイスすることも保健師の重要な役割である。

2 交流

　最初の情報化戦略「e-Japan 戦略」の基本理念では，「わが国は，すべての国民が情報通信技術（IT）を積極的に活用し，その恩恵を最大限に享受できる知識創発型社会の実現に向け，早急に革命的かつ現実的な対応を行わなければならない」として，ICT を活用することにより知の交流から知の創発へとつなげていくことが明確に述べられている。

　インターネットは，これまで，日常生活を送っているだけでは知り合うことが不可能だった人たちと交流することを可能にしただけでなく，病気や障害のために外出できない人たちでも自宅にいながら社会に参画

意思伝達装置

コミュニケーションを支援する装置のことで、文章入力・作成・保存,定型文の登録、合成音声による発語などにより、"自発的な意思の表出"を可能にすることができる。

チャット

おしゃべりのことで、ネットワークでつながれたメンバーとリアルタイムで文字による会話を楽しむこと。

ウェアラブル

腕時計や頭部に装着するディスプレイなど、身に着けて持ち歩くことができる情報端末の総称。

IoT (Internet of Things)

さまざまな「モノ」がインターネットに接続されること。

する機会を提供した。たとえば、進行した筋萎縮性側索硬化症 (ALS)、高位の頸髄損傷のほか、重度の関節リウマチ、脳性麻痺、筋ジストロフィーなど、身体の自由が著しく制限される疾病により発音・発語だけでなく、書字などの指先動作さえも困難な状態にある障害をもつ人が、意思伝達装置✛を活用してホームページなどを作成して情報を発信し、同じような病をもつ人をはじめとして、さまざまな人たちと意見交換するなどの社会的な活動を行っている。

　ICT の活用は、患者会やセルフヘルプグループなど、当事者どうしのネットワークの活性化にも有効である。全員が一堂に会することは不可能でも、ML や電子掲示板、SNS を利用すれば、同時に複数の人と意見交換できる。また、チャット✛ではおしゃべりを楽しむこともできる。フェイスブックや LINE などで簡単にグループをつくることができるようになり、新たなコミュニティがつくられることもある。

　最近では、ロボット(「分身ロボット OriHime (オリヒメ)」など)を自分の分身として活用し、行きたいところに行けるようにすることも可能になっている。公衆衛生看護活動においても、これらのツールを活用して、住民どうしの交流を促進し、健康増進をはかる機会を増やすことが期待される。

❸ 健康管理

　血圧・脈拍数やその変動および身体活動量などの日常生活下で得られる生体情報は、高血圧や糖尿病などの生活習慣病の予防や治療に重要な情報である。近年、ウェアラブル✛で装着性にすぐれた計測機器が開発され、臨床への応用が期待されている。測定データは、リアルタイムの脈拍、エクササイズ時間、カロリー収支、歩数・距離、睡眠などがあり、これらの機器をアプリケーションと連携させることで、自身の健康状態を把握し、健康管理に役だてることができる。さらに、「モノ」がインターネットに直接つながる IoT✛機器の開発・発展も、今後無意識的な健康データの収集管理が可能になると期待されている。

❸ ICT 利用の注意点

　ICT は公衆衛生活動の範囲や質の向上に寄与してきた。しかし、そこで扱われる「健康や医療に関する情報」は、みずからの健康に被害を及ぼすこともある。保健師はみずからの情報を正しく理解して行動できる能力(情報リテラシー)を高め、さらに対象者にも指導していくことが必要である。

　ICT で用いられるデジタル情報には次のような特性がある。

- **情報の残存性**：情報は減少したり、変化したり、消滅したりしない。
- **情報の複製**：形がある物質と異なり、容易に複製を作成できる。

表 4-7　ICT を利用する際の注意点

情報を発信する際の注意点	情報を受信する際の注意点
①個人情報は記載しない。 ②インターネット上には，多種多様な考えをもった人が存在することを認識しておく。 ③インターネットを利用した情報伝達では，対面よりも真意が伝わりにくいことを認識しておく。 ④情報を発信する前に，何度も読み直して問題がないことを客観的に評価する。 ⑤写真を掲載する場合に，映り込みによる他者のプライバシーの侵害や，埋め込まれた位置情報により場所が特定されることなどに注意する。	①インターネット上で公開されている情報がすべて正しいとは限らないことを理解し，鵜呑みにしないようにする。 ②情報を掲載した人が，恣意的に誤った情報を提供している場合や，思い違いで誤った情報を提供している場合があることを認識しておく。 ③ほかの方法で情報の信頼性を吟味する。

- **情報の伝搬性**：人々の間を容易に伝播し，広まる。
- **受信者の存在**：予期せぬ第三者が受けとることもある。掲示板，メール（メーリングリスト），SNS など，閲覧可能な範囲は非常に広い。
- **意図の介在**：ある意図をもって創造され，発信され，利用される。
- **価値の個別性**：情報の価値は，受信者によって異なる。

　デジタル情報の特性をふまえ，ICT を利用する際は**表 4-7** に示したことに注意する。

4　公衆衛生看護における ICT 活用事例

ⓐ　医療情報連携ネットワーク

　医療情報連携ネットワークは，クラウド技術を活用し医療機関などの保有する患者・住民の医療・健康情報の安全かつ円滑な記録・蓄積・閲覧を可能とするものである。このネットワークでは，医師・薬剤師・保健師などの医療従事者が診療情報や調剤情報，健診結果などを入力するだけでなく，患者個人も日々の健康の記録を蓄積でき，これらの情報を個人単位で一元管理できる（**図 4-8**）。これにより，患者・医療機関などの情報伝達の負担を軽減するとともに，シームレスな（切れ目のない）地域医療が安定的に供給される。また，匿名化されたデータを疫学研究などで二次利用することで，エビデンスに基づいた医療とその質の向上に寄与する。さらに情報の共有により，重複検査や投薬がなくなり，医療費の適正化がはかられると期待されている。

　2013（平成 25）年から本格運用が始まった「みやこサーモンネットケア」は，宮古市（岩手県）の医療情報連携ネットワークである。ネットワークに参加している病院，医科診療所，歯科診療所，薬局，訪問看護，介護事業所などに保管されている情報を患者の同意を得たうえで，相互に共有し，効率的で適切な医療を提供することを目的としている。さらに

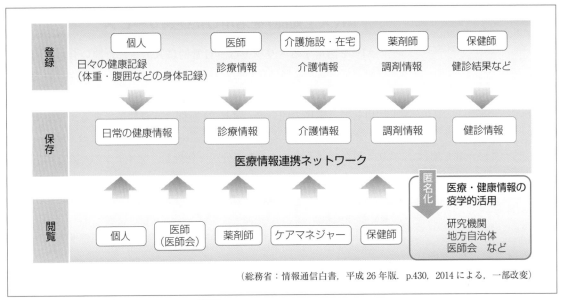

（総務省：情報通信白書，平成26年版．p.430, 2014による，一部改変）

図4-8　医療情報連携ネットワークの概要

遠隔地にデータセンターを置き，施設が被災した場合でもデータの復旧を可能としている。

ⓑ 電子母子手帳

　柏市（千葉県）などで，母子保健サービスを今後一層充実させていくための施策の一環として「母子手帳」の電子化が2016（平成28）年度から開始された。「電子親子手帳サービス」は，妊婦の体調や乳幼児の成長や予防接種の記録などの個人の健康記録を一元管理し，利用者（妊婦・母子）はパソコン・スマートフォン・タブレット端末でその情報を受けとることができる。このサービスは，母子手帳アプリ（母子モ）を使ったもので，従来の紙の母子健康手帳を補完する役割を担うと期待されている（柏市電子親子手帳サービス事業）。

　妊娠中に管理すべき体重や，乳幼児の身長・体重を入力すると，データがグラフで表示され，わかりやすい。乳幼児の写真や動画も掲載でき，「育児日記」として利用することもできる。夫や祖父母らが登録すれば，家族間での情報共有も可能である。また，自治体の予防接種や不審者情報，地域団体の子育てに関するイベント情報も受信でき，母親学級での指導（お風呂の入れ方や離乳食の作り方など）の模様を動画で見ることもできる。

AI（artificial intelligence）

人工知能。学習や計算の概念とコンピュータを用いて知能を研究するコンピュータサイエンスの一分野。

佐賀市における AI チャットボット

チャットボットとは，「チャット」と「ロボット」を組み合わせた造語である。テキストや音声を通じて，自動的に会話するプログラムのことをいう。

佐賀市のチャットボットは，たとえば，スマートフォンから「母子手帳」と入力すると，即座に AI が「ええと，母子健康手帳のことでよろしいでしょうか」と回答し，母子手帳についての説明とともに受け取り方のリンクについても示される。さらに，「母子手帳」に関連する項目の「母子手帳を紛失した場合」「妊娠届について」なども提示される。

c　AI（人工知能）を活用した住民サービス

　AI➕ を活用するメリットは，日常的に入力された問い合わせ内容を登録して，新たな問い合わせに対応できるデータベースにアップデートできるところにある。佐賀市（佐賀県）では 2018（平成 30）年から AI を活用して，市民の問い合わせに 24 時間 365 日回答できるチャットボットの運用を行っている➕。この取り組みは，保険年金課の業務から始まり，現在では子育て，ごみの分別，住民票，マイナンバーなどの各種届出を加えた 26 分野で展開されている。

●引用・参考文献

・柏市電子親子手帳サービス事業（すくすく柏）（https://www.city.kashiwa.lg.jp/chikihoken/haguhagu/navi/ninshin/ninshin/denshi.html）（参照 2022-07-07）
・厚生労働省　特定健康診査・特定保健指導の円滑な実施に向けた手引き（第 3.2 版）（https://www.mhlw.go.jp/content/12400000/000735512.pdf）（参照 2022-07-07）
・佐賀市：AI（人工知能）が質問に答えるチャットボットサービスを開始しました．（https://www.city.saga.lg.jp/main/57822.html）（参照 2022-07-07）
・政府 CIO ポータル．https://cio.go.jp/（参照 2022-07-07）
・総務省　情報通信白書　令和 4 年版．（https://www.soumu.go.jp/johotsusintokei/whitepaper/）（参照 2022-08-04）
・デジタル庁（https://www.digital.go.jp/）（参照 2022-07-07）
・母子手帳アプリ「母子モ」（https://www.mchh.jp/login）（参照 2022-07-07）
・真嶋由貴惠ほか：褥瘡ケアのための在宅看護ガイダンスシステム．電子情報通信学会論文誌 84（6）：906-916，2001．
・宮古市医療情報連携ネットワーク協議会：みやこサーモンケアネット．（http://www.miyako-salmon.jp/samonnet.html）（参照 2022-07-07）

5 章

家庭訪問による
支援の展開

A 家庭訪問における保健指導

1 保健師による家庭訪問とは

　保健師による家庭訪問は，保健師が対象者個人または家族の自宅に出向いて，健康相談や保健指導を行うアウトリーチによる支援方法である。医療保険や介護保険による訪問看護の実施者にも保健師は含まれるが，都道府県または市町村などで保健師が行う家庭訪問は，**表 5-1** に示すとおり法的根拠に基づき，みずから支援を求めない人をも対象に含む。

　家庭訪問の継続期間は，1 回のみで終わる場合もあれば，定期的もしくは不定期に訪問を継続する場合もある。継続的な家庭訪問の場合，数年〜数十年と長期間にわたることも多い。

a 保健師による家庭訪問の目的

　家庭訪問の目的は，①家庭という生活の場において対象となる個人・家族の健康上あるいは生活上の課題を解決すること（危機的介入を含む），②健康の維持・増進，健康問題の予防のために健康状態や生活状況を把握し，支援の必要な対象を見いだし支援に結びつけること（予防的訪問）などがある。家庭訪問は保健指導や個別健康教育の一環でもあり，対象者個人に必要なサービスはなにか判断し調整する点ではケアマネジメントの一種ともいえる。対象者の自宅に出向くため，生活の場面や環境など暮らしぶりの実際を直接観察したり，個人や家族の生活に対する価値観を理解したりすることができ，生活に根ざした対応・助言をすることができる。

表 5-1　家庭訪問の法的根拠

家庭訪問の種類	法律	対象	実施者
新生児の訪問指導	母子保健法（第 11 条）	新生児，育児上必要があると認めるとき。新生児期のあとも継続可。	医師，保健師，助産師またはそのほかの職員
妊産婦の訪問指導等	母子保健法（第 17 条）	妊産婦の健康状態に応じ，保健指導を要する者。	医師，助産師，保健師またはそのほかの職員
未熟児の訪問指導	母子保健法（第 19 条）	未熟児，養育上必要があると認めるとき。	医師，助産師，保健師またはそのほかの職員
乳児家庭全戸訪問事業	児童福祉法（第 21 条の 10 の 2）	乳児（生後 4 か月を迎えるまで）とその保護者。	保健師，助産師，看護師のほか，保育士，母子保健推進員，愛育班員，児童委員，子育て経験者など広く登用可。
養育支援訪問事業	児童福祉法（第 21 条の 10 の 2）	要支援児童など（要支援児童，保護者の監護不適当児童，特定妊婦）。	子育て経験者など
訪問指導	健康増進法（第 17 条第 1 項）	40 歳から 64 歳までの者で，その心身の状況，そのおかれている環境などに照らして療養上の保健指導が必要であると認められるもの。	保健師など
相談指導・訪問	精神保健福祉法（第 47 条・48 条）	精神障害者およびその家族などそのほかの関係者。	訪問して必要な指導を行うための職員
家庭訪問指導等	感染症の予防及び感染症の患者に対する医療に関する法律（第 53 条の 14）	結核登録票に登録されている者について，結核の予防または医療上必要があると認めるとき。	保健師またはそのほかの職員
療養生活環境整備事業（相談・指導・訪問看護）	難病の患者に対する医療等に関する法律施行令（第 28 条）	難病の患者およびその家族，そのほかの関係者。	都道府県および委託を受けた者

b 家庭訪問の特徴

　　昨今は，保健師以外の専門職による家庭訪問が制度として位置づけられ，その利用が増えている。保健師による家庭訪問と他職種による家庭訪問との違いは，家庭訪問を行った個人・家族の相談指導にのるだけにとどまらず，個人・家族に地域の社会資源を紹介しつなぎ合わせ，事例を集約して地域診断を行い，地域に必要な保健事業の充実や新たな事業や資源の創出（事業化・施策化），対象となる当事者や関係機関・職種によるネットワーク構築をはかることまで行う点である。つまり保健師の家庭訪問は，地域全体に保健活動を展開する地区活動としての意味をもつことに特徴がある。

c 家庭訪問の効果についてのエビデンス

　　保健師・助産師などの看護職が行う家庭訪問事業のさまざまな効果が表 5-2 に示したように，海外におけるエビデンスレベルの高い研究✚によって明らかにされている。すなわち継続的な家庭訪問により，妊産

表5-2　エビデンスの高い先行研究が示した保健師など看護職が行う家庭訪問の対象・概要・効果

	対象	家庭訪問の概要	効果	文献
ポピュレーションアプローチ	5歳未満の子どもの養育者	予防的家庭訪問 目的：育児支援・虐待予防	肯定的な育児の増加 不適切な養育の減少	1)
	高齢者	予防的家庭訪問 （初回に健康診断） 目的：健康維持と自立・自律 介護予防 一次的な入所の予防	日常生活など機能低下の予防 施設入所の予防 死亡率の減少（77歳以下の高齢者）	2)
	高齢者〜成人〜小児 （例：呼吸器不全，糖尿病，結核・感染症，難病，精神疾患など）	家庭訪問	QOLの向上 疾病の悪化予防 病気の進行を減らす 疾病による影響や制限の減少	3)
ハイリスクアプローチ	産婦・母親 （リスクをもつ）	集中的な産後家庭訪問 保健師/助産師が行う	産後うつ症状の軽減 産後うつ症状の予防	4)
	妊婦・第1子の母親 （貧困・低所得・ひとり親・若年など社会的リスク）	家庭訪問	子どもの言語発達の向上 子どもの心理社会的運動発達 親の育児 心理精神的健康	5) 6)
	低出生体重児・未熟児 （医療的・社会的リスクをもつ）	予防的家庭訪問 妊娠期/新生児期に開始 専門職（看護職・ソーシャルワーカー）実施 期間：8週〜3年 頻度：1〜2週間ごと	母子相互作用の向上 乳児の成長・発達 子ども虐待・ネグレクトの予防	7)

文献1) Casillas, K. L., et al.：Implementation of evidence-based home visiting programs aimed at reducing child maltreatment：a meta-analytic review. *Child Abuse Negect*, 53：64-80, 2016.（DOI:10.1016/j.chiabu.2015.10.009）

文献2) Huss, A., et al.：Multidimensional preventive home visit programs for community-dwelling older adults: a systematic review and meta-analysis of randomized controlled trials. *The Journals of Gerontology. Series A*, 63（3）：298-307. 2008.（DOI: 10.1093/gerona/63.3.298）

文献3) Abbott, L. S, Elliott L. T.：Eliminating health disparities through action on the social determinants of health: a systematic review of home visiting in the United States, 2005-2015. *Public Health Nursing*, 34（1）：2-30, 2017.（DOI:10.1111/phn.12268）

文献4) Dennis, C. L., Dowswell T.：Psychosocial and psychological interventions for preventing postpartum depression. Cochrane Database of Systematic Reviews 2013, Issue 2.（DOI:10.1002/14651858.CD001134.pub3）

文献5) Henwood, T., et al.：Do home visiting programmes improve children's language development? a systematic review. *International Journal of Nursing Studies*, 109：103610, 2020.（DOI:10.1016/j.ijnurstu.2020.103610）

文献6) Molloy, C., et al.：Systematic review: effects of sustained nurse home visiting programs for disadvantaged mothers and children. *Journal of Advanced Nursing*, 77（1）：147-161, 2021.（DOI:10.1111/jan.14576）

文献7) Goyal, N. K., et al.：Home visiting and outcomes of preterm infants：a systematic review. *American Academy of Pediatrics*, 132（3）：502-516, 2013.（DOI: 10.1542/peds.2013-0077）

婦と乳幼児の母親では，母子相互作用の向上，不適切養育の減少，産後うつの予防・症状軽減などの効果が示され，また高齢者では機能低下の予防，死亡率の低下などの効果が示されている。

2　家庭訪問の対象

a　対象とその把握

　家庭訪問の対象は，自宅で生活するすべての地域住民であり，あらゆる年代を含む。また，個人のみならず家族も対象であり，同居者や近隣

住民などにも対応する。

　対象とする健康レベルは幅広く，健康上あるいは生活上の課題をもつ対象者はもちろん，健康問題をもたないが健康の維持・増進または予防を目的に家庭訪問を実施する対象者も含まれる。とくに公衆衛生看護活動においては，重度の障害や難病などの疾患，ひきこもりなど外出がむずかしい人，支援を求めていない人やその家族にも家庭訪問で対応できる。さらに，家庭訪問の道中で生活環境や地域環境もアセスメントし地域診断と地区活動を行うため，地域も家庭訪問の対象に含まれる。

■対象者を把握するきっかけ

　対象を把握するきっかけとしては，法律・制度の届出から，ほかの保健事業，日常的な地区活動，関係機関との連携，近隣者からの依頼，調査時による把握までさまざまである。

　家庭訪問の対象を把握するきっかけは次のように分類できる。

①表5-1で示したように，新生児・未熟児や結核登録票に記載されている者など，法律で家庭訪問が規定されている場合。難病の医療費（指定難病医療費）などの公費負担申請もこれに含まれる。

②健康診査や健康教室などのフォローアップの対象や，乳幼児健康診査の未受診者，健康診査後の経過観察，治療中断放置者として把握された場合。

③医療機関や，福祉関連の機関・事業者，訪問看護ステーション，民生委員などの保健医療福祉関係者および住民からの依頼や情報があった場合。

④本人・家族からの相談を受けた場合。

⑤地区活動など公衆衛生看護の活動を通して訪問の必要性を判断した場合。

ⓑ 必要性の判断と優先順位

　家庭訪問の必要性の判断および優先順位の決定は，対象者の特性に応じて保健師が主体的に判断する必要がある。支援の優先順位の決定には，①個別性・特殊性，②緊急性，③効果性などが判断基準となる。具体的には次のとおりである。

- 行政の立場による法的規定に基づき事業として位置づけられている。
- ほかの支援方法では解決できない，家庭訪問以外に対象者や家族と会えない。
- 本人の積極的な希望はないが，ほかの家族や親族，近隣などからの希望がある。
- 本人・家族の訪問の希望があるが，来所しての相談がむずかしい。
- 対象者の希望はないが，健康状態や生活状況の把握が必要と判断される。

③　家庭訪問のプロセス─準備から計画・実施・評価まで

ⓐ　事前の情報収集，家庭訪問計画の作成と実施の準備

1　情報の収集

　家庭訪問の準備はまず対象の情報を収集して事前アセスメントを行い，家庭訪問の計画をたてる。継続して支援している対象者の場合は以前の訪問で把握した情報から年間や各月の訪問計画をたてる。新規の対象の場合は，各種の届出や健康診査などの事業で把握している対象者の情報を確認する。事前の情報がほとんどない対象もあり，その場合は，予測をたて行政内の関連情報などから収集することが重要である。すなわち，所属機関にある住民基本台帳や記録（データベース）などに情報がないか検索したり，職場内や関係機関の担当者などが情報を把握していないか確認したりして情報を収集する。

2　家庭訪問計画の作成，実施の準備

■家庭訪問計画の作成

　収集した情報を整理・アセスメントし，予防的訪問なのか，危機的介入なのか，訪問の緊急性などについて判断し，訪問の優先順位を決定する。優先順位が決まったら訪問の目的（長期・短期），実施予定の内容を検討し，家庭訪問計画を立案する。

■実施の準備

　対象の特性や訪問先の状況から必要な物品や服装を予測し準備を行う。訪問先の周辺地域の情報，対象者に紹介できる制度・サービスの情報，パンフレットなどを用意する。訪問先を地図で確認し交通手段も考える。

　訪問のアポイントをとる方法は電話が一般的である。対象者に連絡する際には，保健師であることを名のり，訪問目的を伝え，うかがう日時を相談して決める。

ⓑ　訪問の実施プロセス

①対象者の自宅に着いたら，氏名・所属と，訪問の目的を伝え，保健師としてどのような支援ができるかを説明する。まず対象者と**信頼関係の構築**をはかる。初回訪問で，対象者と保健師が初対面の場合には，対象者を把握した経緯を話し，家庭訪問の目的を理解してもらうことがとくに重要である⊞。

②家庭訪問計画に従い，本人・家族から身体状況，生活の様子，困って

＋　プラス・ワン

初回訪問

初回訪問とは対象者への最初の訪問のことをいう。対象者と健康診査などで面接相談したのちに初回訪問となる場合や，対象者と保健師がはじめて対面するのが初回訪問という場合がある。初対面の対象者を初回訪問する場合には，本文で記したように，家庭訪問を対象者が納得して受け入れられるように，訪問の目的などについてていねいに説明する。

初回訪問では，事前に実施した健康相談や支援制度への申請内容などに基づいてアセスメントすることが支援の中心となることが多い。

初回訪問で健康課題が解決しない場合には，継続して訪問支援をする必要性や，その時期などを対象者に説明し相手の意向を確認する。同意が得られたら，継続訪問を計画・実施して支援を継続する。

プラス・ワン

家庭訪問の情報収集における注意点

家庭訪問の情報収集においては，収集したい情報の優先順位を決め優先度の高い情報の収集から取りかかることに注意したい。一回の家庭訪問ですべての情報を収集しようとしたり，対象者の訴えのすべてに対応しようとしたりしないことが重要である。

訪問を重ね時間をかける過程のなかで，少しずつ対象者がみずから話してくれることもある。

家庭訪問において提供する支援

家庭訪問において保健師が提供する支援としては次の機能がある[1]。
①生活環境の改善や工夫を一緒に考える。
②ほかのサービス導入や支援の入り口として身体的ケアを提供する。
③家族関係を調整する。
④自己決定にいたる過程に寄り添う。
⑤チーム体制で危機に介入する。

継続訪問

家庭訪問による支援を継続することが必要な対象者に，初回訪問以降も支援を計画し実施する訪問をいう。継続的に訪問し徐々に話を聞くことにより，対象者との信頼関係を深めるとともに本人や家族のことをさらに深く理解できるようになる。その結果，対象者の健康課題やその背景などがより明確になり対象者とともに解決をはかることができる。

いることなどについて聴く。また対象者の身体や家屋内の状況についての観察，健康状態についての計測を行い必要な情報を得る。これらの情報から対象者の健康課題をアセスメントする。アセスメントについては次項で具体的に述べる。

③対象者に，キーパーソンの活用方法や，活用できる保健事業・社会資源など必要な情報やアドバイスを伝え，健康課題を解決するための技術を提供する。また地域におけるネットワーク構築のための支援を行う。

④まとめとして，今回の訪問の目的達成度，および対象者における家庭訪問の効果を確認し，健康問題について再アセスメントを行い，今後の支援計画を検討する。今回の訪問で健康課題が解決しないなど，継続的に支援する必要がある場合には，継続訪問の必要性，その時期など支援の進め方を対象者本人・家族に説明し，相手の意向を確認し，同意を得る。必要な場合は次回訪問の約束をして訪問を終える。

■**健康課題のアセスメント，生活・環境・家族・社会的背景の把握**

家庭訪問の場面では，対象者・家族の顕在的・潜在的健康課題を情報の分析と予測をもとに明確化し，対象者を生活者として理解し，その人の健康課題への支援に結びつける。たとえば，対象者および家族から困りごと・不安などの訴えを聴いたり，全身状態・日常生活動作や家屋内外の生活環境を観察したりする。また，医療職として各種機器（体重計，メジャー，血圧計，パルスオキシメーター，その他ポータブル機器など）を用いてフィジカルアセスメントを行ったり，記録用紙・質問票を用いて生活機能や心理・社会状態などを把握したりする。

こうして集めた情報をもとにアセスメントを行う。家庭訪問におけるアセスメント項目を**表5-3**に示す。

C 評価

訪問後には評価を行う。評価の視点としては，①アセスメントや問題の認定は適正だったか，②支援過程および保健師の技術は適切だったか，③支援の結果，対象者に望ましい変化がもたらされたか，健康課題の解決段階はどのレベルか，④個人・家族の保健師による支援に対する反応はどうだったか，などである。

評価の結果から，支援を終結させるか，新たな課題が明確になり支援を継続するかなどを判断し，必要な場合は次の支援の計画へとフィードバックさせる。

表5-3　家庭訪問時におけるアセスメント項目

基本情報	氏名，生年月日，年齢，性別，就労状況，婚姻の有無，住所，電話番号，連絡先
身体的項目	バイタルサイン，自覚・他覚症状の有無，症状への関心・考え方 障害の有無と程度，ADL 日常生活上の制限の有無，IADL 子どもの発育（身長・体重），発達（言語・運動・社会）
医学的項目	既往歴，現病歴，現在の健康レベル・健康状態 疾患：小児特定慢性疾病，精神疾患，身体疾患の有無，疾患に伴う症状，健康状態，診断や受診の結果 受診歴・受診状況，医師との関係，医療への認識 服薬の有無・内容，服薬状況，薬の認識・疑問
心理的項目	精神的な状態，心理的な状態
価値観	趣味や楽しみ，考え方，育児観，介護観，人生観，役割観
家族状況	家族構成，家族の職業・役割，家族の健康状態：既往歴，受診の有無 家族の協力の有無，関係，家族のアセスメント（歴史，発達課題，家族機能，役割） ［育児］父親の育児：協力・相談の有無，出勤・帰宅時間，家族の協力の有無 　兄弟姉妹の様子：赤ちゃん返りや情緒面など，発達，発育，病気や障害の有無 ［介護］介護者・協力者の有無，介護能力
経済状況	社会経済的背景，経済問題はないか，医療や保育・育児・介護の費用はまかなえるか
社会状況	社会的役割，就労状況
生活状況	一日の流れ，生活リズム，日常生活動作（移動・食事・更衣・排泄・入浴など） 生活習慣（食事，睡眠・休息，運動，喫煙，飲酒など）
サービス利用状況	各種サービス利用状況（内容・回数），サービスへの考え方・認識 サービス機関・提供者との関係性
住居環境	住居の形態，居住家屋の間取り図，住居内の部屋の配置，家具の配置 整理・整頓の状況，台所の様子。居室・トイレ・浴室・台所の使いやすさ ［子育て期］安全，子ども用の物品の有無・準備状況・量 ［成人期～高齢期］安全，段差や手すりの有無
地域交流	地域の人々・他児の親との交流の有無，たすけ合えるコミュニティか 近隣の人々との関係
地域の環境	家の周辺環境，居住地域の環境（人口統計・分布なども含む），坂や階段の有無 医療機関・保健福祉施設へのアクセス，生活関連・娯楽施設の分布や交通アクセス

d　記録

　訪問で得られた客観的・主観的情報を記録する。具体的支援内容とアセスメント，今後の課題を明確にし，次の支援計画をたてて記載する。上司や対象者にかかわるスタッフに対し，記録により報告を行う。

　記録は行った支援活動の評価であり，当該事例の継続した支援計画のために必要である。また，関係機関との連携のための資料としても活用される。

　記録のポイントは，①できる限り短時間で記憶の新しいうちに記録すること，②見やすく読みやすい書き方の工夫をすること，③観察したこと，分析したこと，その評価，次回の計画などを関係づけて記載すること，などである。詳しくは巻末の付録を参照してほしい。

4 家庭訪問において必要な技術と保健師の役割

a 家庭訪問で求められる基本的な支援技術

家庭訪問において保健師は，対象者のこれまでの生活や暮らし方を尊重しながら，対象者本人・家族の自立や QOL の向上を目ざして対象者自身が健康課題に取り組むようなはたらきかけを行う。

家庭訪問の過程において新人保健師➕が習得する必要がある支援技術の目標を**表5-4**にまとめた。

本項では信頼関係の構築と家族支援について述べる。

1 対象者との信頼関係の構築

家庭訪問における支援技術のなかでも，保健師と対象者の**信頼関係の構築**はとくに重要である。

保健師と対象者が信頼関係をつくるうえでの具体的なポイントとしては，①本人をおびやかさない距離を保つ，②本人の生活を支えるために，一緒に考えようとしていることを言葉で伝える，③訪問場面でとらえた，生活者としての健康な力を言葉でフィードバックする，④本人の困難に思いをはせ，それを伝える，などがある[1]。

2 家族への支援

家族は互いにさまざまな影響を及ぼし合いながら生活している。1人の家族成員の健康課題はそのほかの成員の健康面・生活面・経済面にさまざまな影響を及ぼす。対象者の生活の場を訪問する家庭訪問においては，対象者本人だけでなくその家族を1つの単位としてとらえ，健康課

表5-4 新人保健師の家庭訪問に関する支援技術の目標

項目	支援技術の目標
家庭訪問の企画・準備に関する支援技術	・担当地区の対象者の把握ができる。 ・訪問の優先順位を判断できる。 ・訪問対象として選択した理由および法的根拠を説明できる。 ・アセスメント，目標設定，計画立案，実施，評価の一連の過程を経ることができる。
訪問場面における支援技術	・対象者と信頼関係の構築，維持ができる。 ・対象者について，生活者としての主体性や価値観を尊重できる。 ・対象者のおかれている環境が把握できる。 ・家族面接や相談の技術を活用できる。 ・個人・家族のもつ力を引き出すような支援ができる。 ・活用可能な社会資源を理解し，情報提供やケアマネジメントができる。 ・家庭訪問以外の支援方法と家庭訪問とを組み合わせることができる。 ・正確かつ簡潔な記録ができる。
個別支援を地域全体に広げる支援技術	・個別支援を通して，地域・環境要因と個の健康との関連を理解できる。 ・個別支援を通して，集団や地域をみる視点をもつことができる。

（厚生労働省：技術指導の例──保健師編（新人看護職員研修ガイドライン──保健師編別冊），2011. を参考に作成）

題の解決のための支援を考える必要がある。すなわち，家族の関係性や家族間の力動をとらえ，問題解決のための家族の力量などをアセスメントすることにより，本人だけでなく家族成員についても対象に支援を実施する。家族看護の知識・技術を参考にして家族も含めた支援を考えるとよい。

b 訪問拒否などへの対応

保健師からの家庭訪問の申し出を対象者が拒否する場合がある。その状態像としては，対象者が在宅している様子があっても反応がなく会えない，連絡がとりにくい，玄関先で追い返される，電話をかけても出てもらえないなどさまざまである。このような訪問を拒否するケースへの対応の原則は，無理じいをせず，根気強くかかわっていくことである。具体的にはケースの反応を見ながら次のような対応をとり，対象者の問題の解決をはかることを目ざす。

- 手紙や伝言を玄関や郵便受けに残し，相談にのりたいと思っていることを伝える。
- 対象者が家庭訪問を拒否する理由をさぐり，電話・メール・SNSでの相談や来所しての面接など，家庭訪問以外の方法を検討する。
- 時間をかけて，関係者のネットワークを活用して連絡をとるなど，対象者に受け入れられる方法を模索する。
- 虐待が疑われるケースなどでは，家屋内の気配や声など，可能な場合は家の様子を室外から観察して，保護者と子どもの生活の様子を推しはかる。とくに虐待が疑われる子どもの安全の確認については，子どもと直接会って状況を把握することは重要である。そのためにも，関係者と連携し対象児の家庭訪問を実施できるよう，調整をすることもある。

5 地区活動への反映，事業化，施策化

本節の冒頭で述べたように，保健師の家庭訪問は，個人・家族への個別支援にとどまらない。対象者と地域の社会資源（支援機関）とをつなぎ，さらに個々の訪問事例を集約して地域診断を行い，地域に必要な事業や資源の創出・充実をはかる事業化・施策化まで実施する。すなわち地域に点在する健康課題をもつ人と地域の資源とをつなぐ作業により，地図上の「点」を個別支援のネットワークという「線」にしていき，さらにそれら個別支援のネットワークをつなぎ合わせることで地域の支援機能を「線」から「面」へと拡大していくのである。これは公衆衛生看護管理における，地区管理と事例管理の活動ととらえることができる。

また，地域におけるネットワークの構築の基盤となるものが，地域の

家庭訪問と地区管理・業務管理

家庭訪問の機能は公衆衛生看護管理における地区管理と事例管理として次のように整理できる。

地区管理としての家庭訪問の展開

①訪問対象者の情報についての台帳管理から地図上へ対象者をプロットする。

②各家庭訪問を集約し地域診断へ反映する。

③地区内の社会資源を確認する。

④地域内や所属自治体内における事業の改善や必要な社会資源の創出をはかり事業化・施策化につなぐ。

事例管理としての家庭訪問の要素

・訪問対象の台帳管理

・地図への対象者のプロット

・記録のICT化によるデータベース化

・集計・分析など

なお，データベース化が今後進められ，ビックデータが蓄積されるようになると，公衆衛生看護活動においても，AI〔Artificial Intelligence〕による判断や，地理情報システム（GIS〔geographic information system〕）の活用が進むことが予想される。

情報共有におけるICTの活用

在宅看護・訪問医療分野ではICTを活用し，SNSやクラウドによる情報共有などが進められており，今後は公衆衛生看護学分野でも活用されることが期待される。

支援を担う関係者との連携や情報の共有である✚。日ごろから地域の保健医療福祉の資源の把握に努め，その担当者とのネットワークを築いておくことは重要である。家庭訪問は，地域の環境をそこに住む生活者の感覚でとらえることができる機会であり，公衆衛生看護活動に協力してネットワークに参加するような住民と知り合うよい機会となる。

●引用文献

1）大木幸子・高城智圭：保健師活動の原点としての家庭訪問——家庭訪問の機能と技術．保健師ジャーナル，70（10）：850-856，2014.

2）佐伯和子ほか：就業1年目保健師の家庭訪問能力の発達——指導者の評価による縦断調査．日本公衆衛生看護学会誌，10（2）：43-52，2021.

3）鈴木和子・渡辺裕子：家族看護学——理論と実践，第5版．pp.108-123．日本看護協会出版会，2020.

B 家庭訪問による支援の実際

POINT

- 家庭訪問では，対象者の疾患・障害，ライフステージ，健康状態の多様性および個別性をもとに問題をアセスメントし，その人のニーズに応じて支援することが重要である。
- 生活に着目し，対象者や家族の価値観や希望・思いを聞きとりながら，対象者と家族が地域での生活を自立的におくるために必要な地域資源やサービスを導入し支援体制を構築する。
- 保健師による家庭訪問では，家族機能のアセスメントと家族全体へのはたらきかけのほか，対象者の家族を支える地域の多機関・多職種連携や支援ネットワークの構築にも対応する。

事例1：新生児期の低出生体重児への初回訪問

新生児とは，WHO の定義によると生後28日未満（誕生日を0日とすると27日まで）をさす。とくに第1子の養育者の場合，新生児期ははじめての育児で授乳や沐浴，抱き方，おむつ交換など日々の育児方法について不安をいだきがちである。さらに身近に相談相手がいない場合には，子どもと2人きりの生活のなか不安をつのらせることもありうる。

このような新生児期の親子への家庭訪問が，母子保健法で定められた保健事業として保健師などにより行われている🞣。

また低出生体重児🞣は，出生届・出生連絡票や病院からの退院連絡，親からの養育医療の申請，相談などで市区町村の担当部署に把握され，同法第19条の未熟児の訪問指導を根拠とする家庭訪問が行われている。出生時体重が2,000 g 以上の低出生体重児の場合，後期早産児であってもあまり重篤な合併症などがみられないなど，問題なしとされて，医療機関や市区町村からのフォローの対象とされない傾向があるが，保護者が不安や育児上の困難を感じるような子どもは一定の割合で存在する。このような子どもの保護者は，原因が自分にあるのではと自責の念や罪悪感をいだいたり，無事に育つのか，目に見えない病気などがないかなどさまざまな不安をかかえたりしがちである。

そこで，低出生体重児の情報を得たらなるべく早期に家庭訪問を行い，在宅での育児を始めたばかりの親子が直面している問題を把握し，支援する必要がある。すなわち，対象の親子の育児負担の軽減と健康増進を目ざし，不安の解消や育児のための具体的な助言や，利用できるサービスや資源の紹介など行い，早期に問題が解決するような支援を行う。

出生通知票（出生連絡票）

出生通知票は，妊娠届出書提出（母子健康手帳交付）時に配付され，出生後に保護者が郵送または電子申請などで自治体へ提出する。市町村では出生通知票を受け，新生児訪問などの保健事業につなげる。

出生通知票の提出および新生児訪問は強制ではなく，希望する，しないは自由であり，断ることも可能である。出生通知票が低体重児出生届を兼ねている自治体も多い。

ⓐ 事例の概要

本項では，出生通知票（出生連絡票）➕により低出生体重児を把握した，新生児期の低出生体重児とその母親への家庭訪問による支援事例を紹介する。

1 家庭訪問前の情報／初回訪問前に得た情報

■家庭訪問のきっかけとなった状況

市保健センターの母子保健担当保健師へ母親より出生通知票（**表5-5**）が届いた。担当保健師は出生通知票に基づき，11月23日（生後24日目）に母親に電話連絡を行った。低出生体重児でもあるため家庭訪問を申し出たところ，母親は「ぜひお願いします」と来訪者を希望した。その場で訪問日時を約束した。

2 家庭訪問前の情報からのアセスメントと支援計画

事前アセスメント

出生通知票の記載内容から，対象児は出生体重2,500g未満の低出生体重児であり，妊娠中から分娩時・出生時までに異常はないものの，入

表5-5　出生通知票（低出生体重児届出票）

赤ちゃん	氏名	S・A	性別	男・⑳女
	生年月日	20××年10月 30日	出生順位	第1子
	出生時体重	2,315g	在胎週数	妊娠38週
	出生時の状況 黄疸（なし・⑳ふつう・強）・仮死・チアノーゼ・ その他（保育器）			
お母さん	氏名	M・A	年齢	35歳
	出産場所	×××病院		
	妊娠中の トラブル	⑳なし あり むくみ・蛋白尿・高血圧・糖尿病・その他（　　　）		
連絡先	分娩の状況	⑳自然分娩・帝王切開・その他（　　　）		
	住所	○○市○○×−×−×		
	電話番号	自宅　　　　−　　　　− 携帯　○○○−○○○○− ○○○○（母・⑳父）		
	退院先 休養先	⑳自宅 自宅外（令和　　年　　月頃まで） 住所　上記と同じ 電話　　−　　−　　（　方・携帯）		
備考	届出内容により，保健師または助産師が1か月以内に訪問することがあります。事前に訪問日時の調整のため，ご連絡いたします。 ※現在困っていることや心配なこと，相談したいことがあればご記入ください。 母乳が足りているか心配			

155

院中に保育器に入っており，はじめての子育てを開始する母親が不安を感じている可能性がある。出生連絡票が提出されたことから，家庭訪問でなんらかの相談を希望していると推測される。今後の支援方針を検討するうえで，子どもの成長・発達が順調か，母親の育児不安や困りごとの有無を見きわめていく必要がある。

　適切な支援を行うために低出生体重児の背景要因（在胎週数，SGA 児➕，子どもの疾病，母親の健康状態や生活習慣など）についての把握も必要である。

支援計画

　アセスメントをもとに，この家族がどうなっていったらよいのか長期と短期の目標をたてる。初回の家庭訪問（初回訪問）の目的も明確にする。

■**長期目標**
- 子どもが健やかな成長・発達をする。
- 母親が自身の健康状態に目を向けて，不調時には対処できる。
- 母親が育児に対する不安や疑問を解消し，子どもの成長を支え，父親とともに家族としてともに成長していくことができる。

■**短期目標**
- 母親が子どもの成長・発達やそれらに合った育児行動の目安がもてる。
- 母親が自身の出産後の回復状況ならびに健康状態を理解でき，不調について医師・保健師などに相談できる。
- 母親が不安や疑問を解消するための地域の社会資源を効果的に活用できるようになる。

■**初回訪問の目的**
- 保健師が母親の不安や現在の気持ちを受容し，安心して母親が話せる信頼関係を築く。
- 子どもの成長・発達の状況と，母親の健康状態とを母親とともに確認する。
- 子どもの成長・発達やそれらに合った育児行動の目安を母親がもてるよう支援する。
- 日常的な相談の場や利用可能な社会資源を紹介する。

3 家庭訪問の実際

　20XX 年 11 月 26 日（生後 27 日目）に初回訪問を実施した➕。

訪問時の状況

　対象児（S ちゃん）の自宅は，車通りから離れた静かな環境の 3 階建てマンションの 2 階にあり，建物にエレベータはない。マンションの近

くの公園では，3〜4組の親子が遊んでいた。

　玄関のチャイムを押すと，母親が玄関で迎えてくれた。保健師は自己紹介をし，Sちゃんの発育の様子やお母さんが心配していることをうかがうために訪問したことを伝えた。挨拶をすませ，いつも親子が過ごしている居間へと通してもらう。子どもは日あたりのよい部屋のベッドに寝ている。室内はきれいに片づけられていた。

　母子健康手帳の記載から妊娠中と出産後の経過を確認しながら母親の話を聞いた。

■子どもの様子

- 第1子，女。出生体重2,315 g，身長46 cm。呼吸状態が不安定で，3日間保育器に入る。11月14日退院。退院時，体重2,670 g，身長48.2 cm，頭囲33 cm，胸囲29.2 cm。
- 訪問当日（11月26日）は，体重3,010 g。頭囲36.5 cm，胸囲35.5 cm。全身運動活発。泣き声以外の声を出す。注視あり。大泉門・小泉門に異常なし。頭部に脂漏性湿疹がみられるが，おむつかぶれはなく，身体の湿疹もない。
- 母乳の授乳回数7〜8回/日。哺乳時間15分程度で，哺乳力良好。授乳間隔は2〜4時間で，夜間も1〜2回起きる。排便は1日3〜4回，緑黄色軟便。

■母親の様子

- 母親は35歳，会社員（産休中，育児休暇取得予定）。
- 「夫も私も子ども好きで，生まれてくるのを心待ちにしていました。それが，予定日より早く小さく生まれたために保育器に入ったりして……本当にかわいそうでした」と涙ぐむ。退院後について，「自分がしっかりみなければと思うと，この子の一挙一動が気になって仕方ありません。24時間一緒にいることは想像以上にたいへんです。夜はすぐに目が覚めてしまいます」と話した。
- 「小さく生まれたので，どんなことに注意をして育てればいいのでしょう」「母乳の量が足りているか心配」「発達に遅れがでるようなことはあるのですか？」などの不安を訴えた。育児上の疑問は育児書を読んで解決しようとしているが，自分1人で判断するのは不安だという。市保健センター以外の相談できる場所はまだよくわかっていない。
- 身体面では悪露（おろ）少量となる。

■家族の状況

- 両親と子どもの3人家族（図5-1）。父親は38歳，会社員。帰宅時間は20時近くになるが，在宅ワークの日もあり，育児には協力的。両親ともに首都圏にあるA市に就職を機に移り住み，知人の紹介で知り合い結婚した。結婚後，現在の住所に転居してきた。近隣との付き合いはあいさつ程度である。
- 母方祖母が1時間以内の市に在住。いまは週2回程度通ってきて家事

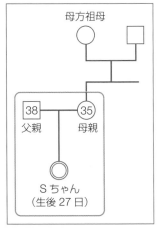

図5-1　Sちゃんの家族のジェノグラム

母方祖母

38　35
父親　母親

Sちゃん
（生後27日）

を手伝ってくれ，その際に育児の相談にのってくれている。

■住環境

- 病院，スーパーマーケットは自宅から徒歩5分くらいのところにある。
- 自宅から市保健センターまでは，電車と徒歩で30分，またはバスで15分かかる。

家庭訪問でのアセスメントおよび保健師が考えたこと

- 子どもの発育・発達は順調であり，母乳量も足りている様子である。現在の子どもの状況に問題はみられなかった。しかし，母親は低出生体重児として生まれたことに自責の念をもち，不安を訴えていた。
- 母親は，育児上の疑問を解消するために，自分で調べたり保健師に質問をしたりするなど，対応策を主体的にとることができていた。父親や祖母の協力体制は整っていた。しかし，近隣との交流はなく，地域の利用できるサービスなどの育児情報をほとんどもっておらず，育児情報の正否の判断や活用に不安をいだいていた。

以上より，保健師による次の支援が必要である。

①子どもの成長・発達が順調であることを母親と一緒に確認しながら今後の見通しを伝える。

②母親の育児不安や困りごとへの回答をする。

③育児仲間との交流や育児情報の入手などに利用できるサービスを紹介する。

保健師の支援内容

■子どもの発育状況・栄養状態の確認，母親の健康状態の確認

● 子どもの発育状況・栄養状態の確認

　身体計測を実施し，計測結果や発達状況を母子健康手帳に記入した。出生通知票や訪問場面で「母乳が足りているか心配」という訴えがあったため，1日体重増加量を算出し，母子健康手帳の身体発育曲線に訪問時の身長・体重を記入し，順調に発育していることを母親とともに確認した。体重増加量，母乳の授乳回数，哺乳時間，授乳間隔から，母乳分泌量は十分であり，哺乳力も良好であることを伝えた。

● 母親の健康状態の確認

　母親の産褥経過は順調であることを本人とともに確認した。母親の希望で血圧測定をした結果，118/78 mmHgで至適血圧の範囲内だった。今回の訪問前に市保健センターから送付しておいた質問票を見せてもらいながら追加質問をした。エジンバラ産後うつ病自己評価票（EPDS）では3点であり，産後うつ状態は見られなかった。また，赤ちゃんへの気持ち質問票でも子どもへの愛着がもてていることが確認できた。育児支援チェックリストの回答から精神的・心理的問題の既往歴がないことも確認した。

■母親の気持ちの受容

現在困っていることや心配なこと，相談したいことについて母親は，はじめての子育てで子どもと2人きりで過ごしており，自分1人で育児について判断する不安や，子どもが低出生体重児として生まれたことへの自責の念と罪悪感などを述べた。保健師は，こうした母親の気持ちを受容した。そして，「小さく生まれたので，どんなことに注意をして育てればいいのでしょう」「発達に遅れがでるようなことはあるのですか？」などの母親の育児の不安や疑問に答えながら，この1〜2か月の成長・発達の見通しを伝え理解を促した。

■社会資源についての紹介

1か月児健康診査および4か月児健康診査の受診をすすめ，小児科かかりつけ医において予防接種や，成長・発達の確認，体調不良時に受診や相談が可能であることを伝えた。

また，日常的に相談できる場として，第1子の親向けに地区担当保健師が毎月開催している赤ちゃん教室の情報を伝え，民生児童委員が主催する子育てサロンや，毎日開放されていて遊び場と各種講座がある子育て支援拠点などの社会資源を紹介した。

今後の方針および家庭訪問の評価

今後の方針は次のとおりである。母親の不安な気持ちを受けとめ，子どもの成長を喜ぶことができるように支援する。具体的には赤ちゃん教室や健康診査などで，定期的に子どもの成長・発達を母親とともに確かめ，母親が見通しをもって育児できるよう支援する。また日常的な相談場所や「低出生体重児の親の会」など，母親が利用可能なサービスを紹介し，それらの住民組織やサービスを，不安の解消や親どうしの交流の場として活用できるよう促していく。

直近の支援計画としては，1か月児健康診査の結果を電話で確認する。その後，4か月児健康診査までの間は，母親の不安や子どもの状況に応じ，電話相談や家庭訪問で支援する。

母親は「安心しました」と話しており，笑顔が見られた。また，「赤ちゃん教室でほかのお母さんとお話してみたいです。体重測定や相談もできるならいいですね」との発言からも，訪問目的は達成できたと考えられた。

ⓑ 保健師による家庭訪問の意義（役割・機能）

新生児期の低出生体重児への家庭訪問では，保健師が行う身体計測や助言，情報提供が子どもの成長・発育，発達（言語・運動），母子相互作用の促進，親の心理社会的健康，産後うつの予防およびうつ症状の軽減，虐待とネグレクトの予防などに効果があることが研究からも示され

ている[1,2]。

　本事例でも，母親の気持ちを受容しながら話をよく聞き，母親と一緒に身体計測結果や栄養状態，生活リズム，母親の心理的・身体的な健康状態などを確認することにより，子どもの順調な発育・発達の確認と，母親の健康の維持と疾病予防につながっていた。

　自治体では，妊娠期から子育て期にわたって切れ目のない支援が提供されるよう，保健センターだけでなく，子育て世代包括支援センターやNPO法人，地域住民，地区組織など多様な主体が子育て支援の場やサービスを提供している。保健師は子どもの健やかな成長・発達ならびに母親・父親がみずから地域で主体的に育児を継続できるように必要に応じて，これらの事業の情報提供を行い，必要な支援につなぎながら，それらの支援が効果的に機能しているかを評価し，調整していく役割がある。

　このような家庭訪問による生活の場でのアセスメントは，時に新生児・低出生体重児における健康問題や異常，母親のメンタルヘルス不調（産後うつ・強い育児不安など），およびネグレクトを含む虐待などを早期発見し予防することにつながることも多い。保健師は母子保健の立場からすべての子どもを支援対象として家庭に入り，親との信頼関係を築き，身体計測や育児方法の助言を通して，子どもに直接触れることができる。この点は保健師による家庭訪問の意義といえる。

●引用文献

1) Goyal, N. K., et al.：Home visiting and outcomes of preterm infants; a systematic review. *Pediatrics* September, 132（3）：502-516, 2013. DOI:10.1542/peds.2013-0077
2) Dennis., C. L., Dowswell, T.：Psychosocial and psychological interventions for preventing postpartum depression. Cochrane Database of Systematic Reviews 2013, Issue 2. DOI: 10.1002/14651858.CD001134.pub3.

●参考文献

・小さく産まれた赤ちゃんへの保健指導のあり方に関する調査研究会：低出生体重児保健指導マニュアル——小さく生まれた赤ちゃんの地域支援（平成30年度子ども・子育て支援推進調査研究事業 小さく産まれた赤ちゃんへの保健指導のあり方に関する調査研究事業）．みずほ情報総研，2019.

事例2：筋萎縮性側索硬化症の療養者・家族への支援

　神経難病は完治困難な慢性進行性の疾患であり，患者は生涯にわたる療養生活のなかでさまざまな制限や苦痛を受ける。代表的な神経難病の筋萎縮性側索硬化症（amyotrophic lateral sclerosis：ALS）✚は症状の進行が速く，その療養過程でさまざまな意思決定が求められ，療養者は身体的な問題のみならず，心理的・社会的に大きな問題と直面する。このようなALS療養者と家族を多職種がそれぞれ専門的立場から支え，なかでも保健師には，さまざまな法制度を活用し，多職種との調整をす

筋萎縮性側索硬化症（ALS）

ALS は，随意運動に関する上位運動ニューロンと下位運動ニューロンの双方が障害される原因不明の進行性疾患で，いまだ有効な治療法はない。四肢や体幹筋のみならず構音・嚥下，呼吸に関連する運動も障害されるため，つかむ，持ち上げるなどの上肢機能，立位・歩行などの下肢機能に加え，しゃべる・飲み込む・呼吸するなどに支障をきたす。

障害の進行は症例ごとに異なるが，初発症状が出てから約 2.5 〜 3 年で呼吸障害のため生命がおびやかされる。そのため進行する障害への対応や医療処置，コミュニケーションなどの療養環境をどう整えていくかが課題となる。

難病の医療費助成制度

難病の患者に対する医療等に関する法律（難病法）に基づき指定される指定難病について，患者の医療費負担の軽減を目的として，その治療にかかわる医療費の一部を助成する制度である。

る機能が求められる。また保健師は，難病相談や難病医療費助成の申請を通して，療養者・家族と地域で最初に出会う専門職であり，相談者である。

本項では，保健師が家庭訪問を通して，ALS 療養者と家族が，地域でその人らしく生きられるように支援した事例を紹介する。

a 事例の概要

1 初回面接で得た情報

ALS と診断された O さん（初回面接時 64 歳，女性）が，難病の医療費助成申請のため，夫とともに保健所を来訪した。地区担当保健師が申請時の面接で得た情報は，次のとおりである。

64 歳のとき，「最近，話し方が少しおかしい」と友人に指摘を受ける。O さんはとくに自覚はなかったが，家族からもすすめられ，近くの I 医院（内科）で診察を受けた。I 医院では T 大学病院（神経内科）を紹介され，そのことに少し驚いたものの，O さんはあまり気にせずに 2 週間後，T 大学病院で診察（初診）を受けた。以後月 1 回，外来で経過観察となり，O さんは自転車で病院に通った。初診から 2 か月後，ALS と診断され，医療費助成申請のため保健所を訪れた。

O さん夫妻からは，「頭と気持ちの整理がつかない」などの訴えが聞かれた。地区担当保健師が家庭訪問して今後について一緒に考えていくことができると伝えると，O さん夫妻は「ぜひお願いしたい」と希望した。数日中に家庭訪問することを約束し初回面接を終えた。

2 初回訪問時に把握した O さんと家族の状況

数日後，保健師は O さんの家庭訪問を行った。初回面接では，ALS の診断を受けた不安や混乱がみられたため，初回訪問では，医師から聞いた病気説明の内容や，それを聞いた O さん夫妻の思い，家族や生活の状況などを確認し，今後の支援について検討することを目的とした。

家族状況

O さんは夫（69 歳）とふたり暮らしで，二世帯住宅の 1 階に住んでいる（図 5-2）。同じ住居の 2 階部分に長男家族が暮らし，長女は独立して他県に住んでいる。O さん夫妻は職場結婚をし，結婚後も同じ会社に勤務した。現在は夫婦ともに退職しているが，経済的に不自由のない生活を送っている。長男夫婦は工務店を自営し，日中はほとんど家を不在にしている。家族関係はとくに問題なく，O さん夫妻はできる限り自分たちのことは自分たちでやっていきたいという思いをもっていた。

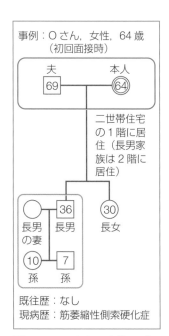

事例：O さん，女性，64 歳（初回面接時）

既往歴：なし
現病歴：筋萎縮性側索硬化症

図 5-2　O さんの家族のジェノグラム

病状と受診状況

　Oさんには構音障害や手指の軽度筋力低下がみられたが，日常生活のうえで困ることはなかった。医師からは，月1回受診するようにと指示を受けていた。受診についてOさんは，「行けるうちは，できるだけT大学病院に通いたい」と希望していた。また，「この1年で5kgやせてしまった」「動くと少し苦しくなる」との訴えが聞かれた。

日常生活状況

　Oさん夫妻は1階に居住し，室内はすべてバリアフリーとなっており，Oさんが生活しやすい環境となっていた。毎日の家事全般は，Oさんがひととおりこなしていた。趣味は旅行で，夫が定年退職後は夫婦でよく旅行に出かけていた。また，身体を動かすことが好きで，週2回友人と近所の体操教室に通っていた。

病気への思い

　医師から「ALSという神経難病の診断であること」「今後病気が進行していくと，ろれつがまわらないことや，飲み込み・呼吸に障害が出る可能性があること」「病気が進行すると，人工呼吸器をつけて延命するか，つけずに自然に過ごすかの選択をする必要があること」など，具体的な説明を受けていた。夫婦ともに医師の説明をおおよそ理解しており，Oさんは「延命はあまり希望したくない」と話し，夫は「まだいろいろと気持ちの整理がつかない。妻の意向を尊重したいと思う反面，できる限り生きていてほしいと思っている」と話した。

3 初期介入時のアセスメントと支援

　構音障害や筋力低下がみられることや，軽度呼吸困難を訴えていることから，球麻痺による呼吸障害やコミュニケーション障害，経口摂取がむずかしくなることによる栄養障害など，病気の進行による特有の症状の出現が予測される。病気の進行に伴い，不安やとまどいなど心理的負担や葛藤をいだくことも考えられる。そのため，継続的に家庭訪問を行い，Oさん夫妻と関係性を築く。主治医とも情報共有を行い，Oさんの病気の進行やそれに伴う医療処置の選択，今後の療養生活などについて，夫妻が見通しをたてられるように支援する。

4 症状進行に伴う支援（継続支援）

　初回訪問後も家庭訪問を継続して実施した。家庭訪問の際にはOさんの病状やOさん夫妻の思いを確認しつつ，主治医や関係機関との連携を密にすることで，症状の変化とそれに伴い発生する夫妻のニーズの見通しをたて，必要になるサービスの導入や支援体制の構築・調整をはかった。

Oさん夫妻の状況の変化と保健師による支援について経時的に記す。

診断から１年後

Oさんは，夫が同行しT大学病院に通院していた。構音障害や呼吸障害，四肢筋力低下の進行がみられてきたため，通院時に理学療法士・言語聴覚士による呼吸リハビリテーションや，発声発語・摂食嚥下の機能評価，食事指導などが開始され，夫も同席した。

家庭訪問時にOさんは，「首が下がってきてつらい」「話が長くなると息苦しくなる」などを訴えた。病気や今後のことについては，「進行している自覚がある」「延命は希望しない。運命として受け入れたい」と話すようになっていた。

Oさんは「最後になるかもしれないので，元気なうちに夫と沖縄旅行に行きたい」と話し，夫も希望していた。

保健師は，T大学病院の主治医にOさんの思いを伝え，旅行の実現に向けて夫妻，主治医，リハビリスタッフと検討会を実施し，福祉用具貸与のために介護保険の申請も行った。O夫妻は無事に沖縄旅行をすることができた。

その後，Oさんは経口摂取がやや困難となる。医師は，胃瘻の増設や人工呼吸器の装着について，そのつどていねいに説明し意思を確認した。保健師は家庭訪問時に，医師の説明についてのOさん夫妻の理解度や思いを確認した。O夫妻の思いにズレが生じている場合は，それぞれが思いを吐露する機会を確保し，納得のいく意思決定ができるよう支援した。Oさんは，「延命処置はすべて希望しない」と意思表示していた。Oさんの気持ちに対し当初夫は動揺したが，しだいに「妻の思いを尊重し，妻の希望に添いたい」という思いへと変化した。

Oさんの進行度が早いことから，近いうちに通院が困難になることが予測されたため，保健師は主治医およびOさん夫妻と相談し，往診医の確保や，在宅難病患者訪問診療事業➕および訪問看護・訪問リハビリテーションの導入などに向けて調整を開始した。T大学病院は，病状進行とともに連携が必要となることがあるため，基幹病院として往診医と併診できるよう調整した。

診断から２年後

Oさんの症状はさらに進行し通院が困難となったため，往診医を通じて在宅難病患者訪問診療事業を導入した。訪問看護以外にも理学療法士や言語聴覚士が訪問できる事業所を検討し，訪問リハビリテーションに切りかえた。経口摂取も困難となり，往診医による点滴治療を１日１回受けていたが，体重減少や脱水傾向がみられた。そのため保健師は，T大学病院に入院し中心静脈（CV）カテーテルを挿入する必要性があることをO夫妻に説明した。Oさんは入院に対し拒否的であったが，カテー

ALSの在宅療養者への支援に活用する事業

ALSの在宅療養者への支援においては，本文で紹介した事業など，以下のものを活用する。

在宅難病患者訪問診療事業

東京都では，寝たきりなどにより，通院の困難な難病患者に対し，地域における適切な医療を確保することを目的に，医師会に委託して実施している。

在宅人工呼吸器使用患者支援事業

難病法に位置づけられている療養生活環境整備事業の１つである。人工呼吸器を装着している難病患者に対し，在宅における適切な医療の確保をはかるため，診療報酬で定められている回数をこえて訪問看護を受ける場合の費用についての公費負担制度である。

在宅難病患者一時入院等事業

難病特別対策推進事業の１つである。在宅難病患者一時入院等事業は，在宅療養している難病患者が，家族などの介護者の病気治療や休息（レスパイト）などのため在宅で介護などを受けることが困難になった場合に，一時的に入院可能な病床を確保したり，病状などのため移送困難などの理由で一時入院がむずかしい患者の自宅に看護人を派遣したりする事業である。

在宅療養支援計画策定・評価事業

難病特別対策推進事業の１つである。必要に応じて保健師が地域の支援職種とともに在宅療養支援計画を作成し個別支援にかかわる。

訪問相談・指導事業

難病特別対策推進事業の１つである。要支援難病患者・家族に対して，専門医・主治医・保健師などが居宅を訪問し，在宅療養に必要な医学的指導を行う。

テル挿入後は自宅に戻れるよう調整することを伝え，一時入院した。

　退院後は，自宅での中心静脈栄養法や，在宅酸素療法（HOT）導入が予定されており，保健師はOさん夫妻が安心して療養生活が送れるよう，夫のCVカテーテル管理などの介護手技習得や訪問事業所との連携などの調整を行った。また，Oさん夫妻が「どのように過ごしていきたいか」について確認し，できる限りその希望にそうため支援者間の連携が密に行われるようにした。

　Oさんは，流涎が著明で，言語の発音も不明瞭となり，筆談やジェスチャーでなんとかコミュニケーションがとれる状態であった。その後，Oさんは呼吸状態が悪化しはじめた。夫は見ているのがつらく，T大学病院への入院を希望した。しかしOさんが「入院はしたくない，このまま家で死にたい」と切望したため，夫もそれを受け入れ自宅で看取ることととなる。その数週間後，Oさんは往診医，夫や家族に見まもられながら永眠した。

　四十九日が過ぎたころ，保健師はOさん宅を訪問し，夫の状況を確認した。夫は，「いまでも本当にこれでよかったのかと思うときもあるが，妻らしい人生をまっとうさせることができたのではないかと思う」とおだやかな表情で話した。夫に今後いつでも相談に応じられることを保健師は伝え，支援の終結とした。

ⓑ ALS療養者と家族への支援

　ALSは，発病から終末期までの療養過程の時期により支援課題が異なる。保健師は，ALS療養者の病状や家族機能，各種サービスの利用状況などを総合的にアセスメントし，その時点の状況に応じて必要なサービスの導入，情報の提供，支援体制の構築などをはかり，療養者や家族が望むような生活を送るために支援することが必要である。

1 診断後間もない時期

　この時期は，ALSの確定診断を受け，療養者や家族はさまざまな不安と混乱の渦中にある。そのため，精神的な支援を行うことと，療養者・家族と支援者（保健師）とが関係性を構築していくことが必要である。具体的に保健師は，対象者や家族に寄り添い，その不安を受けとめ，病気の受容を支援することや，病気についての正確な知識と今後の療養生活のための情報提供，主治医の治療方針の確認などを行う。

2 病状が進行する時期（移行期）

　この時期は，病状の進行や，療養者・家族の課題・ニーズに応じて，障害者の日常生活及び社会生活を総合的に支援するための法律（障害者総合支援法）の障害福祉サービス➕，医療保険・介護保険制度のサービ

医療保険・介護保険による訪問看護サービス・リハビリテーションの利用

訪問看護サービス

訪問看護には医療保険によるものと介護保険によるものがあり，年齢や疾病によっていずれの制度を利用するのかが決まる。介護保険の対象者であっても「厚生労働大臣の定める疾病」に該当する場合には，医療保険による訪問看護サービスを受けることとなる。

リハビリテーション

保険制度（医療保険/介護保険）と利用の形態（通院・通所/訪問）によって種類があり，訪問によるリハビリテーションは，年齢や疾病によって医療保険と介護保険のどちらの制度を利用するのかが決まる。原則として医療保険と介護保険の併用はできず，介護保険の利用が優先される。しかし，利用者の状態や目的などの状況によっては併用が可能な場合がある。

避難行動要支援者名簿，個別避難計画

避難行動要支援者名簿

2013（平成25）年6月の災害対策基本法の一部改正により，市町村に対し，要配慮者のうち，災害発生時の避難などにとくに支援を要する人（避難行動要支援者）について避難の支援や安否の確認などの措置の基礎となる名簿の作成が義務づけられた。避難行動要支援者には在宅人工呼吸器使用者も含まれる。

個別避難計画

2021（令和3）年5月の災害対策基本法の一部改正により，個別避難計画の策定が市町村の努力義務となった。避難行動要支援者名簿掲載者のうち，同意が得られた人や家族などから聞きとり調査を行い，避難行動要支援者1人ひとりに合わせた避難時の配慮事項や避難先，必要な支援などを策定する。

策定する際には難病の特性に配慮できるよう，保健師のみではなく，かかりつけ医，難病指定医，ケアマネジャー，訪問看護ステーション，介護サービス事業所，自治会，自主防災組織，民生・児童委員などにも参画を求めることが望ましい。

ス✚など，重層的に制度を導入・活用し，支援者のチームを構築する。支援者・関係機関が円滑に支援できるよう調整する。外来受診が困難になりつつある場合は，早めに往診医や在宅難病患者訪問診療の導入などを検討する。

　療養者は，胃瘻造設や気管切開，人工呼吸器装着など，生命にかかわる医療処置を受けるかどうかの意思決定を迫られる。その際に療養者や家族は迷い，不安や葛藤で揺れ動く。とくに，気管切開を伴う侵襲的人工呼吸器装着の意思決定は延命治療を受けるかどうかという選択に直結し，療養者・家族は重くむずかしい課題と向き合うこととなる。

　療養者や家族が医師からどのように説明を受け，その内容をどのように理解しているかを確認し，療養者や家族の揺れる気持ちに寄り添い，最終的には療養者・家族が適切なタイミングで納得して意思決定を行えるよう，正確な情報の提供と早い時期からのかかわりが重要である。意思決定をはばむ要因がある場合は，その環境要因の調整も必要となるため，適宜ケアカンファレンスの場を設け，支援者間で対応の方向性を一致させておく。

③ 在宅療養生活の維持期

　療養者によっては病状の進行がゆるやかな時期があらわれる場合もある。このような時期は，安定した療養生活の維持に向け，適宜支援体制の微調整を行う。療養者の医療依存度が高くなり，療養介護も長期化していることが多く，看護・介護ニーズが増大し，介護家族の負担が重くなる時期でもある。介護家族の役割や心理的負担，療養費の経済的負担などをアセスメントし，喀痰吸引に対応可能なヘルパーや夜間などに対応できる訪問看護師の確保，重度訪問介護や在宅難病患者一時入院事業の利用など，家族の心身の負荷や経済面を含む生活全般の負担を軽減させるための制度・サービスの導入を検討する。ALS療養者の在宅生活を支えるには保健・医療・福祉・介護と多岐にわたる支援を利用する必要があり，保健師の視点から制度・サービスの調整を行う。制度・サービスの導入後は，サービスが円滑に機能しているか，療養者や家族が安心・安全に生活を送ることができているかなど，定期的にモニタリングを行う。

　構音障害が進行したり侵襲的人工呼吸器を装着した場合，療養者の状態やニーズに応じたコミュニケーションツール（透明文字盤や意思伝達装置など）の導入や，日常生活用具の給付や補装具費（重度障害用意思伝達装置）の申請支援などを行い，療養者・家族，支援者とのコミュニケーションにおいてツールなどが有効に機能しているか，適宜確認する。災害に備えての対策（避難行動要支援者名簿の登録，個別避難計画の策定）✚や，急変した場合など緊急時の対応（消防署との連携や入院体制の整備）を行うなど，健康危機管理も保健師の役割として重要である。

プラス・ワン

完全閉じ込め状態（TLS）

ALS患者は，意識や聴覚，思考能力は正常であっても，病状が進むにつれて意思伝達能力を失う。TLSとは，最終的な段階になるとすべての随意運動が不可能になり目も開けられず，完全に閉じ込められた状態になることをいう。

維持期においても病状の進行は避けられない。療養者が生きがいや自分らしさを実感しながら生活できるよう，療養者の自己実現やQOL維持・向上のための支援も忘れてはならない。

4 終末期（緩和ケア）

　この時期は，療養者や家族の意思を尊重した終末や看取りについての意思決定支援が重要となる。侵襲的人工呼吸器を装着した場合は，長期に在宅療養が可能となるが，長期化する療養過程で，さまざまな合併症や随伴症状が出現し，呼吸不全の進行により終末期を迎える。また療養の長期化により，外界から隔絶した**完全閉じ込め状態**（totally locked-in state：TLS）に陥ることもある。侵襲的人工呼吸器装着の意思決定がされていないなかで急変した場合，療養者本人や家族の意に反して装着される場合も少なくなく，家族が後悔の念にかられることもある。

　最終的には本人がどう生きたいか，その思いを尊重しつつ，療養者・家族の双方が納得し，自律した意思決定ができるようなかかわりが必要である。たとえ意思決定ができなくとも，療養者・家族が十分に話し合い，合意を目ざすプロセスを支援することが重要である。そのためには，療養者や家族との信頼関係を療養の開始時期から構築することや，医師からのていねいかつタイムリーな説明，支援者間の共通認識をはかることが重要となる。とくに，急変時の具体的な対応においては，主治医と支援チームが緊密に連携をとるようにする。

　療養者や家族の思いに最後まで寄り添い，苦痛症状をできるだけ緩和し，その時を迎えるまで生ききることを支援することが大切である。思うような看取りや意思決定ができなかった場合，死別後に罪悪感や後悔，否定的感情（自責の念）をいだき，その後の生活に影響を及ぼす家族も少なくない。残された家族が今後も地域でその人らしい生活を送ることができるよう，家族へのグリーフケアを行うことが望ましい。

プラス・ワン

難病支援における保健師の家庭訪問の特徴

難病療養者・家族の支援課題は療養過程の状況ごとに変化する。そのため，保健師は，定期的な家庭訪問をベースに，必要によっては頻回に訪問したり，支援体制が整っている時は見まもりにしたりするなど，状況を総合的にアセスメントしながら支援を行う。家庭訪問のなかで療養者の難病の特性を把握し，先の見通しをもち，必要となる支援とそのタイミングを判断していくこととともに，療養者・家族の多様なニーズや相談に対し，柔軟に対応していくことが求められる。

c 保健師による家庭訪問の意義（役割・機能）

　保健師の家庭訪問は，ALS療養者の病状および療養生活環境の確認，支援方針のアセスメントを行うために必要である。療養生活の場で直接会うことで信頼関係の構築につながり，療養者や家族への継続支援を行ううえで重要な手段となる。保健師は家庭訪問を通して，療養者・家族のみならず，支援者とも日ごろから顔の見える関係性や，いつでも相談に応じられる体制を構築しておくことが必要である。

　保健師は保健師にしか行えない，行政職として独自性の高い役割機能を担っており，介護保険制度のケアマネジャーや，医療機関・訪問看護ステーションの看護職の役割とは大きく異なる。保健師は契約・利害関係を伴わないことから，療養者・家族と医療者間・支援者間の関係や支

援の方向性に離齬が生じている場合，状況を客観的にアセスメントし，調整役を担うことができる。

　長期にわたる療養生活や病状進行とともに，療養者・家族の健康課題や日常生活，ニーズはつねに変化していく。保健師は，住み慣れた地域でその人らしい暮らしが継続できるよう，療養者とその家族を地域で生活する生活者ととらえ，介護保険・障害福祉部門，医療機関などの多職種と連携・調整をはかりながら，課題解決やニーズに対応すべく支援を行う。ここに，行政職である保健師の家庭訪問での役割意義が存在する。

事例3：地域包括支援センター保健師の独居高齢者への訪問

　地域包括支援センターでは保健師をはじめ，主任ケアマネジャー，社会福祉士などの専門職が，高齢者が住み慣れた地域で自立した生活をできるだけ継続できるよう支援している。その支援方法の1つに家庭訪問がある。専門職が，高齢者の自宅を実際に訪れることにより，健康状態や生活状況を直接観察し，そのニーズを見いだし，必要な支援やサービスへつなぐことが求められる。また，家庭訪問で地域へ出向くことにより，周辺地域の情報や資源を知ることができたり，高齢者を支援する社会資源との関係の構築につながったりするなどの効果もある。

　本項では，地域包括支援センターの保健師が家庭訪問を通して，高齢者が住み慣れた地域での生活を続けるために支援した事例を紹介する。

ａ　事例の概要

1　家庭訪問前の情報/初回訪問前に得た情報

家庭訪問のきっかけとなった状況：町内会長からの相談

　E保健師が所属する地域包括支援センターにA町の町内会長のTさんが来所した。T町内会長は，近所にひとり暮らしをするKさんについて相談したいとのことで，E保健師が面接し相談を受けた。表5-6は，T町内会長との面接を行ったE保健師による記録（相談受付票）である。

民生委員からの情報収集

　面接後，E保健師は過去の相談記録を確認し，地域包括支援センターへのKさんに関する相談は今回がはじめてであることがわかった。保健師は，民生委員のYさんへ連絡しKさんについてたずねると，数年前からKさんを定期的に訪問しているとのことであった。最近はY民生委員が訪問すると，Kさんの身なりが整っていないことが増え，前に

表5-6　相談受付票

受付方法	電話・(来所)・文書（メール・FAX）・その他	対応日	○年□月△日	対応者名	保健師E
相談者名	T氏（A町の町内会長）	相談者区分	本人・家族（続柄）・(地域住民)・居宅介護支援事業所・その他		
対象者名・性別	Kさん (男)・女	年齢	80代	住所	A町B番100-100
要介護認定	不明（T会長によると「使ってないと思う」）	居所	(自宅)・病院・施設・その他		
相談内容	・Kさんは戸建てにひとり暮らしをしている。 ・半年ほど前から，ごみの回収日を間違って出してしまうことがたびたびある。 ・近隣住民が何度か注意しており，本人もその時は謝るものの改善せず，トラブルになっている。なんとかしてもらえないか。 ・Kさんのことは，Y民生委員がたびたびたずねているようなので，状況を詳しく知っているかもしれない。				
対応	・T町内会長には，相談いただいたことへの感謝を伝えた。 ・今後は，Y民生委員へ連絡し，Kさんに関する近況をうかがい，対応を検討する。				

話したことを忘れてしまっていることもあり，気になっていたという。また，以前Kさんから，病院の予約を忘れてしまうと相談を受けたことがあったとのことであった。

　地域包括支援センター内で以上の情報を共有し，E保健師が家庭訪問し，Kさんの健康状態や生活状況を把握しつつ，必要な医療ケアやサービスの検討をすることとした。E保健師は，Kさんをよく知るY民生委員に同行訪問を依頼し，了解を得た。

2 家庭訪問前の情報からのアセスメントと支援計画

事前アセスメント

　聞きとったエピソードから，Kさんはごみ出しや整容といった生活上必要な行為に支障をきたしていると考えられる。病院への受診が困難な様子もあり，必要な医療ケアを十分受けられていない可能性も高い。また，独居であることから，今後地域での生活を継続していくにあたっては，近隣との関係性や見まもりの状況などを把握する必要もある。したがって，家庭訪問を行い，本人の健康状態や生活状況を把握し，必要な支援やサービスを見きわめ，適宜導入・調整する必要がある。

支援計画

■長期目標

- Kさんが，みずからの健康や機能をできる限り維持しながら，住み慣れた地域での生活を継続することができる。

■短期目標

- Kさんが，現在の健康・生活上の課題を認識できる。
- Kさんが，利用可能な支援やサービスを活用できる。

■初回訪問の目的

- Kさんと安心して話すことのできる関係を築く。

- K さんの健康状態，生活状況を把握する。
- K さんの生活上の希望や困りごとについて，本人とともに確認する。
- 必要な支援や利用可能なサービス・地域資源などについて，本人とともに確認する。

③ 家庭訪問の実際

訪問時の状況

E 保健師と Y 民生委員が K さん宅をたずね，訪問の趣旨を伝えると，「わざわざご苦労様です。別に困っていることもないですけどね」と迎え入れ，拒否的な様子はない。Y 民生委員には，「いつもすみませんね」と表情はやわらかい。

■日常生活の状況

K さんは，「身のまわりのことはなんとか自分でやっていますよ。とくに困ってることはないです」と話す。会話での意思疎通は可能だが，ときおり同じ話題を繰り返す。

食事は，近所のスーパーマーケットで菓子パンや惣菜を買っている様子である。テーブルの上には，食べかけの食品やペットボトルの飲み物が置いてある。冷蔵庫にはほとんど食料が入っていない。外出の機会は週に何度か買い物に出かける程度で，ふだんは新聞を読んだりテレビをながめたりして一日を過ごしていると話す。

■健康状態

体温 36.0 ℃，血圧 160 ～ 100 mmHg，SpO₂ 99 %，脈拍 84 回/分。自覚症状はとくになし。

診察券を確認すると，最後の予約日が半年前で，以降は受診した様子がない。テーブルの上には降圧薬の入った薬局の袋が放置されている。介護保険は申請していない。

■家族・近隣との関係

10 年以上前に妻が他界してからは独居である。子はおらず，連絡をとり合う親戚もいない。近隣住民とはもともと親しく付き合っていたが，妻が亡くなってからは道端で会った際に声をかけ合う程度である。

■住環境

K さん宅は，2 階建ての一軒家である。階段の上り下りがたいへんになり，現在はほぼ1階で生活している。玄関には郵便物やチラシが積まれている。居室内や廊下が掃除されている様子はなく，床にはごみの入ったビニール袋がいくつも置かれている。保健師がごみの入ったビニール袋についてたずねると，K さんは「最近なんだかごみが多い。すぐそばに収集所があるからそこに捨てるのだけど，近所の人に怒られるから出せなくなった。困ったね，どうしたらいいかな」と話す。

家庭訪問でのアセスメントおよび保健師が考えたこと

　Kさんは，適切なセルフケアを行うことが困難になってきており，尊厳のある生活がおびやかされつつある状況である。今後も自宅での生活を継続するためには，医療・介護サービスを調整し，Kさんの自立した生活をサポートする必要がある。また，現在の本人の困りごとであり，近隣とのトラブルの原因でもあるごみ出しの問題についても対処が必要である。

保健師の支援内容

　保健師は，現在のバイタルサイン値（血圧が収縮期・拡張期ともに高値）と服薬治療の重要性を伝え，かかりつけ医への受診をすすめた。Kさんは，「病院に行かなければいけないのはわかっている。だけど，予約しても忘れてしまう」と話す。保健師が同行受診を提案すると，Kさんは申し訳ないと断るが，Y民生委員も保健師との同行受診をすすめると，「気にかけてもらってすまないね。お願いしようかな」と了解した。

　また，介護保険を利用すれば，ごみ出しをはじめ，生活するうえで必要なサポートが受けられることを説明した。Kさんは「自分のことはなんとかやっている。まだ人の世話にはなりたくない」と話し，介護保険の利用にはうしろ向きの様子だった。そのやりとりを聞いていたY民生委員が，「ごみを出す日の朝に，私や近所の誰かがKさんに声をかけるようにする。そうすれば今日はなんのごみの日かわかるでしょう」と提案したことで，Kさんも，「Yさんや近所の人が来てくれるならいいかな」と話し，試してみることとなった。保健師はY民生委員へ，感謝とともになにかあればいつでも相談してほしいことを伝えた。

今後の方針（計画）

　保健師は，家庭訪問の結果を主任ケアマネジャーや社会福祉士などのほかの職員と共有し，下記の方針をたてた。
- 引きつづきKさんとの関係性を築きつつ，自宅での生活を続けるうえで必要な支援・サービスについてともに検討し，調整する。
- かかりつけ病院への受診に同行して，現在のKさんの健康状態について把握し，適切な医療ケアへつなぐ。
- Y民生委員やT町内会長，近隣住民との連携により，Kさんを見まもるネットワークづくりを支援する。

ⓑ 保健師による家庭訪問の意義（役割・機能）

　本項では，ひとり暮らし高齢者であるKさんの事例を通して，地域包括支援センター保健師の家庭訪問による支援を述べた。本事例のように，保健師の家庭訪問の対象は，必ずしもみずから相談しサービスや支

援を積極的に求める人々とは限らない。本事例では，保健師は住民からの相談をきっかけとして，家庭訪問により健康状態や生活状況を直接観察し，ニーズを見いだし，必要な支援・サービスを提案した。また，対象者の生活の場である自宅を訪れることは，単にサービスを紹介する機会にとどまらない。本事例でも，K さんから「気にかけてもらってすまないね」との発言があったように，保健師が対象者の健康や生活を気づかい，自宅を訪れる行為そのものが対象者にとって支援の意味をもつ場合がある。加えて，今回の事例でも取り上げたひとり暮らし高齢者の支援では，とくに対象者の地域での生活を見まもる社会資源との関係づくり・ネットワークづくりが重要である。保健師は家庭訪問の機会を通して地域の活用しうる資源を把握し，また必要時に対象者と社会資源とをつなぐ支援が求められる。

事例 4：発達に不安のある子どもへの訪問支援

少子化や核家族化が進行する日本において，育児をするうえでの困難感や孤独を感じる家庭は少なくない。さまざまな育児情報が得られやすくなった一方で，インターネットなどで見聞きした情報どおりには進まない育児に不安を感じるケースも増えている。発達に不安がある子どもの育児においては，知りえた情報で逆に不安があおられたり，そのため親が一層の育てにくさを感じたりする場合がある。

近年，発達に不安がある子どもは増加傾向にあり，行政保健師の行う家庭訪問のうち，乳幼児健康診査✚などで把握された発達に不安のある子どもをもつ家庭への支援は非常に多く行われている家庭訪問の 1 つである。保健師が行う子どもの成長・発達を促す支援には家庭訪問以外にも複数の方法があり，それらを有機的に組み合わせ，対象者の個別性に合わせて提供していく必要がある。

また，小さな子どもと接する機会がほとんどないままに親となり，子育てのイメージがつかず，子どもが大人の生活習慣に合わせた生活をしているケースも多い。子どもが大人に合わせた生活をしていると，睡眠や食習慣などへ影響したり，子どもの成長・発達に必要な経験が不足したりする可能性がある。

本項では1歳6か月児健康診査で発達の遅れがある可能性が確認され，フォロー教室を利用したものの，あまり変化がみられなかったため，地区担当保健師が家庭訪問で支援した事例を紹介する。

✚ プラス・ワン

乳幼児健康診査

母子保健法第 12 条に基づき，市町村は 1 歳 6 か月児および 3 歳児に対して健康診査を行う義務がある。1 歳 6 か月児健康診査は満 1 歳 6 か月をこえ満 2 歳に達しない幼児，3 歳児健康診査は満 3 歳をこえ満 4 歳に達しない幼児を対象とする。この 2 つの健康診査は市町村の保健センターなどを会場に集団健康診査で行われることが多く，子どもの心身の成長・発達に関する確認だけでなく，育児上の不安や問題への支援も行われる。

母子保健法第 13 条では，上記 2 つの健康診査のほか，市町村は必要に応じて妊産婦または乳児・幼児を対象とした健康診査の実施および受診勧奨を行うことが定められている。これに基づき，多くの市町村で 4 か月児健康診査や 7 〜 8 か月児健康診査，1 歳前健康診査などが行われている。

プラス・ワン

親子教室

乳幼児健康診査の事後フォローとして実施される。多くの市町村では，乳幼児健康診査にて把握した発達や情緒に不安のある子どもとその保護者に対して，集団での保育や交流を通じ，子どもの健やかな成長・発達および保護者の不安の軽減をはかることを目的とした教室を実施している。

教室の運営には保健師や保育士，心理相談員，臨床心理士などが携わる場合が多い。

a 事例の概要

1 家庭訪問前の情報／初回訪問前に得た情報

家庭訪問のきっかけとなった状況

　1歳6か月児健康診査の際に，子どもの落ち着きのなさや，言葉の遅れ，偏食があることについて母親から保健師へ相談があった。そこで健康診査後の経過観察を目的として開催されている親子教室に参加するようになり半年経過したが，状況にほとんど変化がない。このことを心配した親子教室担当保健師から地区担当保健師へ「教室参加だけでは変化がみられない。自宅での支援を含め，今後の支援方針を考えたい」と訪問の依頼があった。

　地区担当保健師が親子教室へ出向き，自宅での過ごし方などを聞かせてほしいので家庭訪問させてもらえないかと申し出たところ，母は「ぜひお願いします」とうれしそうに言い，その場で訪問日時を約束した。

■家族構成（ジェノグラム）（図5-3）

　父（会社員）34歳，母（専業主婦）32歳，第1子（Mくん）2歳の3人家族。全員既往歴なし。両親ともに首都圏にあるA市で生まれ育ち，高校で知り合って結婚した。

　母方祖父母は市内在住で，ともに健康である。

　父方祖父母も市内在住。祖父は高血圧，祖母は変形性膝関節症で定期受診している。父の妹（27歳）夫婦と同居している。

　母の姉（38歳）の一家は車で40分程度の隣市在住で，全員健康である。

　父の弟（25歳）の一家は他県在住で，全員健康である。

■これまでの経過

●出生時

　39週3日で出生。身長50.5cm，体重2,870g，アプガースコア8点／

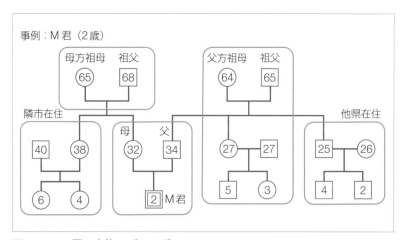

図5-3　M君の家族のジェノグラム

9点。

●4か月児健康診査

かかりつけ小児科医にて受診。身長 65.0 cm，体重 6,250 g，カウプ指数 14.8。やや細身であるが成長・発達は良好。3か月ごろに定頸。予防接種は順調に進めている。

●1歳6か月児健康診査

・身長 82 cm，体重 9.6 kg。
・小児科医の診断：身体面の心配はないが，発語が少ない様子であり，経過観察が好ましい。
・健康診査の会場で様子を見ていた心理相談員の印象：本児の落ち着きのなさが気になった。親子に話しかけたとき，子どもは遊びに誘うと応じるものの，すぐに気が散って走り去ってしまったこともあり，親子ともに気になる印象を受けた。
・保健師の判断：子どもの機能的要因だけではなく，経験不足から言葉の遅れや落ち着きのなさにつながっている部分もあると見受けられるため，親子教室を紹介した。

② 家庭訪問前の情報からのアセスメントと支援計画

事前アセスメント

1歳6か月児健康診査の結果および親子教室の参加状況から，発達がやや遅れている「気になる子」である。健康診査で母自身から相談があったことや，親子教室にも納得して参加していることから，母にも子どもの発達の遅れに対する困り感があることがうかがえる。今後の支援方針を検討するうえで，発達の遅れが育児環境要因や経験不足によるものなのか，子ども自身の機能的要因によるものなのか見きわめていく必要がある。

支援計画

支援計画（長期・短期）と初回訪問の目的を次のように設定した。

■目標（長期）

子どもが健やかに成長・発達をしていく。地域の資源などを活用しながら家族のライフサイクルにおける発達課題および各家族員の発達課題をのりこえ，家族としてともに成長していくことができる。

■目標（短期）

子どもの発達の遅れとして表出していることが，なぜそのようになっているのか親自身が気づき，今後必要なことを思い描ける。親子教室などの社会資源を効果的に活用できるようになる。

■初回訪問の目的

●子どもの発達状況を生活の場で確認する。
●保護者が子どもの成長・発達を促すかかわりができているかを確認する。

- 保護者が子どもの発達をどのようにとらえているのかを確認する。
- 親子教室をより効果的に活用できることを目ざしつつ，ほかの支援の要否を検討する。

③ 家庭訪問の実際

訪問時の状況

　ここ5年ほどで新築されたアパートや戸建てが多い地域の2階建てアパートの2階に住居があった。訪問し，母がドアを少し開けると，M君が飛び出さんばかりの勢いで迎えてくれた。「すみません，お客さんが来ると大喜びで……」と母も笑顔で迎え入れてくれる。挨拶をすませ，いつも親子が過ごしている居間へと通してもらう。室内はきれいに片づけられており，新幹線のおもちゃなどが床に置いてあった。

■子どもの様子

　保健師の膝に乗ったり，母のまわりを走ったり，うれしそうにしている。保健師が「新幹線，好きなの？」とおもちゃを持ち上げてみせると「うん！新幹線！」と答える。「新幹線，かっこいいよね」と保健師が話しかけると「カッコいい！」と言い，保健師の手から新幹線のおもちゃを取って走りまわる。話しかけに対して応じるものの，ややオウム返し的なやりとりである。

■母の様子

　M君がうれしそうにしているのを笑顔でながめている。ときどきM君に声がけをするものの，自分から積極的にかかわる様子は見られない。
　「親子教室だと，Mが走りまわっても保健師さんや保育士さんが見てくれるので安心。毎回楽しみにしています。教室ではMがペットボトルにビーズを入れたマラカスを喜んでいたので家でもつくりました」「家にいると，（M君が走っているのを指さしながら）こんな感じなので，疲れます。おもちゃで遊んでいてもすぐにあきて大声を上げたり，テーブルから飛び降りたりして……。階下の部屋の人にいつも謝っています」と，のんびりとした口調で話し，「この子はこれから，どうなるんでしょうね」と言って笑っている。

■食事

　保健師が「M君は好き嫌いが多いと聞きました。ご飯のしたくがたいへんですね」とねぎらうと，「朝食はほとんど食べません。食べはじめても，すぐに気が散ってしまい集中して食べられません。せっかくMのためにつくったのに食べてくれないとイライラします。肉や葉物野菜もだめで，困ります。私も野菜や肉があまり好きじゃないから，いいんですけどね」と母は言う。日々の食事の様子をたずねると，両親ともに朝食はコーヒーだけですませていることや，「昔から小食だし，夫も私も食事にこだわりがない」と，家族で食事を楽しむ習慣がないことがわかった。

プラス・ワン

発達障害

発達障害には,自閉スペクトラム症,注意欠如・多動症(ADHD),学習障害,知能能力障害(精神遅滞または知的発達障害)などが含まれる。障害が重複していることもある。

発達障害は乳児期から幼児期にかけて徴候があらわれる場合が多く,また早期からの適切な支援が必要であり,乳幼児健康診査が重要な役割を果たす。

■親子の日常の様子

　父は片道2時間弱の通勤をしており,平日は早朝に出社し,深夜に帰宅している。父のきょうだいは結婚が早く,複数の甥や姪がいる。親戚の子育ての様子を見てきたため,休みの日は率先してM君を公園やショッピングモールに連れて行くが,落ち着きなく動きまわるので気が気ではない。

■子どもの発達に対する両親の思い

　父は「半年も親子教室に通っているのに,Mの落ち着きのなさが続いていることが気になる。一度発達障害✚の専門病院に連れて行ったほうがいいのでは?」と言っているという。母は「Mがおとなしくなるなら,病院に行ってもいい。本当に必要なら受診します」と言う。

家庭訪問でのアセスメントおよび保健師が考えたこと

　健康診査や親子教室にて,子どもの落ち着きのなさが発達上の課題としてとらえられていたが,生活の場でも同様に落ち着きのなさがみられることが確認された。対人的・情緒的関係の築きにくさがあり,やや発達の遅れがあることは否めない。父母には子どもの力をのばしてあげたいという気持ちがあり,試行錯誤している。主たる養育者の母には子どもとのかかわり方の経験が不足しているとみられる。M君が生活のなかでいろいろな経験をすることや,母親がM君の成長に合わせたかかわりをうまくできるようになることで,M君の発達がのびる可能性がある一方で,専門的な児童発達支援が途切れないようにする必要がある。

保健師の支援内容

■家庭での育児状況の確認

　子どもと過ごす時間が一番長いのは母であったため,母親の育児観をとらえる必要があると判断し,自宅での子どもとの過ごし方をていねいに聞きとった。朝起きてから夜寝るまでの過ごし方や,父親と平日・休日はどのように過ごしているのかと具体的に質問をした。子どもの発達を促すかかわりがされているのかを確認するために,とくに子どもとどのように遊んでいるのか,言葉かけやスキンシップを行っているのかを観察しつつ,「M君はどんな遊びが好きですか?」「お母さんが楽しいと思う親子遊びはどのようなものですか?」と,生活に即した質問で確認した。

　母はインドア派であり,活発な子どもの動きを見ているだけで疲れてしまうことや,大勢の人のなかで仲間づくりをするのは不得手であることがわかった。おとなしい親と活発な子どもという,親子の気質が異なる組み合わせで,双方のフラストレーションにつながっている可能性があるのではないかという仮説をたてた。

■ **課題になっていることへの支援**

　親が困りごととして認識していることを生活の場で確認した。子どもの偏食・小食や落ち着きのなさが課題になっているが，なぜそのような状況になっているのかを母親とともにふり返った。そのうえで，「M君が落ち着いてご飯を食べられるのは，どんなときですか?」と投げかけた。「土日に3人で夕飯を食べるときはMもよく食べます」と言う。「M君はご両親が一緒においしそうに食べていると『自分も食べよう!』と思うのかもしれません。朝食をあまり食べないのは，ご両親が食べないからかもしれませんね」と状況を否定せずに，母が気づきを得られるように言葉を選んで伝えた。

　同様に「M君が夢中になっているのはどのようなときですか?」と投げかけた。このように問題視している行動を抑え込むのではなく，うまくできたのはどのようなときか，そのような時間を増やすためになにができるかを考えてもらうような支援を行った。

■ **家族全体にはたらきかける支援**

　養育期にある保護者が，発達に不安のある子どもとのかかわりのなかで感じている困難をのりこえ，家族機能を高められるような支援が必要である。そこで現在M君家族ができていることを具体的に把握し，それを親へフィードバックし，できることを増やせるよう支援した。

今後の方針および家庭訪問の評価

　M君の言葉の遅れや偏食は生活習慣から派生しており，家族全体で健やかな生活習慣を身につけられるよう家庭訪問による支援を継続する。また母の経験不足や集団場面へ不慣れなことを支援するとともにM君が活発に遊べる場を確保するために，個別の声がけがうまいサポーターのいる近所の子育て支援センターを紹介し，母が利用を希望する場合にはサポーターへの橋渡しを行う。

　落ち着きのなさ，衝動的な行動は専門的な児童発達支援✚が必要である。引きつづき親子教室にてフォローしつつ，児童精神科医の来所する経過観察健診の併用を提案したい。親子教室担当保健師と連携し，親子の変化から支援について評価を行い，支援内容を調整していく。

ⓑ 保健師による家庭訪問の意義（役割・機能）

　発達に不安のある子どもをもつ家族への支援には，子どもの発達を促す集団の場を提供する親子教室や，専門医による経過観察健診など，さまざまなものがある。多様な支援が存在することはよい面がある一方で，支援者によって助言が異なるなど，親が混乱する場面も生じやすい。保健師は子どもの健やかな成長・発達を促すために必要な支援をコーディネートしながら，それらの支援が効果的に機能しているかを評価し，調

✚ **プラス・ワン**

児童発達支援
身体障害，知的障害，精神障害（発達障害を含む）のあるおもに未就学の障害児を対象とし，通所により日常生活の基本的な動作の練習や，集団生活への適応訓練を行う。保護者への個別相談や，親子を対象としたグループ保育などを通じ，それぞれの成長過程の課題や目標を達成できるような支援が行われる。
児童発達支援は児童福祉法（第6条の2の2第2項）で規定されている障害児通所支援の1つに位置づけられている。

障害児通所支援
2012（平成24）年の児童福祉法改正により，従来の障害種別で分かれていた支援体系について，通所・入所の利用形態の別により一元化がはかられた。障害児通所支援とは，児童発達支援，医療型児童発達支援，放課後等デイサービス，居宅訪問型児童発達支援（2018〔平成30〕年度開始），保育所等訪問支援をさす。

整していく役割がある。家庭訪問では，ふだんの生活の様子を当事者とともに確認し，対象者が受けた教室などの支援が実生活に役だっているのかを確認したり，うまくいっていない場合にはどのような軌道修正が必要なのかを検討したりすることができる。家庭訪問によって明らかになった課題を，親子教室担当者と共有することにより，より効果的な親子教室への参加につなげることもできる。本事例のように家庭訪問を通じ，親子教室が対象者への支援として効果があったのかなど，意識的に事業評価として活用することも重要である。

　前述したように，発達に不安のある子どもと家族への支援は複数存在しているため，なんらかの支援につながっていると，家庭訪問は急務ではない場合もある。だが，生活の場で行われる家庭訪問を通じて，問題の本質を確認したり，地域の社会資源を活用する可能性や社会資源の不足をアセスメントしたりすることこそが，保健師の専門的な役割・機能であるといえる。

6 章

健康教育の展開

A 地域における健康教育の位置づけ

- 健康教育の展開方法は，健康学習やライフモデル，ICTの活用などへと変化している。
- 健康教育は対象に合わせて，目的・目標を明確にして行う。
- 健康教育は，公衆衛生看護活動のあらゆる場で行うことができる。

1 公衆衛生看護における健康教育のパラダイムの変化

　　日本における健康教育の中心的課題や展開方法は，その時代の社会背景や健康問題によって変化してきた（**表6-1**）。

　　健康教育は，1940年代の環境改善や感染症予防を中心とした公衆衛生活動を出発点としている。この時代は人々の知識が乏しく，情報伝達の手段が限られていたために，知識（knowledge）の普及が求められていた。その後，1950〜1960年代は知識に加えて，態度（attitude）の変容，行動（action）の変容，最終的には習慣（practice）の変容を求める**行動科学モデル（KAPモデル）**により，生活習慣病の予防や療養のための行動変容を期待した健康教育が活発に行われた。

　　1970年代には社会心理学的モデルを基本とした**保健信念モデル（ヘルスビリーフモデル）**などにより，人々の認識にはたらきかけて行動の変容を求める方法が健康教育に応用された（3章A参照）。

　　この時代の健康教育は，疾病の予防，早期発見・早期治療など，**疾病モデル（医学モデル）**由来の予防の概念を基本として，人々が疾病や異

表6-1　健康教育のパラダイムシフト

年代	モデル	目的	目標
1940年代	疾病モデル（医学モデル）	環境改善 感染症予防	知識の普及
1950〜 1960年代		生活習慣病予防	態度の変容 行動の変容
1970年代		健康の保持・増進	生活習慣の変容
1980年代	ライフモデル（生活モデル）	地域の問題解決	健康学習 教育診断・教育介入
1990年代 以降		生活の質の追求	自己管理能力の向上 地域の社会環境政策 の変容

健康学習

教育の理念に基づいて，教育対象を主体として位置づけ，積極的に健康問題に取り組み学習する意思を育てたり，学習活動を援助したり，発展させる教育活動を健康学習という。自己管理能力を身につけるための学習（自己教育）能力の形成をはかる。

常の発生予防や早期発見のための対応策を身につけることを目標に展開された。当時の健康教育の方法は，専門職が知識や技術を地域の人々に教授する「指導型」が中心で，住民に情報や知識を効率的に伝えることはできたが，一方通行的な関係になりやすいという問題があった。

1980年代には教育診断・教育介入を行う**プリシード−プロシードモデル**（当時は「プリシード・モデル」）を用いた健康教育が進められるようになった（3章C参照）。このモデルでは，学習者つまり住民は，地域の状況を理解し，問題解決に必要な要因を明らかにしていく過程をふむ。それによっておこされる行動変容は，健康問題の改善だけでなく人々の生活の質の向上にも効果をあげることを期待されるようになった。健康教育は健康に関する行動変容にとどまらず，生活の質も求めるようになった。

さらに，1980年代は**健康学習**が各地で取り組まれ，住民の自主的な学習を重要視する「学習援助型」の健康教育が，健康の自己管理能力の向上を目ざして展開されるようになった。

また，健康教育の基本的な考え方も，1940年代の疾病モデル（医学モデル）に基づいたものから，健康な状態の保持・増進を目ざす栄養・運動・休養への取り組みへと変化した。さらに現代ではエンパワメントの考えが普及して，健康状態や疾病および障害の有無にかかわらず，自己効力感や自尊心，生きる力などに注目する「**ライフモデル（生活モデル）**」の考え方へと変化してきている。また，ヘルスプロモーションの活動に基づいて，政策や組織・制度などの社会環境整備の重要性が再認識され，健康教育においても個人の行動変容を期待するだけでなく，そのための社会環境や政策の変容が求められてきている。

現在は，**ICT**（information and communication technology）の進展や教育レベルの高度化によって，住民は健康に関する情報を容易に入手することができる。そのなかで，住民と専門職の双方向のかかわりによる自由意思の尊重と合意形成，エンパワメントを高める共同思考を基本とした取り組みが健康教育では重視されるようになってきている。

2 健康教育の定義

健康教育の定義として1つに定まったものは見あたらないので，いくつかの研究者や機関が示しているものを紹介しよう。

世界保健機関（WHO）の委員会報告によれば，「健康教育という用語には，たくさんの意味があるが，大別すると2種類になる。最広義には，健康に関する態度や行動に影響する，個人・集団・地域住民のすべての経験と，そのような影響を与えるための努力や過程を含むものであり，狭義には，健康教育は，上述のすべてを網羅するような経験・努力・過程のうち，意図的に計画されたものだけを意味する」[1]。

その後，WHO はヘルスプロモーションを展開し，次のような定義を示している。「健康教育とは，意識して企画した学習機会を意味し，個人やコミュニティの健康を導くような知識の向上や生活技術の開発といったヘルスリテラシー✚の改善をねらったある種のコミュニケーションを含んでいる。健康教育とは単に情報のコミュニケーションを意味するだけでなく，健康を改善するための活動をするのに必要な，動機や技術や自信（セルフエフィカシー）を育てることも含んでいる」[2]。そして近年，広義の健康教育をヘルスプロモーションと表現している。

そのほかにも，いくつかの健康教育の定義✚が知られている。

以上から，健康教育とは，意図的に計画された健康に関する教育活動であり，公衆衛生看護における事業として健康教室やグループ活動などをそこに位置づけることができる。

3 健康教育の目的と目標

a 目的

健康教育の目的と目標の設定は，健康教育の方向性を定めることになり，その計画を立案するうえで重要である。健康教育の目的は，学習者個人に対して，①知識の習得と理解，②態度の変容，③行動の変容を求めることであり，なかでも行動変容がもたらされることが重要である。具体的には，取り上げられた健康問題や課題に対して，学習者である地域の人々が正しい知識や理解をもつこと，好ましい態度をもつこと，必要なことを実行し，よくないことをやめることが求められる。

その結果，個人の健康維持のための知識が向上し，生活技術を獲得し，動機や自信がはぐくまれる。さらに集団や地域に対するコミュニティの健康問題の解決や，ヘルスケアシステムの利用などの情報提供など，コミュニケーション技術の開発へと発展することが期待される。

b 目標

目標とは，目的の実現への方向づけを具体的に記述したものであり，期間や過程，内容，対象によってさまざまに表現される✚。上田らによると，目標を明確にすることによって次のような効果が期待できる。

● 学習者が行動変容のための目標を理解しやすくなる。

● 学習者と指導者との間で，学習目標や評価について情報交換が容易になる。

● 複数の指導者間で，学習目標や評価についての共通理解が得られやすくなる。

● 学習目標の達成のための学習方法の選択，資源の準備，時間配列などの計画がしやすくなる。

表 6-2 一般目標の具体例（糖尿病をもつ人の場合）

認知領域	情意領域	精神運動領域
病気が身体に及ぼす影響。インスリンのはたらきと血糖コントロールなどの身体のメカニズム，食事や運動，薬剤に関する知識など，糖尿病をもちながら生活していくために必要な知的技能の理解など。	病気を受け入れ前向きな生活を営むこと。療養する責任を受け入れる受容的態度をもつことなど。	食事療法や運動の方法，インスリン自己注射などの技能の習得など。

● 学習目標の達成状況の評価をしやすくなる。

目標には教育者がもつ**教育目標**と学習者がもつ**学習目標**がある。学習目標は**一般目標**と**行動目標**からなり，1つの一般目標に対して，通常は複数の行動目標を作成する。

一般目標は期待される効果であり，学習成果を総括的に記述し，認知，情意，精神運動の3つの領域**＋**に分類して記述することが望ましい。一般目標の内容を，糖尿病をもつ人の場合で示すと**表6-2**のようになる。

行動目標は，学習者の問題解決にかかわる態度や行動を描写し，計画の最終目標へと導くものであり，誰が，どの程度，どんな行動で，いつまでに，ということと，望ましい結果を述べたものである。

ところで，地域では人それぞれ性や年齢，経験などの違いにより，ヘルスリテラシーが異なるため，学習への準備状況がさまざまである。そのため健康教育の具体的な目標は，同じ病気をもっていても個人によって異なり，対象者に合わせて設定することが必要になる。

4 健康教育の対象と場

健康教育の対象は，健康問題や健康に関する学習要求をもっている人々であるが，健康レベルとしてはすべてのレベルの人々が対象になる。つまり健康教育には，①健康な人がさらに健康増進を目ざす場合，②予防のための知識や技術を習得する場合，③健康問題をもっている人々が健康の回復や療養のために学習する場合，などがある。

対象年齢は小児期から成人期や高齢期まで幅広いが，小児に対しては直接実施することは少なく，家族に対して行うことが多いため，健康教育の対象は成人であることが多い。成人は，ライフスタイルや価値観が形成されており，家庭や社会において一定の責任ある地位や役割をもっている人々である。そのため学校教育の生徒のように単なる理論的な話題に興味や関心をもつことは少ない。生活に密着した問題に結びついた，人々の切実な要求に対応できるものを教育のテーマとして提供しなければならない。

健康教育は，対象の規模（個人，家族，集団，住民など）に応じてさ

まざまな場で展開される。たとえば，個人や家族を対象とした健康教育には，家庭訪問や保健センターなどで行う健康相談などがある。集団を対象とした健康教育には，教室やグループワークなどの場がある。地域を対象とした健康教育の場には，講演会や健康展などのイベント行事などがある。

5 健康教育の展開における理論やモデルの活用

✚　**プラス・ワン**

インストラクショナルデザイン
インストラクショナルデザインの「インストラクション」とは人々の学習を支援することを目的としたさまざまな「活動を構成する事象の集合体」と定義されている[3]。この「事象」にはテキストや講義，グループ活動など外側から受ける事象と，ふり返ること（リフレクション）やモニターするなどの学習者の内側におきる事象も含まれている。

　健康教育のパラダイムは，本節の冒頭で述べたように時代とともに変化し，それにあわせてさまざまな健康教育の理論やモデルが提唱されてきている（3章A参照）。こうした新旧の理論・モデルを適切に活用することが公衆衛生看護活動には求められる。

　また近年，ICTの発達を背景に教育の場において提唱され，活用されているのがインストラクショナルデザイン（instructional design：ID）である✚。IDとは，学習のプロセスを支援するものとして，意図される目的や望まれる学習成果を達成するために，理論やモデルを活用し学習活動を設計していくことである。健康教育を展開する保健師にとっては，理論やモデルなどによる効果的な学習を設計することは重要である。

●引用文献
1) 宮坂忠夫：第1章　健康教育・ヘルスプロモーション概論．日本健康教育学会編：健康教育——ヘルスプロモーションの展開．p.14，保健同人社，2003.
2) WHO著，佐甲隆翻訳責任：WHOヘルスプロモーション用語集．松坂保健所，2003.
3) R. M. ガニエほか著，鈴木克明，岩崎信監訳：インストラクショナルデザインの原理．北大路書房．2007.

●参考文献
・Green, L. W. and Kreuter, M. W. 著，神馬征峰訳：実践ヘルスプロモーション——PRECEDE-PROCEED モデルによる企画と評価．医学書院，2005.
・上田玲子ほか：第2章　健康教育のための計画づくり，日本健康教育学会編：健康教育——ヘルスプロモーションの展開．保健同人社，2003.
・園田恭一・川田智恵子ほか編：健康観の転換——新しい健康理論の展開．東京大学出版会，1995.
・宮坂忠夫：健康教育の変遷・現状・今後の課題．保健の科学42(7)：508-513，2000.

B 健康教育の技術

POINT
- 健康教育は学習者の主体的な学習とそれを支援する学習支援者による健康教育の方法・技術の工夫によって，学習者の行動変容へとつなげることができる。
- 生活習慣病のように，ある程度の知識が広く行きわたった健康問題は，知識伝達型の学習だけでなく，学習者どうしで健康問題について話し合い，理解を深めていく方法が求められている。

1 健康教育に求められるもの

a 学習者の参加姿勢

　健康教育は，学習者個人や集団が健康問題についての知識や技術を理解・習得し，態度や行動の変容を目ざすものである。とりわけ学習者には行動変容の必要性を理解し，さまざまな行動変容の方法のなかからみずからに合ったものを選択し，周囲の協力を得ながら実行に移し，継続することが求められる。健康教育の学習者が主体的でないと，知識や情報，行動変容の必要性を理解できず，態度や行動の変容に結びつきにくい。自分の健康課題をわがこととして主体的に健康教育に参加することで，学びが深まり行動変容へとつながるのである。

b 学習者を取り巻く社会的な変化への対応

　近年は人々が接する情報の量が増え，科学的根拠の明確なものからそうではないものまで玉石混淆な状態となっている。公衆衛生看護活動においても，多くの情報から適切な選択ができ，これまで以上に人々がみずから考え，判断し，行動をおこす力を獲得できるような学習機会を提供する必要がある。

　また現代においては，人々の価値観・ライフスタイルが多様化していることから，健康教育を実践する学習支援者は，学習者の健康問題の明確化をはかるとともに，学習者の特性と，その人がどのような社会的な背景をもち，どのような環境で生活しているのかを十分把握したうえで，提供する学習方法を検討することが大切である。

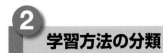

2 学習方法の分類

　健康教育におけるおもな学習方法として，系統学習，問題解決学習，協同学習およびアクティブラーニングがある。

a 系統学習

　系統だてて配置された学習課題を順に学習する方法である。たとえば糖尿病教室の場合，疾患の理解，食事療法，生活上の注意など，必要な知識を効率よく学習する機会を学習者に提供することができる。一方で知識の獲得と理解が中心的な学習方法のため，学習者の関心・意欲の維持がむずかしいという一面がある。

b 問題解決型学習

　現在直面している問題や，重要だと感じている問題を，どのように解決していくのかを，学習者が主体的に検討し学習を進めていく方法である。学習者が学習への意欲を向上・継続させることや，学習者が多様な解決方法を考えつくことなどを目ざし，共通する健康問題をもつ人たちを集めたグループで学習することもある。この場合は，個人学習と集団学習を組み合わせた問題解決型学習を実施する。すなわち，個人学習で得た結果をもち寄り，グループで話し合うことで知識や情報を学習者どうしで共有し，学びを深めることにつなげるのである。

　どのような健康問題を対象とするかは学習者の意欲や成果に影響を及ぼすため，学習支援者には，学習者の関心や環境に合わせた適切な問題の設定が求められる。

c 協同学習

　協同学習✚は，集団学習を行う際に用いられる学習方法の1つであり，健康教育に参加した仲間が学び合い共通認識を高め合うことで課題解決に取り組む方法である。この学習方法には，学習者どうしが話し合うなかで，学習者が自分の考えをまとめたり，相手の考えを尊重するとともに，自分の考えが尊重されたりする経験を通じて，学習者の学習への意欲が高まることが期待されている。学習支援者は，学習者どうしの話し合いがスムーズに行われるよう，話し合いの場を設定することが求められる。

d アクティブラーニング

　学習者に主体的な学習を促す学習方法である。すなわち知識や情報を得たり，解決方法の例を知ったり，みずからの知識や経験では対処したりすることがむずかしい学習課題について，講義形式による「聴く」学習にとどまらず，学習者は提供された知識・情報を用いて書く・話す・発表するなどの能動的な活動により学習を進めるものである。

　この方法を通じて学習者は自分の理解の変化や深まりを体験したり，健康問題を解決する対策についての考えや行動変容への意欲を表現してまわりの人と共有したりする。その結果，単独の学習では得られない理解や，対策についての考えにいたることができる。アクティブラーニングには，演習やディベート，グループワークなどが含まれる。

■アクティブラーニングの進め方の例

　アクティブラーニングは，たとえば次の①〜④のようなプロセスをふみ進める。このような流れのなかで，学習者が多様な考えを共有し，行動変容への対策を検討しやすくすることを目ざす。

①健康教育の学習者を複数のグループに分け，健康問題の情報を講義などで提供する。

②その情報について，学習者はどのような印象・考えをもっているのかを付箋に書き出し，グループのメンバーに説明する。

③各メンバーの考えを類似の内容ごとにまとめていく話し合いを行い，健康問題についての理解を深める。

④最終的には健康問題に対するグループとしての考えをまとめ，ほかのグループに向けて発表する。

③ 学習を支援する方法と教育

a 対象者の規模からみた健康教育の方法

　対象者の規模に応じ，個別健康教育，集団健康教育，さらに大きな集団を対象とした健康教育を実施する。

1 個別健康教育

　個別健康教育は健康問題の内容，学習者を取り巻く環境によって，学習者のみ，もしくは学習者とその家族を対象として行うものである。たとえば家庭訪問や特定保健指導での個別支援がこれにあたる。個別健康教育において，学習支援者は学習者の個別性や価値観に合わせ，その理解をたすけて行動変容を促す支援を行う。

2 集団健康教育

　集団健康教育は，同じ健康問題をもっている人たちや，同じ地域で生活している人たちを対象にして，学習者どうしの話し合い・交流を通じて学習の意欲を高め，学びを深めていくことを促すものである。たとえば特定保健指導の小規模なグループ支援や両親教室などがあげられる。

3 さらに大きな集団を対象とした健康教育

　保健センターの健康教室規模よりも多くの人たちを対象に，健康問題についての情報を提供したり，地域の人々に共通する健康問題について考える機会をもったりするための健康教育である。具体的には講演会やシンポジウムなどがある。

　一度に多くの人に情報を提供できることがメリットである。一方で，学習者どうしの学び合いがおこりにくいことや，学習者が主体的に学習できているのか確認することがむずかしいことがデメリットである。

b 健康教育における教育技術

　健康教育における教育技術には，講義，演習，実験，実習がある。学習者の状況，健康問題の内容，健康教育の目的に応じてこれらを選択し，組み合わせて実施する。

1 講義

　講義とは，一般的に講義法をさし，学習支援者の説明により学習者に知識・情報を伝達する方法である。伝達の仕方は，目的や健康問題，講義を実施する場や学習者の人数によって，口頭の説明のみの方法や，媒体（黒板やスライド，動画，リーフレットやパンフレットなど）を活用する方法などがある。また講義は講義法だけの構成ではなく，話し合いや演習などによるアクティブラーニングなど，複数の教育技術を組み合わせることもできる。

　学習者の理解を促すためには，講義の前に講義のテーマ（内容）に対する学習者の関心を高めるように工夫する。具体的には，講義で取り上げる健康問題が学習者に身近なものであることを示したり，最近の話題になっているニュースと関連していることや，学習支援者の経験などを講義の導入で話したりすることも，学習者の関心を高める効果がある。

2 演習・実験

　演習・実験は，講義や予習で得た知識の活用方法や技術を繰り返し練習することである。実験は机上で学んだことを実際の体験により実証・確認することである。ロールプレイなどの演習や，実験を体験すること

により，知識や技術のしくみ・なりたちについての理解をさらに深めたり，知識や技術の精度を実践場面で活用できるよう高めたりすることができる。

■地区踏査・調査

　健康教育の演習として学習者が地区踏査・調査➕を行うこともある。地区で暮らす人々の考えや行動を地区踏査・調査で把握し，分析することにより，学習者は人々の生活が地区の文化・風習や，気候などの物的環境，交通事情，利用できる社会資源などの影響を受けていることに加え，地区の課題と強みはなにかを理解する。その結果，地区のなかで健康問題を解決していくためには，なにが必要なのかを考えられるようになる。

3 実習

　実習は現実に近い場において，実際に講義や演習，実験で得た知識・技術を体験をすることで，知識・技術を習得するとともに，行動変容に取り組む態度を醸成する方法である。

4 主体的な学習を促す技術

a 学習意欲の向上，理解の深化を進める技術

　学習者が単独で学ぶなかでは，その人が獲得する知識や，健康問題の解決のために考えつく行動の範囲に限界がある。また健康問題を解決するための行動変容というゴールに，短期間の学習でたどりつけることは少ない。そこで，グループで学習することで生み出されるグループダイナミクスによる学習への意欲の向上や，行動変容の達成までの継続をねらって，グループワークが用いられる。グループワークは個人の学習では得られなかった知識の獲得や，理解の深化，行動のゆたかな想起をもたらすという，学習者 1 人ひとりへの大きな学習効果が期待される。

　グループワークには，次に述べる話し合い学習法などがある。学習者の知識の程度，意見や考えを述べた経験，参加者どうしの関係性などの要因と健康問題の内容から，いずれの方法を用いるか検討する。

1 話し合い学習法 (learning through discussion：LTD)

　4〜5 人の小グループで行う学習方法で協同学習の 1 つである。学習者が個人で行う予習と，グループで行うミーティングから構成される。予習によって 1 人ひとりの学習者が基本的な知識・考えをもち，そのうえでグループ内で互いの意見を尊重しながら話し合うことで，理解の共有と深化をはかる。ミーティングが話し合いの場として，この学習方法の中心となるが，個人の予習が不十分であれば話し合いで仲間と対等に

話し合うことはむずかしく，学びを高め合うことができない。学習支援者には，学習者が適切に予習を行えるように課題や情報を提示し，学習者の状況によっては予習方法を支援することが必要である。

2 ディベート

アクティブラーニングの方法の一種である。ディベートとは，単なる討論・討議・ディスカッションとして自己の立場や主張などを述べるものではなく，一定のルールのもとで設定された異なる立場から討論をすることである。

方法としては，まず論題（話し合うテーマ）を決め，その論題についての対立する賛成・反対の立場・意見を設定する。学習者には論題と賛成・反対の立場・意見を提示して，いずれかの立場に割りふる。同じ立場に割りふられた学習者が集まり，その立場を主張するための客観的な根拠を収集するなどの準備を行う。

討論の場面では，片方のグループが意見を言い，もう一方のグループは相手のグループの意見に反対する立場から意見を言う。これをくり返し，最後に，いずれのグループにも属さない審判役の人が，どちらのグループの意見が説得力があったか，論理的であったかを基準にして判定する。

この学習方法は，自分の意見を絶対化せずに相対化することで，ものごとを客観的，複眼的に見る目を養い，客観的な根拠に基づく合理的な判断ができる力を育てるものである。また，互いの意見や立場，価値観を尊重し，学び合う姿勢を身につけることも目ざす。

3 ジグソー法

小グループで行う協同学習の1つである。次の①〜③のプロセスで進められる。

①学習者を小グループに分ける。学習してほしい健康問題を1グループの構成人数分の下位の課題に分割し，グループ内の各メンバーがそれぞれ異なる下位課題をもつように割りふる。

②最初のグループを離れて同じ下位課題のメンバーどうしを集めた「専門家集団（エキスパートグループ）」をつくる。専門家集団では，集められたメンバーが共通の下位課題について協同学習を行い，最初のグループに戻ったときにその課題について説明できることを目ざす。

③その後，専門家集団を解散して最初のグループに再び集合し，各メンバーが専門家集団で得た学びを教え合うことで，全員が各課題についての理解を深める。

この方法では，自分が教える立場になることで学習者は責任を感じ，学習への意欲を向上させることが期待できる。なおグループのメンバーがそれぞれに与えられた下位課題のみを受けもつ方法と，学習者全員が

同じ下位課題をもつが，専門家集団として検討する際は下位課題の範囲を分ける方法とがある。

4 ワールドカフェ

カフェのようなオープンでリラックスする場において，4〜5人単位の複数のグループを設定し，グループのメンバーの組み合わせをかえながらテーマに集中して，率直に話し合う対話法である。グループ内での会話により学習者どうしが結びつき，相互理解を深め，新しい知恵やアイディア，行動への可能性が生み出されることが期待される。

標準的な流れとしては，まずグループごとにテーブルに分かれて座り，テーマについて話し合う。一定の時間がたったら，グループのうち1人だけをそのテーブルにホストとして残し，残りのメンバーは別のテーブルに移動して，新しい組み合わせのメンバーと話し合いを続ける。何度かメンバーの組み合せをかえて話し合ったのち，最初のテーブルにメンバーが戻り，移動先の話し合いで得たアイディアを紹介し合い，話し合いを継続する。最後には，ホストがファシリテーターとなって話し合いから得られた気づきを学習者の全体セッションで共有する。

b 健康教育における行動経済学の活用

健康課題をもつ人に行動変容を促そうとしても，その人が健康教育に参加しなければ行動変容にはつながらない。また，健康教育に参加したとしても，学習者が多忙であったり，ほかのことに気をとられたりして学習に集中できないこともある。そこで自治体や国，企業（職域保健）などにおいては，行動経済学✛を活用して学習や行動変容のきっかけづくりにつなげ，人々が自分の意思で健康づくりの学習を選択することを促す取り組みが広まっている。本項では公衆衛生看護活動の健康教育などにおいて活用されている行動経済学のアプローチを紹介する。

1 コミットメント（commitment）

自分がこれから行うことや目標を周囲の人や学習支援者などに宣言することである。コミットメントすることで自分の目標が明確化され，無意識にその目標に向かって行動変容しやすくなる。また周囲に宣言することは周囲からの協力や応援を得やすくなり，行動変容やその継続の促進につながる。特定保健指導の動機づけ支援などの対象者が行動目標を設定することもコミットメントの1つである。

コミットメントを行う際には，学習者にとって努力すれば達成可能なレベルに目標を設定することが重要である。達成困難な目標であると学習者が意欲を失うことにつながりかねない。

✛ **プラス・ワン**

行動経済学
行動経済学は「人間の非論理的な心理作用やそれに基づく判断を活用したアプローチ」[2]を研究するものとされている。すなわち，人間が感情や心理などの影響を受けてとる合理的とはいえない行動を心理学的アプローチで分析する経済学のことである。

健康教育へのインセンティブの応用

健康教育の学習者をいくつかのグループに分け、学習者の1人ひとりの歩数によってポイントが与えられるようにする。さらにグループのメンバーの合計ポイントで各グループの順位が決まるというしくみをつくると、グループ内のメンバーどうしで励まし合うことによる行動変容の促進が期待できる。

ナッジの定義

「選択を禁じることも、経済的なインセンティブを大きく変えることもなく、人々の行動を予測可能な形で変える選択アーキテクチャーのあらゆる要素」[3]と定義されている。なお、選択アーキテクチャーとは選択にかかわる構造物・建築・設定、すなわち人々の行動選択にかかわる背景のことである。

ナッジを活用するためのチェックリスト

ナッジを効果的に活用するためのチェックリストとして、イギリスの行動科学洞察チーム（Behavioural Insights Team）が作成した EAST という枠組みがある。EAST は Easy, Attractive, Social, Timely の頭文字から名づけられたもので、これらの4つの分野の11項目のポイントからなる。

1. 簡単に（Easy）
- より健康的な選択肢を選択しやすくするようなデフォルト機能を活用する。
- サービスを利用するための面倒な要因を減少させる。
- メッセージを単純化・明確化する。

2. 印象的・魅力的に（Attractive）
- 色彩などを工夫し、関心をひく。
- サービスを活用することによるインセンティブの設定や、サービスを活用しないことの損失の提示など、動機づけ設計を行う。

3. 社会的に（Social）
- 多くの人が適切な行動をとっていることを伝えるなど、つながりを活用する。
- 周囲の人へのコミットメントを促す。
- 社会規範を活用する。

（次ページへ続く）

② インセンティブ（incentive）

インセンティブ➕とは報酬を意味し、健康づくりにつながる行動に応じて提供される報酬が、学習者本人のやる気につながる。いくつかの自治体では、その自治体の保健事業のがん検診や運動教室に参加した人にはポイントが与えられ、集めたポイントをなにかしらの物品やサービスと交換できるといったインセンティブが行われている。

提供できるインセンティブの種類が限られ、学習者にとって魅力的ではない場合には、ねらった効果が得られないこともある。効果を上げるには、学習者にとってなにがインセンティブとなるのかを検討することが必要である。

③ ナッジ（nudge）

ナッジ➕とは人々がより健康的な行動を選択できるように、そっとあと押しすること、すなわち人々が無意識のうちに行動を選択できるように環境をデザインすることである。健康教育におけるナッジは、環境やサービスをデザインして人々がより健康でよりゆたかに生活するような選択肢を選びやすくするような取り組みとなる。肥満を例に考えると、肥満は生活習慣病のリスク因子であることを理解し、肥満を防がなくてはならないと知っていても、すべての人が適切な運動習慣や栄養摂取を継続できるわけではない。このように、人間は必ずしもつねに高い選択能力を発揮して最善の選択をしているとは限らないため、意識的ではなくても合理的な選択をとれるような環境を提供しようとするのがナッジの考え方➕である。

■ナッジの活用例：肥満予防

たとえば、職場の食堂で最初に料理をとりやすい場所に野菜料理の皿を並べ、高カロリーの料理の皿は一番奥のとりにくい場所に配置する。こうして人々が自然に野菜料理をとることを促す。このケースではカロリーの高い料理を禁止するものではなくて、肉料理などを選択することもできるが、肥満を解消するうえで望ましい野菜料理を選びやすくする配置にポイントがある。

ⓒ ICT や SNS の活用

新型コロナウイルス感染症の感染拡大に対して ICT（情報通信技術）を活用したテレワークやオンライン授業が推進されるなかで、健康教育にも ICT を取り入れる動きがおこっている。たとえば SNS を活用した保健師や管理栄養士による食事、運動、睡眠に関する動画の配信や、介護予防事業の運動教室のオンライン開催などである。

これらの方法は感染症対策だけではなく、教室の開催場所までの距離

プラス・ワン

ナッジの活用
（前ページからの続き）

4. タイムリーに (Timely)

- 人々が行動変容しやすい時期をみて介入するなど，**タイミングを見きわめる。**
- 行動変容することで得られる将来のメリットに比べて大きい現在の不便さを軽減するなど，**現在バイアスを考慮する。**
- 事前に対処行動を決めるように促す。

が遠い人や，公共交通機関などの移動手段が乏しい人，さらに見知らぬ人のなかに入っていくことが苦手な人が気軽に参加しやすいというメリットがある。その反面，対面の教室であれば把握できる対象者の表情や態度をオンラインでは読みとりにくく，学習支援者はタイムリーな声かけなどがむずかしいことや，学習支援者から学習者への一方向の情報伝達に陥る可能性もある。

双方向の教育にするには，オンライン会議ツールの「挙手」や「グループ分け」の機能を活用して，学習者の意見交換や，能動的な教室への参加を促すような工夫が必要である。

●引用文献

1）杉江修二：協同学習入門．p.1，ナカニシヤ出版，2011.
2）楠本和夫：トリガー――人を動かす行動経済学 26 の切り口．p.4，イースト・プレス，2020.
3）リチャード＝セイラー，キャス＝サンスティーン著，遠藤真美訳：実践 行動経済学．p.17，日経 BP 社，2009.

●参考文献

・The Behavioural Insights Team : East : four simple ways to apply behavioural insights. 2014.（https://www.bi.team/publications/east-four-simple-ways-to-apply-behavioural-insights/）（参照 2022-06-06）
・香取一昭・大川恒：ワールド・カフェから始める地域コミュニティづくり．p.40，学芸出版社，2017.
・佐藤むつみ：新型コロナウイルス禍における介護予防事業．老年精神医学雑誌 32（9）：966-969，2021.
・杉江修治編：協同学習がつくるアクティブ・ラーニング．pp.82-89，90-98，明治図書，2016.
・松下佳代・京都大学高等教育研究開発推進センター編著：ディープ・アクティブラーニング．pp.123-132，勁草書房，2015.
・溝上慎一：アクティブラーニングと教授学習パラダイムの転換．pp.6-23，82-85，東信堂，2014.

C 教育媒体（教材）

1 教育媒体（教材）とは

　人は具体的な経験から学ぶことが多いが，すべての事象を直接経験することはできない。また，感覚的な経験だけでは知識にはならず，体験を象徴化することにより，はじめて学習（概念化）につながる。そこで，教育効果の高い教育媒体（以下，教材）を用いることで，その教材から得た経験からの概念化（学習すること）をはかるのである。健康教育における教材には，目標を達成するための材料として，参加者が容易に経験を概念化できるような要素が求められる。公衆衛生看護における健康教育の学習目標の例をあげると，次のようなものがある。

- **認識**：「〜がわかる」（例：メタボリックシンドロームについてわかる）
- **技術習熟**：「〜ができる」（例：糖尿病の単位計算ができる）
- **集団的能力**：「共通する健康問題を学び合う力がつく」（例：地域のウォーキングコースの危険箇所・安全情報を確認・検討し，コースを整備する箇所をマップにまとめ，誰でも運動を楽しめるようにする）

　このような学習目標に対して，公衆衛生看護ではさまざまな教材が用いられている。「いつ」「どこで」「どのような方法で」教材を提示するかなど，対象のニーズとヘルスリテラシーにあった教材を精選する必要がある。既存の教材をさまざまな角度から分析し，必要があれば加工したり，新しく教材を開発したりするなどの工夫も必要である。

2 健康教育における教材

　教材から得られる経験は，具体的なレベルから抽象的なレベルまでさまざまである。教材の分類法はいくつかあるが，本項では抽象度に合わせて「言語を通して考える教材」「視聴覚を通して考える教材」「経験を通して考える教材」に分ける（表6-3）。視聴覚を通して考えるための教材はさらに細かく，①平面的なもの，②立体的なもの，③動きがあるも

表6-3 教材の種類と特徴

教材の種類			特徴	
			利点	欠点
言語を通して考える教材		テキスト，パンフレット，リーフレット，ちらし，漫画，広報，会報，回覧板，手紙，電子メール	・繰り返し読むことができる。 ・ちらしは，窓口などさまざまなところに置かれ，ほしい人が自由に持ち帰ることができる。	・内容を盛り込みすぎることがある。 ・むずかしい表現や読みにくい字，印刷の不鮮明なものは読まれない場合が多い。
視聴覚を通して考える教材	平面的な教材	地図，図表，パネル，ポスター，掛け図，フランネルボード，掲示板，スライド，マグネルディスプレイ，OHP，OHC，絵，写真	・同時に同一の情報を対象者に提供できる。 ・地域の特性にあった情報の提供などに利用できる。 ・フランネルボードやマグネルディスプレイは取り外しが簡単である。	・参加者が学習後に内容を確認しにくい。
	立体的な教材	実物，標本，模型，パノラマ，ジオラマ	・模型や標本は，実際に見たり触れたりすることができないもの（身体の内部のしくみや病態の変化）を提示できる。 ・教育意図にあわせ，必要なところを拡大・縮小して提示できる。	・縮小して作成した模型や標本を，現物の大きさとして誤解する場合がある。
	動きがある教材	映画，テレビ番組，ビデオ（DVD），パソコン画像，動画，演劇，人形劇	・動きがあり現実性が高く，教育内容に引きこまれることが多い。 ・参加者に適した内容を盛り込むことによって参加者が感情移入しやすい。	・会場の大きさや映写・音響の設備など，技術的な制約で使えないことがある。 ・シナリオや材料の作成，練習など，準備に時間を要する。
体験を通して考える教材		実験，調査，見学，演習，実習，体験学習	・実際に体験することによって健康問題を実感しやすい。	・参加者が体験するのに時間がかかる。 ・事前準備や会場確保がむずかしい。

のに分類できる。健康教育の対象者の年齢や教育内容によって，教材を組み合わせて使用することが重要である。

ⓐ 言語を通して考える教材

テキスト，パンフレット，リーフレット，ちらし，漫画，広報，会報，回覧板，手紙，電子メールなどがある。

■活用方法

保健所・保健センターなどでは，各種教室の呼びかけのパンフレットやリーフレット，ちらしを作成して配布しているが，目的によって形や大きさはさまざまである。病態別に日常生活の工夫を掲載した市販のパンフレットやリーフレットも多数ある。赤ちゃん教室や各種講演の案内など保健事業の紹介を会報に掲載し，参加しなかった人にも事業内容が理解できるような工夫も教材の1つの活用方法である。

ちらしやリーフレットは，用紙の大きさから掲載できる情報量に限界がある。そこでQRコードを掲載し，さらに健康教育の内容を深めて理

解してもらうように詳しく解説している Web サイトなどにアクセスできるようにしたり，健康教室の参加予約サイトにとべるようにしたりすることもある。

b 視聴覚を通して考える教材

1 平面的教材

地図，図表，パネル，ポスター，掛け図，フランネルボード，マグネルディスプレイ，掲示板，スライド，オーバーヘッドプロジェクター（OHP），オーバーヘッドカメラ（OHC），絵，写真などがある。

■活用方法

地域の医療機関や育児サークル情報の一覧，ウォーキングマップなど，地域独自の情報を掲載した地図は，住民が健康行動をとるうえで活用できる教材となる。

健康診査（以下，健診）の結果（血圧や中性脂肪の値）を経年的に示した図表は，自分の身体の変化を視覚的に理解する教材となる。

OHP や OHC を利用すると，図表の縮小・拡大や，何枚も重ね合わせた表現もできる。

フランネルボードやマグネルディスプレイは，教材の裏面にフランネルやビロードの生地，マグネットがはられていて，絵や図をボード面に自由にはりつけることが可能である。たとえば，食事や栄養に関する健康教育では，食事バランスのボードを用意し，健康教育の対象者が食べたものをボードにはっていくなど参加型の教育を展開することができる。

保健所・保健センターのロビーや地域の健康フェスティバルの場では，健康ポスターなどを中心に，さまざまな平面的な教材が展示されている。このような教材提示は，参加者が自分の関心と時間に合わせて選択できる利点がある。

2 立体的教材⬚

実物，標本，模型，パノラマ，ジオラマなどがある。

■活用方法

標本や模型は実物を見せられないときに使用する。身体内部の構造やしくみを簡明に提示でき，教育意図にあわせ拡大・縮小して示すことができるという利点もある。具体例として，両親教室で新生児の抱き方や沐浴の方法を体験するモデルとしての沐浴人形の使用がある。

立体的教材は，できるだけ実体験に近い状況設定で使用すると効果的である。

3 動きがある教材

映画，テレビ番組，ビデオ（DVD），パソコン画像，動画，演劇（ロールプレイ），人形劇などがある。

■活用方法

映画やビデオなど動画による視聴覚教材は，動きや現実性があり，何度も繰り返し確認できるのが強みである。モデルとなる人物が登場すると参加者の心情に訴え，自分の生活をふり返る機会となりやすい。たとえば演劇や人形劇の場合，住民に身近な保健師・歯科医師・健康課長などが登場し，地域性にあったテーマ・内容を設定すると参加者が感情移入しやすい。

上映時間が長い教材はすべてを見せるのではなく，健康教育の導入として教育上必要な部分を一部上映し，そのあとの展開を考えるきっかけにしたり，参加者が話し合った内容を確認するため，グループワーク後に使用したりする。映画やビデオなどの映像による教材は，会場の大きさや映写・音響の装置，年月の経過による生活実態とのズレなどの要因で使えないこともあるので，事前に確認しておく必要がある。

4 情報通信技術（ICT）を活用した教材

モバイル端末の普及により，近年はオンライン会議ツール（Zoom など）やスマートフォンアプリなどの ICT を活用した健康教育が可能となった。たとえば ICT を活用した特定保健指導は，2013（平成 25）年から実施されており，「特定保健指導における情報通信技術を活用した指導の実施の手引き」（最終改正 2021〔令和 3〕年 2 月）に基づき，対象者は在宅で遠隔面接（初回面接）や遠隔支援（継続支援）を受けることができる✚。具体的には，Zoom などの会議ツールが遠隔面接に活用され，遠隔支援ではスマートフォンや Web のアプリが体重・血圧・歩数のレコーディングや食事指導などに多く活用されている。

c 体験を通して考える教材✚

実験，調査，見学，演習，実習，体験学習などがある。

■活用方法

自分の身体におこっていることを実験で確認することは，より現実的な体験となる。たとえば，アルコール代謝の体質を判定するパッチテストの体験や，アルコールを注入したレバー切片を観察しアルコールの肝臓への影響を確認する実験がある。体験を通して考える教材は，いままで学んできた知識を技術として習得するために必要であり，具体的な日常生活や健康問題に合わせ，対象者の教育内容への関心や理解がさらに強化されるような体験となるように企画する。

体験学習の場合，設定時間内で効率よく実施するための工夫や注意が必要である。たとえば妊婦体験ジャケットは，両親教室などでパートナーが妊婦の身体状況を体験できる教材であるが，参加者が全員体験するにはある程度の時間を要することを考えて活用することが求められる。

3 教材の選定

プラス・ワン

家庭にある物品を工夫して健康問題に対応する教材の例
保冷剤をバンダナや手ぬぐいで首に巻きつければ，熱中症予防のための手づくりネッククーラーができる。この手づくりネッククーラーは，家にある物品を工夫することで健康問題に対処できることを体験することができる教材の一例である。

健康教育において教材を使用する場合，参加者の健康教育の目標（健康問題）や参加者の年齢，すでに理解している知識などをまず把握する。そのうえで教材の内容や語彙の難易度など，参加者に合った教材を選定し使用する。

健康教育の教材選定にあたっては，読みやすさ，見やすさ，聞きやすさなどの教材の質を事前に検討する必要がある。また，どのくらいの頻度で使うのか，使用頻度を考えてコストに見合う教材を選定する。

健康教育の教材は必要なときにすぐ利用できることも重要である🞡。予算の確保，新しい教材の作成能力と作成に要する時間，視聴覚教材センターなどの利用可能性など，教材の使用条件は異なる。少ない予算であっても，保健所・保健センターで1つの教材を共有するなど，有効活用の可能性を日ごろから検討しておくと教材の活用範囲が広がる。

ICTを活用した教材を使用する場合は，次の点などについて問題がないか確認する必要がある。

- 対面で行うのと同じ程度の映像・音声が確保された使用機器や通信環境か。
- 対象者が円滑に使用できる機器や実施体制か。
- プライバシーの保護など情報セキュリティは確保されているか。
- 学習支援者や教材の提供者に，情報・システムについてのリテラシーができているか。

D 健康教育の展開過程

POINT
- 健康教育では，地域のニーズを把握し，対象となる住民の自立に向けた展開を目ざす。
- 健康教育の企画から実施，準備，事後フォローまでの一連の展開過程を学ぶ。
- 企画書・指導案の作成や評価の実施など，健康教育の展開過程における基本技術を身につける。

1 健康教育の準備—企画書と指導案の作成

a 健康教育の企画準備

1 地域のニーズ把握とアセスメント

　健康教育は，対象者の年齢や健康レベル，さらに規模や目的もさまざまである。家庭訪問で把握した地域の健康問題（課題）や，健康相談に持ち込まれる問題も，健康教育のテーマとして取り上げることができる。

　地域のニーズを把握し，そのアセスメントを行い，そこで明らかになった地域の健康問題に対する公衆衛生看護の事業として，健康教室（以下，教室）などの健康教育を企画する。その際に，家庭訪問，健康診査（健診），健康相談などほかの事業との関連性をふまえて企画する。

2 健康教育を企画する際の留意点

　健康教育では，参加者が仲間との相互作用によって自分の健康問題に気づき，主体的にその解決に取り組む態度や行動力を身につけることを目ざす。そのため，健康教育には，参加者が主体的に学習に取り組む**健康学習**を導入し，支援することが望ましい。可能な限り参加者も企画に参画することで，より主体的な学習を実現することができる。

　また，学習の楽しさを経験すると，参加者の自己効力感やエンパワメントが高まる🞖。そのためには対象者の知識・意識のレベル，つまりヘルスリテラシーや**レディネス**🞖に合わせた教育媒体（教材）の工夫が必要である。

　健康教育は，健康問題をかかえている当事者を対象に企画する場合が多いが，本人の問題解決を支援する家族も対象になる。地域に共通する健康問題の解決を目ざした健康教育では，地域の人々が対象となる。

プラス・ワン

学習の楽しさを経験する（例）
- 学習することの楽しさを味わえる。
- ほかの人が自分の発言に関心をもったことで，受けとめられた喜びを感じる。
- いままで見えなかったものが見えて，わくわく感じた，など。

レディネス
健康教育を実施するにあたり，対象者の特質や発達課題，すでに学んでいる内容やテーマに関する興味，関心，教室の雰囲気など，事前の対象者の条件をいう。

ⓑ　企画書の作成

　健康教育の企画では，まず企画書を作成する。企画書には，実施する
健康教育の目的，教室の内容と方法，時期，予算，周知方法など全体的
な進め方を明記する。

■健康教育の目的

　健康教育の目的は，参加者の状況に合わせて具体的に設定する。参加
者個人に関しては，健康な生活を営むための知識と技術の向上，態度と
行動の変容，セルフケア能力の向上などの視点から目的を設定する。参
加者集団に関しては，地域をかえていく力，エンパワメントの向上など
の視点から目的を設定する。

■実施内容と方法などの決定

　プログラム（実施内容と方法）を検討し，会場のレイアウト，日時，
周知方法などを決定する🞦。

■担当者の決定と打ち合わせ

　実施内容に合わせて担当者を決定し打ち合わせをする。担当の保健師
や栄養士など所内職員の間で，内容の検討・打ち合わせを行うだけでは
なく，外部の講師など，さまざまな関係者との打ち合わせを適時に行う。

■予算の作成

　外部講師の謝礼，会場借用費，教材や必要物品の費用など，必要経費
を予算として計上する。

■周知方法

　住民全体に参加を呼びかけ，周知させる場合は，行政の広報紙や町内
の回覧板への掲載，保健推進員による呼びかけ，町内放送などを使う。
対象者個人の氏名を把握している場合は直接通知する。

ⓒ　指導案の作成

1　指導案作成の意義

　企画書をもとに，具体的な指導案を作成する。指導案は，健康教育実
施日のテーマ，時間配分，展開方法，教材などの諸要素を時系列に明記
したものであり，より効果的な健康教育を実施するために作成するもの
である。指導案を作成する意義として次の 4 点があげられる。

■健康教育の目標達成

　なにを伝えたいのか，どこまでを目標とするのか検討し，指導案を作
成する。指導案を作成する過程で紙上シミュレーションを行うことで，
健康教育の目標や展開するプロセスが明確になり，目標の達成につなが
る。

■保健師どうしや関係職種との実施内容の共有

栄養士や歯科衛生士ら関係職種と協働して健康教育を行う場合，職種ごとに価値観・姿勢・技術などが異なると結果に影響する。指導案を作成し，紙上シミュレーションをする過程で，健康教育のねらいや実施内容を共有できる。

■健康教育実施後の内容改善

実施した健康教育の内容を検討，反省し，内容を改善するための重要な資料とする。また，指導案と実施した健康教育の展開において生じたズレについて確認し，評価する。

■健康教育の指導技術の開発

指導案を検証し，どのような対象に，どのような方法で，どのような教材を使用したとき，どのような効果があったのか蓄積することで，健康教育の技術の開発や向上につながる。

2 指導案の構成要素

指導案作成にあたっては，その目的や機能に照らし合わせて，次の内容を記載するとわかりやすい。

■実施内容の明確化

健康教育の実施内容について基本情報を明示する。基本情報とは，教室の名称，対象者数，実施日，時間，会場などである。

■テーマの設定

地区把握や日ごろの保健活動を通してとらえた健康問題をテーマとして設定し，健康教育を実施する。その際に，①対象者観，②教材観，③指導観の3領域から検討し✛，テーマとして設定する客観的な理由や根拠を明記する。

■目的・目標の設定

健康教育の目的，および参加者に到達してほしい目標を設定する。目標は到達してもらいたい具体的な行動目標として表現する。①知識の理解（例：事実と原理を理解する）などの認知領域，②態度（例：教室修了後も同じ仲間と地域で集まって学習の継続を希望する）などの情意領域，③技術の習得（例：糖尿病の単位計算を身につける）などの精神運動領域，の3つの視点から目標を設定すると，対象者のどのような能力をのばしていくかが具体的に明らかになる。

■健康教育の展開にそっての整理

教室展開上で核になる内容を箇条書きにして，その内容を時系列順に記す。具体的には，健康教育当日の時間の流れにそって，「時間・方法」「教授内容・学習内容」「学習到達と支援の留意点」「教材」などの項目ごとに整理する✛。

育児教室の企画書と指導案の例を**表6-4〜6**に示す。

+ **プラス・ワン**

対象者観・教材観・指導観
対象者観
対象のレディネスをとらえることにより，対象者に適した方法で健康教育を展開できる。その結果，対象者にとって魅力ある健康教育に発展しうる。
教材観
使用する教材の意義を明確にする。
指導観
対象者観や教材観との関連から，健康教育を通して対象者にどのような考え・見方や知識・技術・態度をつかってもらいたいのか教育の意図を明確にする。

健康教育の展開についての留意点の記載
健康教育の到達目標に迫るための留意点について指導案に明記しておく。展開がうまくいかなかったときの対策や，展開するうえでの重要事項や補定すべき点などについても記載しておく。

表6-4　育児教室の指導案

記載項目	内容
教室の位置づけ	この教室は，地域母子保健活動の一環として位置づけ，子育て支援ネットワークの基礎になる当事者支援の取り組みである。A地区において子育て支援者との協働により実施する。
対象者観	新興住宅地のA地区の母親たちは在住年数が短く，身近に相談者がいないことや子育ての不安を健診や育児相談で訴えている。育児グループも複数あるが，母親どうしの交流が中心である。地域の子育て支援者との交流はあまり行われていない。 以上から，A地区の子育て支援者とともに育児教室を実施し，子育て環境の整備をはかりたいと考えた。
教材観	毎週1回開催し，4日間コースで行う。1日目の自己紹介では地図を用意し自分の家にシールをはって，地域の仲間意識を高めることをねらう。グループワークでは3事例を提示し，参加者が自分の子育ての姿をふり返りやすくする。
指導観	個人の問題解決の場となるだけでなく，A地区の子育てに共通する課題を見いだし，解決する力をつける場となるようにこの教室を実施することを1日目の自己紹介や講話で伝える。子育て支援者とつながりをもてるようにする。
教室の目的	地域の子育て環境について問題意識をもち，子育てネットワークの構築をしていくような動機づけと仲間づくりをはかる。
日程ごとの目標	1日目：子育ての現状を把握し，子育てに対する認識を高める。一緒に学習する仲間をつくることができる。 2日目：子どもとの接し方をふり返り，子どもの成長の目安がわかる。 3日目：地域の子育て環境の現状がわかり，自分たちが子育てしやすいまちのイメージができる。 4日目：自分の地域での子育て仲間とともに継続できるような方向性を見いだす。
周知方法	市の広報でPRする。募集対象者は，乳児（6か月児以上）あるいは幼児をもつ母親・父親。
評価	教室修了時にアンケート調査を行い，3か月後にグループインタビューを行う。教室参加後に次の3項目のような効果があったかどうかをみる。 ①自分の子育てをふり返って，これからの子育てについて家族で話し合える。 ②教室参加者の交流と地域での学習や子育て活動が意欲的に継続されている。 ③地域で活動している子育て支援者との交流が継続されている。

3 事前の紙上シミュレーションとデモンストレーション

　企画書を作成し，指導案により紙上シミュレーションをする。さらに，保健師どうしで実際に教育場面のデモンストレーションを行う。デモンストレーションによって，教室運営の時間配分や内容を精選できるうえ，具体的な教材の使用方法や担当者の役割についても確認できる。

2 健康教育の実施

　健康問題をもつ人々への健康教育では，知識の伝達だけが目的であれば個別指導や講義形式が効果的であるが，健康教育の目的は行動変容やセルフケア能力を高めるところにある。集団への教育の場合は，参加者どうしが影響を及ぼし合うことも多いため，グループワークの教育効果は大きい。

　グループワークと講義を有効に組み合わせることにより，参加者は講義によって知識を確認し，グループワークで自分自身の生活をふり返ることができる。講義の位置づけは，グループワークの導入として参加者の意識にはたらきかける場合と，グループワークで話し合った内容をそ

表6-5　育児教室のプログラム

1日目 「子育てをふり返って」	2日目 「身体の成長・こころの成長」	3日目 「わがまちの子育て環境探索」	4日目 「わがまちの子育て支援」
1. 楽しい親子遊び	6. 楽しい親子遊び	10. 楽しい親子遊び	15. 楽しい親子遊び
2. 教室の主旨説明 　4回のプログラムの紹介	7. 当日の教室プログラムの 　説明	11. 当日の教室プログラムの 　説明	16. 当日の教室プログラムの 　説明
3. 自己紹介 　①名前・住所（地区） 　②子どもが生まれてか 　　わったこと 　③楽しかったこと 　④不安なこと，心配なこ 　　と	8. 講話 　「食べることと遊ぶこと」 9. グループワーク 　「わが家の食べ方・遊び 　方」 〈子どもの食と遊び〉 　①母乳，ミルク，離乳食， 　　卒乳，幼児食・おやつ 　　の進め方	12. グループワーク 　「子どもを取り巻く子育 　て環境」 　①どこになにがあるか 　②どんな内容か 　③使いやすさ 13. フィールドワーク 　「わがまち探検ツアー」 〈食探検グループ〉	17. 講話 　「わがまちの子育て支援 　者たち」 　①地域にある子育てグ 　　ループ 　②民生委員・児童委員 　③子育てアドバイザー 　④公民館指導員 　⑤市役所栄養士・保健師
4. 講話 　「A，B，Cさんの一日」 5. グループワーク 　「私の一日」	②つくり方の工夫 　③食べ方・食べさせ方 　④食べ物の安全・購入先 　⑤遊ばせ方 　⑥場所，仲間 〈母親の食生活と仲間〉 　①母親の健康 　②仲間・リフレッシュ方 　　法	〈遊び探検グループ〉 14. グループワーク 　探検結果発表「見て聞い 　て感じたわがまちの子育 　て環境実態」	18. グループワーク 　「自分ができること・し 　たいこと」 19. グループワーク 　「今後の子育てに向けて」

　の後の講義で正しい知識など情報を伝えて参加者に確認してもらう場合とがある。講義の内容を精選し，講師からの一方通行的な情報伝達にならないように留意する。

a　健康教育の展開

1　本音で話し合える雰囲気を大事にする

　自己紹介やグループワークによって参加者どうしの信頼関係を築く。とくに教室の初日に行う自己紹介は，参加者がはじめて顔を合わせる場面であり大事にしたい。現在の生活で困ったこと不安なことなどを自由に語ってもらい，自慢話や成功談は控えることが望ましい。

　グループワークで自分の考えや気持ちをありのままに表現し，関心をもって聞いてもらえたと感じた参加者は，教室への参加意欲を強める。そのために保健師は，自由に本音を話せる雰囲気づくりに配慮し，話したくない人や苦手な話題には「パス」と言って保留できるなど，発言を強要しないことが大切である。また，参加者がもっていた知識やこれまでの経験でつちかわれた能力が話し合いにいかされるように配慮する。

表6-6　育児教室1日目の展開

【テーマ】 子育てをふり返って 【スタッフ】 保健師　2名 保育ボランティア　3名	【対象】 ①母親・父親：20組 ②子育てアドバイザー：4名 ③民生委員・児童委員：3名 ④公民館職員：1名	【目標】 ①子育ての現状を把握し，自分の子育てに対する認識を高める。 ②地域で一緒に子育てを考える仲間をつくることができる。	【開催日時】 20△△年5月21日 時間：13：30〜15：00 【場所】 A地区公民館　和室

展開	項目	学習内容	学習到達と援助の留意点	教材
導入 15分	1. 楽しい親子遊び（10分）	親子のふれあい，タッチング，手遊び	・ふだんの生活で子どもと接するときに楽しめる親子遊びを体験する。	・BGM ・手遊びパンフレット
	2. 教室の主旨説明（5分） 　4回のプログラムの紹介	・母親どうし・父親どうしが仲よくなれる場 ・共通の子育て課題を学習する場 ・誰でもなんでも気軽に話せる場	・仲間づくりだけでなく，学習の楽しさも味わえる教室にしたいので，教室の進め方にも主体的に参加してほしい旨を伝える。	・育児教室プログラム
展開 65分	3. 自己紹介（20分） 　名前・住所（地区） 　子どもが生まれてかわったこと	①子どもの名前・由来と母親の名前 ②どの地区に住んでいるか ③子どもが生まれたあとの生活の変化 ④子育てで楽しかったこと ⑤子育てで，いま不安なこと，心配なこと	・すべての参加者（子ども，母親，スタッフ）が名札をつける。 ・母親・父親20名を4グループに分け，各グループに子育てアドバイザー，民生委員，児童委員，公民館職員が分かれて入る。保健師1人はグループに入り，もう1人は全体を調整する。 ・地図に自分の家マークのシールをはる。 ・子ども・母親の名前を覚える。 ・どの地域に住んでいるかに気づく。 ・子どもとの生活での変化や自分の子育ての実状を語ることでふり返る。	・名札 ・管内地域の地図 ・自分の家シール
	4. 講話（15分） 「A，B，Cさんの一日」 Aさん；24時間誰とも会わず子どもと生活している事例 Bさん；子どもの食事に必死で，自分の昼食を抜いて貧血になった事例 Cさん；育児休暇をとった父親の事例	3つの事例から考える子育て環境 ①子どもの健康 ②母親・父親の健康 ③子どもとの接し方 ④サポート（友だち・相談相手） ⑤地域の人たちの反応	・事例を聞くことで自分の子育ての現状について客観的にふり返る。	・3つの事例の一日の生活状況（パネル）
	5. グループワーク 　（30分） 「私の一日」	「私の一日」を記入し，そこから見えてくる自分の育児の現状 ・自分の子育てに対する認識は？ ・相談相手は誰？	・3つの事例と「私の一日」から，自分の子育てについて感じたことをグループメンバーと共有する。 ・発言内容を模造紙に記入し，共通する課題が多くあることに気づく。	・私の一日（記入表） ・模造紙
まとめ 10分	＊本日のまとめ（10分） 　次回の予定		・共通課題を解決するためにどのような方法があるかを考えてみる。	

2 健康問題を引きおこす原因を考える

　教室で必要な知識や情報を得て，日常生活の実情や思いを語り合うことで，参加者は自分の健康問題に対する認識を深めていく。

　そして自分たちの健康問題を引きおこしている生活環境や社会のしくみなどに関心を寄せ，その関連性や要因（原因）を考えるようになる。それによって地域の健康問題が見えてくることで，みんなで取り組む共通したテーマが明らかになる。

3 参加者が知識や技術を習得して，健康問題に取り組む

　参加者が，健康問題に関連する地域の状況や社会のシステム・問題について必要な知識や情報を収集して，解決方法を検討する。個人の健康問題の多くは，地域社会の問題と深くかかわっている。個人・家族で解決できるもの，会社や学校など所属する集団にはたらきかける必要があるもの，さらには，地域の人々の協力や行政施策に訴える必要があるものなど，解決策を明確に整理して，実行に移していく。

　教室では，個人の取り組みを参加者どうしで支え合い，成果を認め合うことで自己効力感を高める。さらに，地区踏査や実態調査から健康障害を生み出している背景や地域の状況が明らかになると，地域に対してはたらきかける意識をエンパワメントすることができる。

4 教室から継続した取り組みや地域活動へ発展させる

　教室の多くは限られた期間に実施されるものであるが，参加者の健康問題の解決には継続した取り組みや互いに支え合う仲間が必要である。参加者がとらえた地域の実態や教室で学習した課題についての問題意識と，仲間との人間関係とが維持されるように配慮する。

　さらに，問題の解決には地域や行政へのはたらきかけが必要になる。教室修了後の自主学習や施策化へ向けた活動を継続していくことが望ましい。次の段階の活動に発展するような話し合いを，教室修了までに進めていく。

b 健康教育の展開における教材

　健康教育では，対象者や関係機関の人々の関心を触発するように，テーマや対象者に合わせた教材を提示する🞥。

c 他職種との協働活動

　健康教育には，保健師・医師・栄養士・歯科衛生士など，専門職が果たす役割と地域の人々が担う役割がある。講義などは上記の専門職が担

➕ プラス・ワン

健康教育における教材の例
参加者がみずからの状況を調べる
1日の生活状況を経年的にみる必要性に参加者が気づくために，1日の生活状況を図やグラフにして提示する。健康教育の導入として，自分自身の生活をふり返ることがこの教材のねらいである。
地域の環境（実態）を把握する
地域の子育て中の母親が公園の場所やその利用しやすさを理解する教材として，母親たちとともに公園を調査し，砂場の有無や広さ，水道の有無，遊具の安全性，日あたり，ほかの利用者の状況などを把握して，その結果を地域子育てマップとして作成し提示する。
知識や理論を学習する
自分自身の身体のメカニズムを理解する教材として，健診の経年データが意味することを，脳や心臓のはたらき，血圧のしくみ，認知症のメカニズムと関連づけて学習し，その内容を提示する。

当する場合が多い。

　グループワークなど住民との話し合いの運営では，全体調整も含め，専門職のなかでも保健師が担当することが多い。健康教育を実施する際は，さまざまな職種が協働し効果的な健康教育となるようにすることが重要である。福祉関係職員や民生委員などの地域の支援者たちに役割を担ってもらうことも重要である。

3　健康教育の評価

　実施した健康教育は，あらかじめ設定した目標から測定し，評価する。その際に，設定した目標が妥当だったかどうかも含め，企画や実施内容について検討することが必要である。評価のためには，企画の段階で具体的な目標を設定し，効果判定の内容を指標化し，できるだけ客観的に測定できるようにすることが重要である。

a　健康教育の評価指標

1　効果効率の測定

　健康教育の事前と事後の状況比較を行う。評価指標は，参加者の知識，意欲，健康意識，健康状態，症状，数値の変化，行動などである。たとえば教室修了後，参加者の健康意識や健康状態，行動などがどう変化したか，子育てなどに対する考え方や具体的な子育て行動に変化があったか，などが指標となる。

2　費用対効果分析

　参加者数，費用（担当者の数や経費も含む）などを評価指標にして，効率のよい健康教育をするために評価を行うものである。予算の妥当性や，担当スタッフ数と教室参加者数との関連などで評価する。

3　波及効果

　家族や知人への情報伝達，自主グループづくり，人的資源の活用，などを指標に，健康教育の及ぼした効果について評価する。

　育児教室を例にとると健康教育参加を契機に，①参加者自身の育児観や子育て行動に変化があったか，②家族との関係性や地域とのつながりなどの社会への関心が広がったか，③自主グループへ活動を発展させる機運がみられたか，などが評価指標となる。

　教室の全課程修了時と，修了後の活動の展開状況もあわせ，時間的経過をみながら評価する必要がある。

参加者・欠席者から発見した新たなニーズの例

育児教室の参加者・欠席者に意見を聞いたところ，「10 代の母親」「双子をもつ母親」「外国人の母親」などの当事者が，いまかかえている悩みを自分と同じ当事者どうしで語れる場がほしいという要望が出された。こうして明らかになったニーズに対応して，「ヤングママの会」「ツインズマザーの会」「外国人ママの会」などの新たな育児教室が企画され，その参加者による自主グループの発足につながった。

地域保健計画の評価

現在実施している健康教育が，健康増進計画や高齢者保健福祉計画で計上されている目標のどの部分に位置づけられているかを確認しながら健康教育について評価する。

4 プロセス評価

　計画・実施・評価が参加型であるかどうか，参加満足度，テーマ，場所，回数，周知方法，実施内容などはどうだったか，などを指標に，健康教育の実施プロセスについて評価する。

　教室運営において課題が残った場合は，次回の教室までにそれを解決する必要があるかを検討し，教室運営の評価を行う。

　教室当日の参加者数などの数値による直接的な事業評価とあわせて，参加者の感想などの質的評価も必要である。とくにグループワークでの発言や感想は，参加者の意識や行動の変化を表現している場合が多いので，肯定的・否定的にかかわらず，発言はすべて評価の対象とする。参加者の率直な意見から促進要因・阻害要因をさぐることも可能である。

　教室に参加申し込みをしながら欠席した人へのフォローから評価することも必要である。欠席理由には，参加者の健康状態や，ほかの行事との重複など個人的な要因のほかに，教室運営による要因として参加しにくい日程であったり，プログラム内容に問題がある場合も考えられる。欠席者の意見を掘り下げることは教室の企画運営の新たなニーズ✚を発見することにつながる。

5 地域保健計画の評価✚

　健康教育が地域保健計画の一部として位置づけられる場合，広範囲のサービス内容の変化や管理体制などの変化に影響したかなど，管内のシステム改善も評価指標として重要である。

b 健康教育の評価時期

　評価は，健康教育のすべての課程を修了してから行うのではない。評価時期は教室の目的に応じて設定する。たとえば，①1 回ごとの教室終了時の担当者カンファレンスのとき，②教室の全課程修了後，③自主グループの活動状況については教室全課程修了から数か月後，などの各時期に評価を行う。数年にわたって評価を実施することもある。

　評価者は，教室運営者として担当している保健師や栄養士などの専門職が評価する場合と，教室参加者も加わって効果を評価する場合がある。後者の場合，教室参加者は，教室終了後のカンファレンスに入ったり，次回の教室への要望を提案することで評価者となる。

4 健康教室終了後の参加者のフォロー

　教室終了後，参加者のフォローをする。

　教室のなかでのグループワークへの参加状況や発言内容から気になっ

た人，グループワークのなかで解決できなかった個人の健康問題については，個別のフォローが必要となる。

■教室終了後，個別相談でフォローする

教室参加者の状況をみて，教室終了後，すぐに個別相談で対処する。

■健康相談や家庭訪問など，ほかの保健事業につなぐ

ほかの健康相談や家庭訪問で解決しなければならない場合は，専門医による健康相談の予約や，地区や業務を担当する保健師への申し送りをする。

■「教室だより」などで内容をフォローする

教室でどのような内容が実施されたか確認するために「○○教室だより」などを発行する。これによって，教室で実施したことをあらためて確認することができ，次回への動機づけになる。

欠席者に対するフォローも重要である。欠席者に対しては，電話や手紙などで欠席理由などを確認する。このことによって教室運営に対する疑問や要望なども把握できることが多い。

5　自立支援・組織化への支援

教室への参加を通して参加者各自の健康への関心が高まり，教室の全課程修了後も同じ仲間と地域で活動を継続したいという意欲がある場合は，引きつづきその仲間どうしで自主的な活動を継続していけるように支援する。そのためには，自主グループの機運があるか，グループにリーダーになる人がいるかどうかを確認する。そのうえで，継続活動の場所の確保，活動内容の検討，予算などの補助も含む支援を行う。

自主グループが活動を深めていくと，地域のさまざまな人々との関係が広がってくる。保健師は，地域にある資源の活用などによって自主グループの継続的な学習を支え，さまざまなグループとの協働を促進していく。自主グループが地域の健康問題を解決する力をつけて発展するように，組織化を支援していくことが重要である。

E 健康教育の実際

- 健康教育は，健康問題の背景から教育の目的・目標を明確にし，対象者が行動変容できるように企画する。
- 健康教育の評価は，企画・実施・結果の評価を行い，その内容を受けて見直し改善につなぐ。
- 保健師は対象者が健康教育後も健康行動を持続できるよう事後フォローの支援を行う。

健康教育とは，個人・集団・コミュニティなどを対象に，意図的に企画した教育活動により健康情報を伝え，対象の健康行動の改善をねらうものである＋。ここでは特定保健指導を補完するために複数回のシリーズで行った健康教室を紹介する。

1 企画書を作成する

a 健康教室を企画した背景

M市において，保健師の気づきから「減る脂ー倶楽部（へるしーくらぶ）」と名づけた健康教室を実施することになった事例を紹介する。まずM市の概要と健康教室を企画・実施した背景を示す。

1 M市の概要

M市は，人口約4万6000人で，高齢化率31.8％（2021年の全国の高齢化率29.1％），出生率（人口千対）5.07（2020年の全国の出生率6.8）と，全国と比較して少子高齢化が進んでいる。同市の産業構造は，第一次産業と第二次産業が年々減少する一方で，現在では第三次産業が最も高く，なかでもサービス業がその多くを占めている。

■M市の保健福祉の活動

M市には保健師20人が勤務しているが，そのうちの15人が保健部門に配属され，業務分担制と地区分担制の併用型で保健活動を実施している。市の方針として，乳幼児から高齢者までを支援するという視点に基づいてサービスを提供するため，保健センターに保健師を集中して配置し，特定保健指導や介護予防事業も保健部門で実施している。

＋ プラス・ワン

市町村が行う健康教育

市町村で一般的に行っている健康教育には，単独の企画として住民や地区組織に対してポピュレーションアプローチとして行うものや，健康診査などで把握したハイリスク者に対して複数回シリーズの健康に関する教室を行い，その行動変容を目ざすものがある。

2 教室の企画にいたる背景

「高齢者の医療の確保に関する法律」により，2008（平成20）年度から
すべての保険者に，40〜74歳の被保険者を対象にした特定健康診査・
特定保健指導の実施が義務づけられた。M市では，対象者が確実に特
定保健指導を受けるよう，特定健康診査結果説明会（以下，結果説明会）
を開催し，対象者と面談して説明し勧誘していた。

■特定健康診査の結果フォローにおける保健師の気づき

M市における特定健康診査受診率は徐々に上昇しており，それに伴
い特定保健指導の対象者も増加した。しかし，特定保健指導を実際に受
ける人は徐々に減少し，保健指導を受けた人のうち生活習慣が改善した
人の割合も伸び悩んでいた。

保健師が結果説明会で対象者に健康診査の結果を説明し特定保健指導
やハイリスク者対象の健康教室に誘っても，「自分でやるから受けない」
「仕事が忙しい」と参加をこばむ人が増えていた。正常値をこえた健康
診査項目の説明をしても，「自覚症状がないから，まだ大丈夫」という
声が多く，生活改善の必要性を自覚しない人の多さがうかがえた。

保健師は，特定保健指導を多くの人が受けることが前提だが，自覚症
状がないうちに生活習慣を改善し，生活習慣病の発症を予防する必要性
を理解できるアプローチが必要と考えた。そこで，生活習慣病の発症メ
カニズムや病態を学び自分の生活習慣を見直すための健康教室「減る
脂一倶楽部」を企画した。現在では，個別の特定保健指導に加え，この
教室で集団で楽しく学ぶことにより特定保健指導を補完している。

b 健康教室の企画

教室の企画にあたり，教室の目的，内容と方法，時期，予算，周知方
法，進め方などを明記した企画書を作成し，担当者を中心に関係者を集
め検討した。そこで出た意見をふまえ企画書を完成させた。

1 教室の目的・目標

まず教室の目的について検討した。先述した「②教室の企画にいたる
背景」から，健康教育の目的は「特定健康診査の結果から自分の身体に
おきている問題を理解し，問題を改善し予防していくためには，どのよ
うなことをしたらよいかを学び，望ましい健康行動を実行していくこと
ができる」とした。

次に具体的な目標として次の3つを設定した。1つ目は病気の理解と
して「代表的な生活習慣病がおこるしくみを理解し，予防策を学ぶ」で
ある。これはM市で患者が多い糖尿病・高血圧症・腎臓病などについ
て，発症にいたるまでのプロセスを理解し，どうしたら予防できるかを

表6-7 教室の各クールの実施時期と対象者

教室	実施時期	対象者（特定健康診査の受診月で設定）
第1クール	4月〜6月	前年度の11月〜2月
第2クール	8月〜10月	前年度の3月〜今年度の6月
第3クール	12月〜2月	今年度の7月〜10月

学ぶことである。

　2つ目は自分ごととして考えるため，「自分の健康診査結果や体組成測定結果から，自分の身体におきている変化を理解し，食事面での改善点を学ぶ」とした。健康教室が自分の生活をふり返るきっかけとなるための目標である。

　3つ目は「運動の効果を学び，内臓脂肪を減少させるために手軽にできる運動を学び，習慣化することができる」である。これは，現在ではすでに蓄積してしまった内臓脂肪を燃焼させることを目ざし，将来的には内臓脂肪が蓄積しにくい身体をつくることを目ざすものである。

2 教室の構成と実施内容

■教室の対象者と実施時期

　教室の対象者は，特定保健指導の該当者とした。基本的な知識を学び，それを行動に移して習慣化できるような健康教室とするためには，ある程度の回数と期間が必要と考え，3か月間で1クール全9回（9日間）実施し，年間では3クールの開催とした。第1クールの対象者は，前年度の11月〜2月の特定健康診査の結果から特定保健指導の対象となった人とした。第2，第3クールも同様に設定した（表6-7）。

■教室の内容の検討

　教室の基本的な構成は，①参加者の健康チェック，②講座・座学，③運動の実技の講習・実践の3部からなる。定期的にグループワークの時間を設け，学びや気づきを促す。実施場所は，個別相談や講座から，運動などを行うスペースまで確保できる保健センターを会場とした。

　教室の評価は，対象者の体組成測定や食品摂取頻度調査➕，生活習慣アンケートなどを教室の前後で実施して，効果を確認することとした。

3 教室のスタッフの確保と打ち合わせ

　企画内容に基づき，教室のスタッフについて検討した。教室を実施する職種として，保健師・栄養士・健康運動指導士がかかわり，受付や各種測定などは事務職に協力してもらう。保健師・栄養士・事務職はM市保健センターの職員が担当し，健康運動指導士は予算を計上して雇いあげることで確保した。

　スタッフは，教室の実施内容やスケジュールの検討，それぞれの職種の役割を確認するための打ち合わせを事前に行い，実施に臨んだ。教室

のリーダー（保健師）を中心に毎回の教室前後の打ち合わせや反省会を実施した。進行役は，保健師と複数の栄養士で教室ごとに分担して，全員が経験できるようにした。

4 予算確保

　健康教室などの事業を実施するためには，その事業のための予算➕が確保されていなければならない。本教室の企画においても必要な経費を予算に計上した。すなわち，健康運動指導士の講師謝礼，毎回の講義で使用する資料代，業者への食品摂取頻度調査の結果分析の委託料などである。これら経費は，前年度に事業を企画して予算も要求し確保した。

5 周知方法

　募集方法は，結果説明会に来た1人ひとりに対し，健康診査結果とともに生活習慣を改善する必要性を説明し，教室の案内を行った。結果説明会のない日に来所した特定保健指導の該当者も同様に勧誘した。来所できないため健康診査結果を自宅に郵送する人には，教室の募集チラシも同封した。

2　指導案を作成する

　企画書をもとに指導案を作成した。**表6-8**に示したように，指導案には教室の基本情報として，教室の名称・対象者数・実施日・時間・会場などを記載した。さらに，教室の位置づけや，対象者観・教材観・指導観からの整理，教室の目的，日程ごとの目標，周知方法，評価などについても明記した。対象者観・教材観・指導観によって内容を整理したのは，対象者に適した魅力ある健康教育にするためであり，教室を通じて適正な知識や態度を身につけてもらうためである。

　1，2回目および7〜9回目の教室のスケジュールと内容を**表6-9**に示した。毎回，教室の最初に問診と血圧測定を行い，当日の参加者の体調を把握したのち，病態などについて学習するミニ講座（保健師・栄養士からの講話），手軽にできる運動➕の実技など，各回のテーマに合わせ設定したプログラムを実施した。

　本教室では，単なる知識の普及をねらうだけでなく，集団が参加する教室という強みをいかして，参加者どうしが影響を及ぼし合う効果を目ざしグループワークも導入し，全9回のうち3回実施した。

　教室の評価のために，初回の教室と最終回の教室において，体組成の測定や生活習慣アンケートを実施し，3か月間の変化をみることとした。

表 6-8 「減る脂一倶楽部」の指導案

記載項目	内容
教室の名称	減る脂一倶楽部
対象者数	1 クール 20 人（年間 3 クールで，合計 60 人）
実施期間	第 1 クール：4 ～ 6 月，第 2 クール：8 月～ 10 月，第 3 クール：12 ～ 2 月 ＊1 クールは 9 回の教室からなる。
時間	13 時 00 分～ 14 時 30 分
会場	保健センター健診ホール
教室の位置づけ	この教室は，高齢者医療確保法に基づいて保険者が実施している，特定健康診査・特定保健指導の一環で行われるものである。市は国民健康保険の保険者であり，当市では国民健康保険担当課から特定保健指導について保健部門に執行委任しているため，健康推進課でこの部分を実施する。
対象者観	特定保健指導の対象者となった者は，日常生活おいて食事や運動などで改善が必要な人である。はじめて対象となった人，毎年対象となる人，望ましい健康行動のノウハウを知っているが実行に移せない人，知らなくて実行できない人，1 人ではできないが仲間がいればできる人など，さまざまである。
教材観	3 か月間，全 9 回コースで行う。毎回の教室には，ミニ講座と運動を組み込む。病態別の資料と運動内容を紹介する媒体を配布し，家庭でもふり返り継続してもらえるようにする。
指導観	なるべく体験型で実施することにより，学んだことを強く印象に残し習得することをねらう。また，学んだ内容を家族に伝えたり，仲間に伝えてもらい，地域に広めていくことを目ざす。
教室の目的	特定健康診査の結果により自分におきている問題を理解し，問題を改善・予防するために必要なことを学び，望ましい健康行動を実行することができる。
日程ごとの目標	1 回目：健康診査の結果および体組成測定結果から，自分の身体におきている変化を知る。 2 回目：食品摂取頻度調査を実施し，バランスのよい食事の大切さを知る。 3 回目：高血圧になるしくみについて知る。 4 回目：塩分を控える工夫について知る。 5 回目：高血糖が身体に及ぼす影響について知る。 6 回目：糖尿病を予防する食事について知る。 7 回目：間食のとり方について知る。 8 回目：高血圧や糖尿病で腎機能の低下がおきるしくみを知る。 9 日目：体組成を測定し，初回からの身体の変化を確認する。適正飲酒について知る。 ＊毎回，家で手軽にできる運動を体験し，生活のなかに運動を取り入れられるようにする。
周知方法	特定健康診査結果説明会において，特定保健指導の該当になった者に対し教室の募集チラシを見せながら紹介し，勧誘する。
評価	教室の初回と最終回に，各種測定やアンケートを実施して，数値や行動が改善したかを評価する。数値の前後比較については，統計ソフトを用いて分析を行う。 ①体組成測定（体重，BMI，内臓脂肪レベル，筋肉量） ②食品摂取頻度調査（食事調査による栄養素別の摂取量） ③生活習慣アンケート（食欲，睡眠，健康状態，運動内容，食事内容）

3 健康教育を実施する

a 教室における展開方法の整理

　指導案を作成したのち，各回の教室を具体的にどう展開していくのか整理し，テーマ，スタッフ，開催日時，開催場所，対象，目標などの基本情報を明記した。さらに「展開」において時間配分を示し，教室を構成する「項目」ごとに「学習内容」「学習到達と援助の留意点」「教材・物品」の欄を設け，指導案よりも詳細に記した。**表 6-10** は 7 回目の教室の展開方法を抜粋し示したものである。

表6-9　「減る脂一倶楽部」のプログラム（1，2回および7〜9回目のみ掲載）

教室	1回目	2回目
テーマ	自分の身体におきている変化を知る	バランスのよい食事の大切さを知る
プログラム	1　問診と計測 　①血圧，②脈拍，③体調（睡眠，食欲，痛み，めまい，熱，動悸，など） 　④体組成（体重，BMI，内臓脂肪レベル，脂肪量，筋肉量） 　⑤生活習慣アンケート 2　教室の趣旨説明 　①プログラムの紹介 3　体組成測定結果の説明 　①正常値との比較 　②改善点の確認 　③目標の設定 4　手軽にできる運動：有酸素運動	1　問診と計測 　①血圧，②脈拍，③体調（1回目と同じ内容） 2　食品摂取頻度調査（食事調査シートに回答） 3　栄養士の講話：バランスのよい食事の大切さ 　①栄養の基礎知識 　②1日あたり必要なエネルギーを算出 　③食事バランスガイドを使った食品の選び方 4　グループワーク：ふだんの食事のとり方 5　手軽にできる運動：有酸素運動

教室	7回目	8回目	9回目
テーマ	間食のとり方/体幹トレーニング	腎機能低下がおきるしくみ/体幹トレーニング	3か月の評価/ながら運動
プログラム	1　問診と計測 　①血圧，②脈拍，③体調（1回目と同じ内容） 2　栄養士の講話：間食の上手なとり方 　①適量とは？ 　②食べる時間や回数 　③果物の適量は？ 3　グループワーク：私のふだんの間食について 4　手軽にできる運動：体幹トレーニング	1　問診と計測 　①血圧，②脈拍，③体調（1回目と同じ内容） 2　保健師の講話：高血圧や糖尿病で腎機能低下がおきるしくみ 　①慢性腎臓病（CKD） 　②腎臓の健康チェック 　③CKDと生活習慣病 3　手軽にできる運動：体幹トレーニング	1　問診と計測 　①血圧，②脈拍，③体調（1回目と同じ内容） 　④体組成（1回目と同じ内容） 　⑤生活習慣アンケート 2　体組成測定結果で3か月後の自分を評価 3　栄養士の講話：適正飲酒について 　①お酒の種類別の適量 　②お酒の飲み方 4　グループワーク：今後の私の生活改善目標 5　手軽にできる運動：ながら運動

＊毎回の血圧測定や体調チェックは保健師が，運動は健康運動指導士が担当。

b　教室の具体的な展開

　教室は，ミニ講座と運動実技，グループワークの3つの要素からなる。教室の評価および3要素の実施内容を紹介する。

1　評価に使用するデータ収集と目標設定

　教室の効果を評価するためには，教室の開始時と修了時において同じ指標で比較する必要がある。そこで初回と最終回に，食事や運動に3か月間取り組んだ成果をみるため体組成測定を行った。生活習慣アンケートは未回答の項目がないよう回収時に確認することを徹底した。

　また，教室の参加者は，結果説明会で紹介されて教室への参加を決めたことから，変化ステージモデルの準備期に該当すると考えられる。準備期へのアプローチは，まず行動計画をたてることを目標にする。つま

表6-10　教室の展開方法（7回目）

【テーマ】		【開催日時】		【対象】	
間食のとり方/体幹トレーニング		○年○月○日 時間　13：00～14：30		特定保健指導該当者で，この教室に申し込んだ人（20名）	
【スタッフ】		【開催場所】		【目標】	
保健師1名，管理栄養士2名 健康運動指導士1名		保健センター （健診ホール）		①間食のとり方について知る。 ②体幹トレーニングのよさについて知り，家で継続することができる。	

展開	項目	学習内容	学習到達と援助の留意点	教材・物品
導入 （15分）	1　問診と計測 （担当：保健師・栄養士）	・体調チェック表記入 （睡眠，食欲，痛み，めまい，熱，動悸など） ・血圧，脈拍測定	・運動を実施するにあたり，体調を確認し，安全に実施できるようにする。	・体調チェック表 ・血圧計 ・秒針付き時計
展開 （70分）	2　ミニ講座 （講師：管理栄養士）	間食の上手なとり方 ・適量とは？ ・食べる時間や回数 ・果物の適量は？	・1日のエネルギーの何％くらいを間食でとってもよいのか知る。 ・エネルギーの少ないおやつを知り，選ぶことができる。 ・清涼飲料水に含まれる砂糖の量を気にするようになる。	・手づくりパンフレット ・清涼飲料水の砂糖量比較媒体 ・間食のフードモデル
	3　グループワーク （進行：保健師）	テーマ「私のふだんの間食について」 ・ワークショップ形式	・自分たちのふだんの間食について付箋に書き出し紹介し合う。 ・ミニ講座で学んだ内容と照らし合わせて，生活をふり返る。 ・望ましい間食のとり方を，全員で確認し，学び合う。	・模造紙 ・付箋 ・油性ペン
	4　手軽にできる運動 「体幹トレーニング」 （講師：健康運動指導士）	・中高年に合った，簡単な体幹を鍛えるトレーニングを学ぶ。	・家でも運動前の体調チェックを行うことを気をつける。 ・パンフレットを中心に，確認するように実践し，身体で覚える。 ・動きの注意点を学ぶ。	・動きが写真で掲載された，講師の手づくりパンフレット
まとめ （5分）	5　本日のまとめ，次回の予定		・ミニ講座と運動で学んだポイントを再度，確認する。	

り行動変容の決意をかため，話し合ったうえで，対象者にとって具体的で達成可能な行動計画をたてることが重要である。この教室では，初回に目標を決め，具体的な行動計画をたてる時間を設けている。

2 ミニ講座

　参加者が正しい知識・情報・認識をもてるように座学による講座を実施した。講座では特定健康診査で異常値となった検査項目から想定される生活習慣病を取り上げ，講師の一方的な講義とならないように，参加

媒体の工夫

- 高血圧についての講座では血圧を噴水にたとえて説明した。つまり、正常血圧の噴水と高血圧の噴水を段ボールなどで作成し、2つの噴水の高さを比較する実験を行った。参加者は、高血圧になると大きな圧力が血管に負荷されることをイメージできた様子だった。
- 間食のとり方についての講座では、清涼飲料水に入っている砂糖の量を、角砂糖に換算し、清涼飲料水の缶と一緒に見せた。参加者は想像していた以上に砂糖の量が多いことに驚いて、効果的であった。
- バランスのよい食事を意識してもらうために、「食事バランスガイド」（農林水産省・厚生労働省, 2005）を紹介し、どの食品をどのようなバランスで摂取したらよいか、視覚で覚えてもらうようにした。最近では、スーパーマーケットやコンビニエンスストアで売られている食品パッケージの裏面に、このガイドに基づき表示している商品が増えており、すぐにでも活用できるツールである。

者に質問したり、自由に意見を話してもらった。参加者に病気の原因や発症プロセスをきちんと説明し、予防しなかった場合には、将来に疾病を発症してしまう見通しや危機感をもてるよう工夫した。たとえば、塩分のとり過ぎが血圧を上げる原因になることを、その経過を含めて説明し、塩分を減らす工夫として調味料の使用についての注意や、練り製品には塩分含有量が多いことなどの具体的な情報も伝えた。また、参加者に関心をもってもらうために媒体✛も工夫した。

③ 運動の実技

生活習慣病の予防は、食事にだけ気をつければよいのではない。内臓脂肪を燃焼させる有酸素運動の必要性を理解し実践し、脂肪を燃やす工場の役割を果たす「筋肉」をつける必要がある。実際に運動を体験し、身体で覚えてもらうため運動の実技を毎回取り入れた✛。2回ずつ同じメニューを組み、1回目で動きの意味を理解して体験し、2回目で覚えることを目ざした。

有酸素運動については、まず脂肪を燃やすためには有酸素運動が重要であることを伝え、どのような運動をどのくらい実施すると何 kcal 消費できると説明した。実際に運動を体験し、100 kcal を消費するたいへんさを実感すると、過剰な熱量を摂取しないように生活習慣を見直すきっかけにもなった。

脂肪のつきにくい身体にするには、筋力トレーニングにより筋肉をつけることの重要さを伝える。身体の中で大きい筋肉である大腿四頭筋、腹筋、背筋などをきたえるトレーニングを教え、運動の強さや回数など具体的に指導した。

④ グループワーク

教室にグループワークをとり入れ、楽しい雰囲気づくりを行った。グループワークにより参加者が自由に意見を言えるようになり、グループダイナミクスの効果で参加者からよい意見が出されたり、参加者の気づきが増したりすることをねらった✛。

④ 健康教育を評価する

参加者にとって効果的な内容を提供するためには、教室実施後に、教室の企画や実施内容、結果について評価する必要がある。教室の評価は、平野らの「評価の3側面と参考事項」をもとに3つの側面から検討した。3つの側面とは、「企画評価（①地域診断と目標設定, ②プログラム構成, ③評価計画）」、「実施評価」、「結果評価」である。

a 企画内容について評価する─企画評価

1 地域診断と目標設定

　M市の特定健康診査の結果から特定保健指導該当者の特徴を分析し、健康問題を整理した。またその結果として、教室の目標や実施内容を検討したことから、おおむね適切な目標をたてることができたと考える。

2 プログラム企画

　対象者に合わせた内容として、ミニ講座、運動の実技およびグループワークを3本柱とする健康教育を企画した。作成した企画書をもとに、スタッフを確保した。講座用のパンフレットや媒体などを製作して経費を節約し、事業に必要な予算を確保できた。

3 評価計画

　教室の前後の比較を行うための体組成測定や数値化できるアンケートなどを使用し、データ収集ができた。
　脂質や血糖値の血液検査を教室最終日に実施できれば、特定健康診査時の結果と比較し、食事や運動の効果を確認できたのだが、血液検査の指示書について医師と調整する時間がなく、実施にいたらなかった。

b 実施内容について評価する─実施評価

1 参加者数・従事者数

　20人の定員に対し22人の参加があった。また、参加率は80.8％（述べ160回/198回）であった。これは1人の参加者が9回の教室のうち、7回以上参加できたことになる。従事者は、保健師・栄養士・健康運動指導士・事務職が役割をもって参加できた。

2 プログラムの運営状況

　教室の初回と最終回は測定やアンケートの時間が長引いたため、その後のメニューに影響を及ぼした。次年度は設定時間を90分から120分に変更するか、内容を整理して90分におさめるか、検討が必要である。
　毎回食事や運動の実施記録を参加者に提出してもらっていたが、前述のように忙しい教室運営であったため、各参加者の取り組み日記を読みコメントを書くことが十分にできなかった。
　食品摂取頻度調査の分析結果が委託業者から戻ってきたのが教室中盤であった。教室の前半の時期に結果を参加者に返せていたら、もっと早期に食生活の気づきを促すアプローチができたのではないかと反省した。

表6-11　体組成測定結果─教室前後の比較（対応のある t 検定）

	n	教室前*	教室後*	前後変化*	P値
体重（kg）	20	63.41 ± 11.14	62.29 ± 10.07	△ 1.12 ± 1.52	0.004 **
BMI（kg／m²）	19	25.9　± 3.93	25.44 ± 3.67	△ 0.46 ± 0.55	0.002 **
肥満度（%）	19	17.74 ± 17.89	15.66 ± 16.71	△ 2.08 ± 2.61	0.003 **
基礎代謝量（kcal）	19	1214.11 ± 215.1	1211.84 ± 202.07	△ 2.26 ± 29.46	0.742
内臓脂肪レベル	19	10.79 ± 3.86	10.05 ± 3.85	△ 0.74 ± 0.65	0.000 ***
全身筋肉量（kg）	19	40.05 ± 8.02	40.17 ± 7.73	0.12 ± 0.95	0.587

＊：数値は，平均±標準偏差

3 実施者の技量

　教室運営の経験者がいたことで，教室をスムーズに進められた。ミニ講座ではもっとわかりやすい事例や媒体があったのではないかなど細部の反省点があった。健康運動指導士が作成した運動の方法を説明した写真付き資料は，わかりやすく好評であった。

4 予算の執行状況

　いくつかの媒体を手づくりしたことにより経費を節約でき，予算内の支出であった。

c 結果について評価する─結果評価

1 数量的評価⊞

　教室の初回と最終回で実施した各種測定やアンケートのデータを，分析ソフトにより比較した。体組成測定結果では，表6-11に示したとおり，体重やBMI，肥満度，内臓脂肪レベル（内臓脂肪の量を10段階で示したもの）において有意に減少し，基礎代謝量と全身筋肉量では有意差はないものの数値の改善がみられた。また，生活習慣アンケートの結果としては，朝の習慣や体重記録，食事習慣の項目においてよい生活習慣へ改善したという結果が示された。

2 質的評価

　参加者の満足度については，アンケートを実施しなかったため，評価することができなかった。参加者からは「教室生に知り合いがいた。仲間がいたから一緒に頑張れた」「楽しい運動だったため，毎日続けられて最終的に3〜4kg体重を落とせた」という好意的な声を聞いた。また教室参加後に，運動を継続するためにヨガ教室に通う人，ウォーキングを始める夫婦などがいた。これらは，教室の効果であったと考える。地域への波及効果については確認できなかった。みずから設定した食

＋　プラス・ワン

数量的評価と質的評価の両面から評価する意義
数量的評価は，再現性が高く，数値として明確に比較が可能なため，誰もが納得できるという強みがある。しかし数量的評価には，回答者の細かいニュアンスを拾うことや，回答内容から回答者の価値観を深掘りすることがむずかしいというデメリットがある。
これらのデメリットを補完するのが質的評価である。数量的と質的の両面から評価すると，より具体的に評価対象の分析が可能となる。

事・運動・生活習慣の目標に向けた行動を継続できているかについては，教室修了後に定期的にフォローアップ教室を開催したり，電話や訪問で確認したりする必要がある。

d 評価をふまえた改善点

評価結果から，教室の改善すべき点を次のように整理した。

- 教室の初回と最終回では測定やアンケートの時間が長引いてしまった。初回と最終回は測定などを行うことに徹し，測定後はミニ講座か運動の実技のいずれか1つを実施する。また，グループワークも時間を要するため，効果的に行うためには初回と最終回以外で実施する。
- 毎回の教室で「体重記録」（食事・運動の実施の有無，体重などの記録を記入する用紙）を提出してもらう。コメント欄で必ず本人の努力を認め，称賛・助言を記入し，参加者の「やる気」を支援する。
- BDHQによる食品摂取頻度調査は，参加者がどのような食品を食べているのかがわかり，本人にとってもインパクトがある。調査分析結果が業者から戻るのに時間がかかるため，結果説明会で教室への参加を決めた時点で調査票に回答してもらい，本人に早く結果を返せるようにする。または，初回教室で記入してもらい，教室2回目の栄養講話までにスタッフの栄養士が食事傾向を分析し，本人にその結果を返す。
- 教室の内容やプログラム，わかりやすさなどについての満足度調査を行い，次回の教室運営の見直しに活用する。
- 教室修了後において，参加者がみずから設定した目標達成に向け，食事の見直しや運動を継続できるよう，1か月後・2か月後などに励ましの電話をする。継続できていない場合は，再度，電話で助言する。

5 健康教育修了後の参加者のフォロー

a 教室修了後のフォロー

教室修了後も目標に向けた行動を継続できているか確認するアプローチは必要である。継続できている場合は本人を称賛し，さらに継続していく必要性を伝える。継続できていない場合は，その理由を本人と一緒に考え，行動計画をたて直す。地域で開催されている生涯学習事業（食事や運動に関するもの）や体育協会で実施している運動教室，民間業者の教室などの社会資源を紹介する。また，教室卒業生がグループをつくり，継続して栄養や運動について学ぶような場づくりの支援も行う。

＋ プラス・ワン

グループづくりからコミュニティエンパワメントへ

教室卒業生がグループをつくる際の支援として，自主的な活動が継続するようグループ内に核となる人を育て，地域の資源となるようなグループに成長していくことを目ざす。グループが地域の資源として機能しはじめると，地域の人々の健康などに関するスキルの底上げにつながり，コミュニティエンパワメントすなわち，個人・組織・地域のもつ力を引き出し，発揮できる条件や環境をつくりだしていくことになる。

医療機関や保健福祉事業へのつなぎ

「減る脂一倶楽部」参加者は，特定保健指導の該当者であり，健康診査の結果，要精密検査とならない程度の者がほとんどである。教室での様子から受診が必要と判断された場合には，医療機関へ受診勧奨することも必要である。教室のはじめに測定する血圧の値が毎回高い人には受診をすすめた。

また「減る脂一倶楽部」参加者のなかには認知機能がやや低下している者もいた。生活習慣病の予防も大切であるが，これ以上認知機能が低下しないように支援することも重要である。認知機能が低下した人は保健事業で行っている認知症予防教室につなぎ，2つの教室の担当者間で連携し支援した。また，妻を亡くして，うつ傾向の人も参加者におり，その人は精神保健相談へとつないだ。

ⓑ 医療やほかの保健福祉事業へつなぐ

医療やほかの保健福祉事業を受ける必要性のある参加者をアセスメントなどで把握した場合は，その人が必要なサービスや支援を受けられるように適切につなぐことが求められる＋。複数の健康問題をもっている人に対しては，多職種がそれぞれの専門職の立場からアセスメントし，連携して必要な支援を提供する。その際には関係者で情報共有を行い，それぞれの支援内容を把握し，各自の役割を遂行していく必要がある。

ⓒ 地域全体へのアプローチ

❶ ポピュレーションアプローチの展開

特定保健指導や病態教室などが終了したあとも，対象者・学習者が習得した望ましい健康行動を継続していくことが重要である。そのためには，地域や一定の集団に対してアプローチし，全体的に健康度を上げていくポピュレーションアプローチが効果的である。具体的には，講演会やウォーキングなどのイベントの実施，チラシの配布，ポスター掲示などを展開していくとよい。

❷ ナッジを活用した行動変容の促進

近年，人間の心理効果を利用して望ましい行動を促す「ナッジ」という手法を，施策に取り入れる地方公共団体や企業が増加している。「ナッジ」は，「肘でつつく」「背中をちょっと押す」という意味があり，よりよい行動を自発的に選択するよう導くことをねらう手法である。

実際に効果が報告されている事例に，①市役所の入り口の床に黄色の矢印を描き，その矢印の先に消毒液を設置したところ，消毒液を利用する人が約1割増加した。②大腸がん検査キットを住民に送付する際，同封する文書に，検診を受診しないことの不利益を強調する内容に変更したところ受診率が約7％上昇した，などがある。多職種で知恵を出し合い，ナッジを効かせた健康づくり施策を展開することで，いままで健康行動に無関心だった人々に関心をもってもらうことが期待される。

●引用・参考文献

・安梅勅江：コミュニティ・エンパワメントの技法——当事者主体の新しいシステムづくり．医歯薬出版，2005．
・安梅勅江：ヒューマンサービスにおけるグループインタビュー法——科学的根拠に基づく質的研究法の展開．医歯薬出版，2001．
・日本栄養士会監修，武見ゆかり・吉池信男編：「食事バランスガイド」を活用した栄養教育・食育実践マニュアル．第一出版，2018．
・平野かよ子・尾崎米厚：事例から学ぶ保健活動の評価．医学書院，2001．
・松本千明：医療・保健スタッフのための健康行動理論の基礎——生活習慣病を中心に．医歯薬出版，2002．

7 章

地域組織活動の展開

A 地域組織活動にかかわる概念

POINT
- 地域組織活動は，グループづくりから始まり，ネットワーク化とその後の地域づくりへと発展していく過程で展開される。
- 地域組織活動における保健師の役割は，組織のメンバーの現状認識や問題意識へのはたらきかけ，学習意欲の喚起が重要である。
- 地域組織活動の重要な概念には，コミュニティオーガニゼーションやグループダイナミクス，アドボカシーなどがある。

1 公衆衛生看護における地域組織活動

a 地域組織活動とは

　公衆衛生看護は，地域に生活する人々の健康の保持・増進に貢献することを主要な目的として，公衆衛生の考え方を基本に活動を展開してきた。公衆衛生はウィンスロー（Winslow, C. E. A.）の定義に示されているように共同社会の組織的な取り組みによって行われるものである。公衆衛生看護の実践においても地域の組織化，つまり地域組織活動は重要な戦略の1つである。

　地域組織活動は，住民がみずからの健康問題（課題）を明らかにし，その解決に取り組むための活動手段である。個人の健康問題が出発点であったとしても，それを地域の問題として地域組織活動によって取り組むことで，コミュニティの形成がはかられ，エンパワメントやアドボカシーを可能にしていくことにつながる。地域組織活動は，このような過程をふむことによって住民たちが地域の問題を解決する力を身につけることを目ざしている。

　健康問題の解決は個人の意識変革と日常生活での行動や態度の変容によるが，個人の力だけでは困難を伴うことが多い。グループダイナミクスによる仲間という集団の力を有効活用することや，リーダーシップを発揮することによって，地域組織活動を展開することが健康問題を解決するうえで効果的である。

■組織の構造

　一般に組織とは，複数の人々の集合体（集団）であり，その構成員が

意識的に目的をもち，互いに機能的に関連し合って1つのまとまりをつくることによってなりたつ。つまり，組織は2人以上で構成され，目的を共有して機能する集団であり，単に人々が集合しただけの集団ではない。具体例を示すと，育児教室に集まってきている母親たちはただの集団であり，その教室を修了した仲間が集まって活動を始めた集団は組織としてみることができる。

　組織の構造をみるときには，次の要素から検証する。すなわち，①集団成員間の役割の分化，②目的の明瞭化，③規範の明瞭化，④集団内の権威の分化，⑤組織の名称の明確化，という構造化の程度によって，組織の成熟度を把握することができる。

ⓑ 地域組織活動における組織のタイプ

　地域ではさまざまなタイプの組織が活動している。保健師などの行政関係者がかかわっているものとそうでないもの，健康教室などをきっかけに健康学習を行うようになった自主グループ，地域の知り合いが自主的に集まったグループ，学校などの同窓会，ボランティアグループ，町内会や自治会，青年団などである。

　地域組織は，年齢，性別，問題別，職業別のほかに，自主運営かどうか，行政の関与の程度，などによって類型化できる（2章A参照）。長い歴史をもつ組織や地縁組織を既存組織といい，新たにたち上げた組織を自主グループという。とくに患者会などのことを**セルフヘルプグループ**という。

　また，法整備された非営利組織として**NPO**✛があり，加えて国際的に活動を行っている非政府組織の**NGO**✛がある。これらは行政や政府とのつながりをもちながら活動することが多くなっている。

ⓒ 組織化の段階と原則

　組織化とは，組織が形成されていく過程をさす。その具体的な流れは，①多くの個人が組織に加入・編入されていく過程，②組織および集団間に重層関係あるいは系列関係が成立していく過程，③地域社会組織化つまり住民要求と社会資源の調整過程，④住民の地方自治への参加の過程，をあげることができる。このように，組織はその状態や人間関係，構造化や組織化の過程のなかでつねに変化していくものである。

　地域組織はメンバーの人間関係を基盤とするものであり，人間関係の心地よさが組織を維持する。つまり誰でも自由に発言し意見を交換したり，個々の主張を認め合い尊重し合うことができる関係が組織の維持には必要である。このような関係における話し合いや共同活動のなかで，自己を見つめ合い相互に理解を深めていく「相互学習」が進み，その結

果として活動の充実感が生み出されるとともに，活動内容が深まり組織も発展していく。

　そのためには，組織の運営主体である当事者（住民）が具体的に考え，取り組むことが重要である。組織のリーダーには，メンバーの多様な思いを整理し，個々のメンバーが納得できるような活動の方向性を見いだしていく高度な技術が求められる。リーダーは，組織化における活動内容の充実と運営の自立化の両面から組織化の状況も検討する必要がある。内容の深まりを求めるだけでは無理が生じ，気分的な面だけを重視してもメンバーはあきてしまう。個々のメンバーが納得するような民主的な組織運営は簡単ではないが，それを嫌って運営を他人まかせにすると組織は崩壊する。

② 地域組織活動の展開

a 地域組織の発展過程

　地域組織には，グループづくりから地域づくり活動の段階まで，活動が発展していく過程がある。最初の段階は，①健康教室などに集まった人々がある目的をもってグループを組織していく，グループづくりの過程である。次の段階は，②地域に存在しているさまざまなグループが相互に連携するようにネットワーク化をはかる過程である。さらに次の段階は，③ネットワーク化された組織が地域の問題解決に向けて幅広い関係者と連携・協働し，地域づくりを推し進めていく過程である。

1 グループづくりの過程

　地域組織活動を展開する場合，はじめに集団をつくる「グループづくり」の過程が必要である。

■第1段階：地域のアセスメント

　地域のアセスメントにより，取り組むべき地域の健康問題，その取り組みの主体となる対象，グループづくりの目的などを明確にする。また，地域の当事者の状況についても明らかにする。さらに，健康問題に関心をもっている人々や，中心となって活動する意欲や能力・技術をもっている人々を特定していくことも重要な準備活動である。

■第2段階：健康教室・講座などの開催

　自主グループづくりを視野に入れ，地域の健康問題に合わせた，健康教室などを企画する✚。参加したくなるように魅力的なPRを行い，多様な人々に参加を呼びかける。また，教室のなかで参加者にときどき自主グループづくりを呼びかけて，グループづくりを意識させる。

■第3段階：自主グループの立ち上げ

　こうして共通の関心をもつグループとしての集団ができあがり，メン

✚　**プラス・ワン**

健康教室でのグループづくりのポイント
①キーパーソンがいる場合は，事前に参加を呼びかけておく。
②教室の運営には，グループワークを取り入れ，話しやすい雰囲気をつくり，学習による問題意識の明確化をはかる。
③仲間意識の醸成を十分に行う。
④健康教室修了時に，以後集まる場を設定する。リーダーになる人へのはたらきかけも事前に行っておく。
⑤教室修了後に集まった場で自主グループのたち上げについて具体的に検討する。

バーも決まって活動が始まる。活動の目的・内容，会の名称・規約，メンバーの役割分担，活動資金の調達方法などを明確にしていく。

2 ネットワーク化をはかる過程

■第4段階：交流会で自主グループのネットワーク化をはかる

自主グループどうしの交流会は，自主グループのネットワーク化をはかる場である。各グループが取り組んでいる活動内容について情報交換することは，生活や地域の課題に広く関心をもち，問題を発見することにもつながる。交流会は，自分たちの活動を確認し，活動への自信と次の段階へと発展させる意欲をもつ場でもある。

3 ネットワーク化された組織による地域づくりの過程

■第5段階：ネットワーク化された組織による地域づくり活動へと発展させる

ネットワーク化された組織（ネットワーク組織）は地域づくり活動を展開し，問題解決のための協力を求めて地域に活動を拡大していく。その結果，各グループは，ほかの組織や関係者との協働関係を積極的に築いていく。このようなネットワーク組織は，新たな問題解決に取り組むための実践の場であり，地域づくりの拠点としての連帯を築く場でもある。ネットワーク組織は行政などへのはたらきかけを行い，地域の問題解決のために施策化・システム化に向けた活動を展開する。

b 地域組織活動の具体的な展開

地域組織活動の展開で重要なのは，個々のメンバーの長所をいかした人間関係をつくり，そのことによって組織が活性化することである。メンバー個人が理解と認識を深め成長していくように，参加メンバーどうしで支え合うのである。

地域組織活動において，メンバーどうしが話し合いを中心とした学習によって共感し合い，互いに深め合っていくプロセスを表7-1に一般化して示した。ただし，地域組織活動の展開をこの定型にはめて行う必要はない。メンバーの状態や要求に応じて柔軟な発想で展開していくものであり，表に示した順番どおりに進むとは限らないからである。重要なのは，メンバーにより取り組みが深まっていくことであり，メンバーが「活動で取り組むことは自分の問題であり，みんなの問題でもある」と主体的に活動する意識をもつことである。

住民組織などの地域組織活動への支援のポイントを次に述べる。

1 意欲を高める

地域組織活動には，メンバーの主体的な参加が不可欠である。主体的

表7-1　地域組織活動において，相互学習によりメンバーが共感し合い，深め合うプロセス

学習の流れ	話し合いと作業で生み出す意識	具体的な内容
(1) 身体への関心をもち，理解する(自分の身体の生きる営みへの理解)	①身体の病状・現状を出し合う。	ありのままの気分や，見えている状態をそのまま出し合う。
	②病状・現象を身体の営みと結びつけて理解する。	病状と身体の営みを大枠で理解し，自分の身体への関心をもつ。
	③イメージして問題意識をもつ。	自分のこととして考えようとする。
	④問題と思うことについての原因を考えたくなる。	身体の状態と生活の関係を考えようとする。
(2) 身体と生活の関係を明らかにする	⑤生活(食・運動・休養)と身体の状態(現象)との関係を考えて，生活の仕方をみる視点とその見方をもつ。	1日の生活，食事・運動・仕事，検査結果との関係について考える。
(3) 行動(解決)への課題意識をもつ	⑥生活の実態を具体的にみる。	自分・みんな・地域の実態を確認し合う。
	⑦生活の仕方での問題をつかむ。	
	⑧どこに問題があるのか，どんなことが問題なのか，どんな改善ができるのか，について考える。	仲間と話し合って進める。
(4) 実行・行動へ	⑨意思をもって自分の行動方法を考え，実行する。	仲間と話し合って進める。
	⑩環境・地域にある各自の共通課題への取り組みを考える：環境の改善へ，地域への提起へ，行政への提言と施策化へ。	

(松下拡氏の資料をもとに作成)

な参加とは，みずからの意思で学習や活動を行い，組織運営に力を発揮することである。参加者自身の活動への意欲や情熱が必要で，意欲が行動に結びつくことで地域組織活動の活性化につながる。意欲は自己の健康問題に対する危機感や取り組みの成功体験による自己効力感，あるいは仲間との情緒的つながりによる安定感，社会に対する問題意識など，さまざまなことで高められる。メンバーの意欲を向上させることは，組織化の全過程を通じて支援する必要がある。

２ 問題意識や課題意識をもつ

　なんらかの行動をおこすには，情報や知識に裏づけられた科学的で確かな考え方をもつ必要があり，そのような考えを地域組織のメンバーが身につけるために専門家(保健師など)が支援する。学習の最初の段階では，メンバーが科学的な原理を理解しイメージできるように支援する。とくに理解がむずかしい高度な知識や詳細な情報は避け，専門用語を用いずにわかりやすく説明する。

　説明やグループワークには時間をかけ，メンバーが自分で考え，理解する過程を支援する。とくに健康問題については，自分の健康状態を科学的な原理に基づいて考えることで，問題とその解決のための課題が明らかになり，メンバーは取り組みに対する意欲を高め，納得して前に進もうと行動する。

3 生活の実態を具体的にみる

住民の健康問題（個人の心身の状態）は生活と密接な関係がある。そして，生活は社会との関係のなかで営まれ，社会から大きな影響を受けている。このような個人の健康状態と生活および社会との関係を意識して，個人・仲間・地域の実態を把握することを支援する。

個人の場合は，1日の生活，食事・運動・休養の状況などと自己の身体状況や検査結果との関係を考える。このときに生活について率直な思いや様子がありのままに語られるように支援する。明らかになった個人の問題について，メンバーとともに地域の生活や社会との関連を考えることで，具体的な地域の実態把握を進めることができ，問題意識や課題が明確になる。メンバーが具体的に実態を理解し納得することが重要であり，すぐに解決方法の検討には進まない。

4 地域組織活動を継続する

地域組織活動が継続して展開されると，メンバーだけで自主的に組織を運営できるようになる。しかし，地域組織活動の成熟度は，運営面の主体性だけでなく，取り組みの内容やメンバーの姿勢から検討することも必要である。メンバーどうしの相互関係のなかで，問題意識や情熱をもって自分で理解しようとしているか，メンバーが共感し合っているかなどを検討する。

活動が継続し，活動内容が深く高度なものになると，運営面では自立していても，内容面の支援が新たに必要になることもある。活動の発展のための方向性の提案，関係機関・組織の紹介や調整も行う。

3 地域組織活動における保健師の役割

保健師は，地域組織活動におけるグループづくりからネットワーク組織の発展までの各段階において支援を行う（**表7-2**）[2]。地域組織・グループへの支援の目的は，地域組織活動のメンバーが仲間との相互関係のなかで学び合い，認識を深めてみずからの問題解決のために主体的に活動し，個人および地域の問題を解決していくこととともに，よりよい地域をつくりあげていくことである。単に組織をつくることや，それが自主的に運営されることが目的ではない。

そのためには地域組織支援の目的を十分に考慮して地域の情報を把握し，人々の問題認識へはたらきかけることが重要であり，的確な地域アセスメント（地域診断）の能力が保健師に求められる。保健師は把握した健康問題や情報を地域の人々が認識できるように，資料を提供したり学習方法を提示したりする。自主グループに対しては，参加している人々が活動の目的や目標を見失わないように，問題とその原因の確認，組織

表7-2　グループ支援における保健師の役割

項目	内容
①現状認識へのかかわり	住民みずからが問題を発見できるために，現状認識を的確に深めるようにかかわる。
②問題意識（問題発見）へのはたらきかけ	現状認識から問題が発見できるようにはたらきかけ，問題意識を喚起する。
③学習意欲・実践意欲の喚起	主体的な学習に目ざめること，組織のなかで受けとめられること，組織活動によって前進することについての意識化をはかる。
④助言者・講師として資料の提供	意欲を喚起したり学習を深めることを助長する資料を提供する。学習者の能力や課題の内容に基づいた適切な配慮が必要である。
⑤組織化への支援	個人の要求や意欲を喚起したり，ほかの個人に結びつけたり，組織と組織の連携の橋渡しとなるようにはたらきかける。
⑥組織運営・学習方法への支援	組織活動の進め方，運営に関する技術や学習を進める方法などへの支援を行う。

（松下拡：健康問題と住民の組織活動——松川町における実践活動. p.118, 勁草書房, 1981
による，一部改変）

の運営方法についての助言，リーダーへの支援をつねに行っていく。

　グループ活動や組織の構造がある程度安定した段階では，さらに広範な地域活動に発展するように，ほかのグループとの交流やネットワーク化への支援を行う。保健師は，地域の自主グループなどの活動の情報を収集したり，行政などの関係機関の動きを察知したりする必要がある。

4　地域組織活動で用いられるおもな概念

a　コミュニティオーガニゼーション

　コミュニティオーガニゼーション（community organization；CO。以下，COと表記する）はソーシャルワークの基本的な援助技術の1つである。日本語では「地域組織化」とよばれている。日本には1950年代に米国の**ロス**（Ross, M. G.）の理論が紹介された。

　ロスによるCOの定義は「共同社会が自らその必要性と目標を発見し，それらに順位をつけて分類する。そしてそれを達成する確信と意志を開発し，必要な資源を内部外部に求めて，実際行動を起こす。このようにして共同社会が団結協力して実行する態度を養い育てる過程」[3]である。

　COの目的は，住民の主体性や問題解決力をエンパワーし，地域におけるさまざまな社会資源を利用したり開発したりすることにより，地域における顕在あるいは潜在している問題を解決させることである。COの目標設定は特定のサービスや施設の実現などの具体的な結果を出すことに力点をおく**課題達成目標（タスクゴール**）ではなく，地域社会や集団が共通の問題を発見し，目標を実現するための活動過程に力点をお

プラス・ワン

共同社会
ロスは，共同社会には，ある特定の地域，都道府県，市町村や地区などに住む住民の全部を構成員とする場合と，福祉・教育・宗教など，あるいは共通の関心または機能をもつ人々を構成員とする集団を意味する場合があるとしている。現在では共同社会のかわりに，地域社会という言葉を用いることが多い。

課題達成目標（タスクゴール）
プログラムを実施して課題の解決を目ざす。

＋　　　　プラス・ワン

過程目標（プロセスゴール）
プログラムを実施し課題を解決していく過程が，そのプログラムにある集団（住民や対象者）に蓄積されることを目ざす。

く過程目標（プロセスゴール🔲）を重視する。

　CO では，取り組みの過程（プロセス）を重視し，次のように展開する。

①**地域の人々のニーズ把握**：地域における問題について，その実態と原因，住民の認識などを把握する。

②**計画策定**：問題の解決のための計画を策定する。ここでは目的と目標を明確にし，取り組みの優先順位を決め，解決のための方法を検討する。

③**計画の実施**：計画にそって解決策を実施する。問題の解決のために必要な社会資源と，組織間の協力関係の維持や強化をはかる。また，計画の内容を地域全体に普及させ，幅広い支援や協力を得るための広報活動も重要である。

④**活動の評価**：目標の達成度や全体のプロセスの再検討を行い，再組織化に備える。

　CO を展開するときに，地域や組織の内部に協調・協力的な態度や行動を育てることにより，地域社会の能力が強化され，地域の問題を改革する意欲が高まる。そのため CO に取り組む際は，組織の自己決定を尊重し，地域社会や集団がそれぞれのペースで進めることが重要である。

ⓑ　グループダイナミクス

　グループダイナミクス（**集団力学** group dynamics）は，集団のもつ基本的な性質や力動的作用，個人と集団，集団・組織間の関係についての法則を社会心理学的に明らかにしようとするものである。

　この柱となるのが，3 章 A で紹介した**レヴィン**（Lewin, K.）の**場の理論**である。レヴィンは，個人もしくは集団と環境との相互に関連する「場」のことを「生活空間」と定義した。集団の生活空間は，集団と集団が存在する環境からなるとしている。また，集団はけっして静的で安定したものではなく，内外でダイナミック（動的）に変化しているものであるとともに，単なる人間の集まりではなく，人間どうしの「関係の集まり」であるとみなした。

　グループダイナミクスからみると，集団には次のような特徴がある。

●1 つの全体としての性質をもち，構成される人々とその環境の総体である。

●人間の集合および物的環境だけでなく，制度や習慣，役割分担，言語などが含まれ，それらは相互依存関係にある。

●集団は，つねに変化する。

　グループダイナミクスにおいて，研究者は研究対象である組織やグループのなかに入り，みずからもそのメンバーとなることで，研究者と当事者の協同的実践を展開する。この協同的実践は限定された時期と場所で，限定された人々によって行われ，ローカルな場から生まれること

から，その地域の特色を反映する。

　グループダイナミクスによる活動は，データ収集や観察によりその地域の現状・過去・将来を把握し，問題解決に取り組むことから始まる。その経過のなかで気づきや発見があり，そのうえで新たな現状・過去・将来の把握を行う。そして，しだいに把握の方法が変化するという繰り返しを行っていく。

　グループダイナミクスの考えは，リーダーシップ，集団の凝集性，集団規範，集団の形成と発達，グループ討議などの研究に応用され，組織の変革や社会的行動や制度の改変に影響を及ぼしている。

ⓒ リーダーとリーダーシップ

　リーダー（leader）とは，一般に指導者・先駆者・首領などのことであり，組織のなかではグループの機能を促進したり援助したりするはたらきをより多く担う人をさす。**リーダーシップ**（leadership）とは，組織が直面する場面・時点・状況を的確に判断し，柔軟に対応して効果的にはたらく過程のことである。

　リーダーシップに関する代表的な理論には，行動理論，条件適合理論，リーダー‒メンバー交換関係（LMX）理論，変革的リーダーシップ理論などがある。

1 行動理論

　前述のレヴィンらは，リーダーシップの類型として民主型，専制型，放任型の3つを設定し，リーダー行動とメンバーの行動や態度に与える影響を検討したが，その後の研究では明確な知見が得られていない。

　また，複数の理論家が，リーダーシップ行動を機能から課題関連行動と人間関係行動の2軸で分類し，その組み合わせを類型化している。リーダーが課題関連の側面と人間関係の側面をあわせもつことにより生産性が高められるとしている。代表的な理論に**PM理論**➕がある。

2 条件適合（コンティンジェンシー）理論

　条件適合（コンティンジェンシー contingency）理論とは，組織のおかれた状況によって適切なリーダーシップは異なるという考えに基づき，リーダーの行動とリーダーを取り巻く状況との相互作用を考察し，リーダーシップの状況依存性を明らかにしようとするものである。この理論では，効果的なリーダーシップは状況に依存するとして，リーダーシップと状況要因（職務の特性，権限の大きさ，グループ内の対人関係，部下の能力など）の相互作用を考察した。

　代表的な理論にフィードラー（Fiedler, F. E.）の**条件即応モデル**がある。このモデルを提唱したフィードラーは，**LPC尺度**➕により，状況

フォロワー
フォロワーとは，リーダーをサポートするパートナーのことである。

政策提言としてのアドボカシー活動の実施
WHOはアドボカシー活動の手順として，次の8つのステップを示している[4]。①現状を把握する，②目標を決める，③活動の対象を決める，④連携の輪を広げる，⑤伝えたい内容を整理する，⑥アドボカシーの方法を選ぶ，⑦計画をたて，実行に移す，⑧活動をチェックし，評価する。必ずしも手順にそって実施する必要はなく，地域の状況に合わせて実施する。
また，アドボカシー計画の立案にあたって，当事者や当事者組織の代表，専門家が参加し，現状をかえようと決心した人々がリーダーとなって，政策提言の計画を進めていくとしている。

要因としてリーダーとメンバーの関係の良好さ，仕事の構造化の程度，リーダーの権限の3要素を抽出している。

3 リーダー−メンバー交換関係理論

リーダー−メンバー交換関係（leader-member exchange：LMX）理論とは，リーダーとフォロワー➕の2者関係をとらえた理論である。この理論によると，リーダーと信頼のおけるメンバーは質の高い関係性をもっている。そのメンバーは生産性が高く，満足感や組織への愛着をもち，さまざまに貢献するとされている。

4 変革的リーダーシップ理論

変革的リーダーシップ（transformational leadership）理論は，リーダーシップは変革を推進するという立場から，メンバーの既存の価値観，思考様式，態度などを変革することを強調するものである。この理論では，リーダーは組織全体を視野に入れ，明確なビジョンとともに変化の必要性を示し，メンバーを動機づけ，また，みずから進んで変革行動を実践する。変革的リーダーシップは，組織のパフォーマンスを向上させ，フォロワーの行動や態度を好転させるために効果的なスタイルである。

d アドボカシー

従来，アドボカシー（advocacy）という言葉は，欧米において社会的弱者の権利擁護のために，当事者や弁護士，教会・福祉関係者が用いてきた。現在の日本における公衆衛生看護ではアドボカシーを，「権利擁護」（健康という権利をまもり，育て，人権を尊重すること），「政策提言」（政策形成や政策化に向けて活動すること）などの意味で用いている。また，アドボカシーを行う人を**アドボケイト**（advocate）という。

1 政策提言としてのアドボカシー➕

WHOによると，政策提言としてのアドボカシーとは，「意思決定者に影響を与え，変革をもたらすこと」[4]である。すなわち政策提言としてのアドボカシーは，個人の生活の基盤となっている法律や，行政および社会環境などのシステムに影響を及ぼし，結果的に地域の人々に社会を変革する力を与えることになる。そのためアドボカシーの対象は具体的な政治課題であり，その手段としては，陳情や署名活動，集会，マスメディアの活用などが行われる。

2 権利擁護としてのアドボカシー

権利擁護としてのアドボカシーとは，患者などの「重要なことを積極的に支援・サポートすること」[5]や自分自身の権利について表現できな

＋　プラス・ワン

看護のアドボカシーモデル

フライら（Fry, S. F. & Johnston, M. J.）は，看護におけるアドボカシーとして，次の3つのモデルを示している[5]。

・**権利擁護モデル**：患者の権利をまもる。

・**価値による意思決定モデル**：患者の価値観や信念に最も近い選択ができる。

・**人として尊重するモデル**：患者を尊敬にあたいする人間とみなす。

い人のかわりに基本的人権をまもることである＋。

　権利擁護としてのアドボカシーの例としては，自己の権利をみずから十分に行使することのできない，終末期の患者，障害者，認知症などの患者の権利を代弁することや，医療の選択肢の利点や欠点を説明したりすることがあげられる。

●引用文献

1）篠崎英夫ほか編：衛生行政大要，改訂第24版．p.15，日本公衆衛生協会，2016.
2）松下拡：健康問題と住民の組織活動——松川町における実践活動．p.118，勁草書房，1981.
3）マレー G. ロス著，岡村重夫訳：コミュニティ・オーガニゼーション——理論・原則と実際．p.42，全国社会福祉協議会，1968.
4）WHO著，日本医療政策機構市民医療協議会訳：がん対策——知識を行動へ　効果的なプログラムのためのWHOガイド　計画策定．2012．(https://apps.who.int/iris/bitstream/handle/10665/43467/9241546999_jpn.pdf)（参照2022-8-22）
5）サラ T. フライ，メガン＝ジェーン＝ジョンストン著，片田範子・山本あい子訳：看護実践の倫理——倫理的意思決定のためのガイド，第3版．pp.47-49，日本看護協会出版会，2010.

●参考文献

・和泉光保：リーダーシップ理論の発展と福祉職場への活用（その1）．近畿医療福祉大学紀要 10(1)：33-43，2009.
・和泉光保：リーダーシップ理論の発展と福祉職場への活用（その2）．近畿医療福祉大学紀要 11(1)：137-150，2010.
・加山弾：コミュニティ・オーガニゼーション理論生成の系譜．東洋大学社会学部紀要 47(1)：81-96，2010.
・佐久間美穂：コミュニティとコミュニティ・オーガニゼーション再考——新明正道の論考を手がかりに．大妻女子大学人間科学部紀要 15(1)：33-40，2013.
・杉万俊夫：グループ・ダイナミックス入門——組織と地域を変える実践学．世界思想社，2013.
・高橋潔：リーダーシップの本質．国民経済雑誌 205(6)：51-66，2012.

B 当事者組織とその支援

POINT
- 当事者組織とは，同じような悩みや体験をもつ本人やその家族が出会い，つながり，ささえ合う組織である。
- 当事者組織は，参加しているメンバー，組織の目標，メンバーがかかえている悩みや体験，組織の規模，専門職の人との関係性などによってさまざまな種類がある。
- 保健師が当事者組織を支援するなかで大切なのは，当事者のもつ力を感じ，その力を借りる柔軟さである。

1 当事者組織とは

当事者組織は，「同じような悩みや体験をもつ本人やその家族が出会い，つながり，ささえ合う組織」である🔲。

当事者組織は，種類や規模など多種多様であるが，共通するおもな特徴として次の5つがある。①メンバーが同じような悩みや体験をもっている，②共通の目標がある，③メンバーが対等な関係である，④メンバーの主体性を大切にする，⑤援助者の関与が少ない。

a 当事者組織の歴史

1 ヨーロッパ・北米

■当事者組織の思想のはじまり

当事者組織の思想は，スマイルズ（Smiles, S.）の「自助論」（1858年）とクロポトキン（Kropotkin, P.）の「相互扶助論」（1902年）のなかに起源がある。スマイルズは，自分のことは自分でするという「個人による自助・独立（self-help）」について論じ，クロポトキンは互いに協力し合いささえ合うという「相互扶助（mutual help）」について論じている。当事者組織には，この2つの意味が含まれている。

■1930〜1960年代

現在のような当事者組織が活発化したのは1930年代である。この時期に発足した代表的な組織には**アルコホーリクス−アノニマス**🔲（1935年），リカバリー協会（1937年），脳性マヒ協会（1947年）などがある。

プラス・ワン

「当事者組織」の表記
日本語では，当事者団体，自助グループ，患者会，家族会など，英語では，セルフヘルプグループ（self-help group），セルフヘルプオーガニゼーション（self-help organization），ミューチュアル（エイド）グループ（mutual〔aid〕group）など，さまざまな言葉が「当事者組織」と同じ意味で使われている。本節では，「当事者組織」の表記を用いる。

アルコホーリクス-アノニマス

アルコホーリクス-アノニマス（Alcoholics Anonymous：AA）は，1935年にアルコール依存症をもつボブ（Bob, S.）とビル（Bill, W.）が設立した当事者組織である。設立のきっかけは，ボブとビルが飲酒にまつわる悩みや苦しみをわかち合い，そのときだけは飲酒をやめることができたという体験にある。

「アノニマス」という言葉が示しているように，メンバーは匿名でニックネームで参加することがほとんどである。AAでは，定期的にミーティングを開き，「12ステップ」というプログラムをもとにアルコール依存症からの回復を目ざしている。この方法は，アルコール依存症の人だけではなく，薬物依存・ギャンブル依存・摂食障害の人の当事者組織でも活用されている。

クリアリングハウス

クリアリングハウスは，当事者組織の活動を支援する機関である。日本では，ボランティアセンターなどのような公的機関がクリアリングハウスの役割を担っているところもある。

クリアリングハウスの最大の特徴は，さまざまな人と人，または，人と場をつなぐことである。たとえば，自分に合う当事者組織をさがしている人に当事者組織を紹介したり，既存の当事者組織どうしをつないで情報交換や交流する機会をつくっている。そのほか，当事者組織をたち上げたいと考えている人や当事者組織を運営している人からの相談に応じたり，既存の当事者組織を調査して情報を収集・提供するなどの活動を行っている。

　1950年代後半～1960年代にかけて，市民権運動，公民権運動，草の根運動，ベトナム戦争への反戦運動などの流れから，セルフヘルプムーブメントがおこり，当事者組織が飛躍的に増加した。すべてに共通するのが，「下から上への志向性」であった。

■**1970年代～現在**

　1970～1980年代には，障害や疾病をもつ人の当事者組織が増加した。また，クリアリングハウス➕が登場したのもこの時期である。クリアリングハウスの活動は，1970年代に北米やヨーロッパ諸国で始まり，1980年代には世界各国に広まった。

　1990年代には，慢性疾患やエイズ，精神障害をもつ人の当事者組織など，時代のニーズにあったグループが数多く設立された。近年，新たな形態としてオンラインの組織が登場し，インターネットを通じてメンバーどうしが交流している。

2 日本

■**1940年代後半～1950年代**

　日本において，現在のような当事者組織が設立されたのは第二次世界大戦以降である。1940年代後半～1950年代には，結核患者やハンセン病患者など，長期の療養を必要とする人が中心となって当事者組織を設立した。その先駆けが，結核患者たちが設立した日本患者同盟である。日本患者同盟は，全日本患者生活擁護同盟と国立療養所全国患者同盟が統合されたものであり，1948（昭和23）年に設立された。その3年後の1951（昭和26）年，ハンセン病患者が全国国立癩療養所患者協議会を設立した（1996〔平成8〕年に全国ハンセン病療養所入所者協議会と改称）。この2つの当事者組織で活動していた人たちは，長期にわたって社会的な差別や人権侵害を受けてきた。彼らは社会変革を目ざして，医療・福祉制度の改善や偏見の除去を求める運動を中心的に行っていた。

■**1960～1970年代**

　1960～1970年代には，さまざまな疾患をもつ患者団体が連絡をとり合い，全国各地で組織的に連絡協議会が設立された。たとえば，全国難病団体連絡協議会（1972〔昭和47〕年），全国患者団体連絡協議会（1975〔昭和50〕年）などがある。同じころ，2種類の当事者組織が数多く設立された。1つは，公害や薬害などの被害者が設立した当事者組織である。たとえば，1963（昭和38）年には子どもたちの未来をひらく父母の会（サリドマイド児親の会）が設立され，1969（昭和44）年にカネミ油被害者の会が，1974（昭和49）年には水俣病患者同盟が設立された。

　もう1つは，障害や難病の子どもをもつ親が設立した当事者組織である。たとえば，1968（昭和43）年には自閉症児者親の会全国協議会（1989〔平成元〕年より日本自閉症協会）や，がんの子供を守る会（2012〔平成24〕年より「公益財団法人がんの子どもを守る」➕）などが設立された。

■1980年代

1980年代には，アルコール・薬物・ギャンブルなどをやめたくてもやめられず，特定のものに対してコントロールすることが困難な人の当事者組織が次々と設立された。たとえば，アラノン家族グループ（アルコール依存の問題をもつ人の家族と友人のグループ，1980〔昭和55〕年）やギャンブラーズ－アノニマス日本（ギャンブル依存症をもつ本人のグループ，略称ギャマノン，1989〔平成元〕年）などがある。

また，地域だけではなく，病院のなかに当事者組織（院内親の会）が設立されるようになった。

■1990年代以降

1990年代以降，2つの種類の当事者組織が多数設立された。1つは，日常生活において特定の悩みをかかえている本人や家族の当事者組織である。たとえば，S-Anon JAPAN（家族やパートナーなどの性的な問題で悩んでいる人の当事者組織，1995〔平成7〕年），全国パニック障害の会（1999〔平成11〕年），始める一歩の会（不登校・ひきこもりの子どもをもつ家族の当事者組織，2001〔平成13〕年）などが設立された。

もう1つは，さまざまな原因で大切な人を亡くした人の当事者組織である。たとえば，星の会（子どもを亡くした親と家族をささえる会，1999〔平成11〕年），ひまわりの会（身近な人を亡くした人の会，2001〔平成13〕年），などがある。これらは，当事者だけではなく専門職やボランティアなどがともに活動しているという特徴がある。

② 当事者組織の機能と種類

ⓐ 当事者組織の機能

当事者組織は，同じような悩みや体験をもつ➕本人やその家族によって構成されており，いくつかの機能がある。

1️⃣ 共通の体験や思いをもつ人どうしの情緒的サポート

メンバーは，「私だけではない」「みんな同じ思い」「同じような人がいっぱいいる」というように，自分と共通の体験や思いをもつ人が何人もいることを心身で実感する。それにより，周囲の環境から孤立し，心理的にもひとりぼっちと感じていた人が安心感をおぼえる。当事者組織には積み重なった精神的苦悩や孤立感をやわらげる力がある。

2️⃣ 体験的知識や情報のわかち合い

メンバーがそれぞれの体験や思いを語り，互いに聴き合うなかで，さまざまな人の多様な体験に接する。こうした体験的知識➕からメンバーは，必要な知識や具体的な情報を得たり，メンバーとわかち合える。

プラス・ワン

ロールモデル
カッツ（Katz, A. H.）は，当事者組織の重要な構成要素であるロールモデルについて，「新しいメンバーがそのモデルとなる人の生活史と自分自身の生活史との間に似ている点があると感じたならば，そのモデルとなる人からの影響はより大きい」と説明している。そして，「さまざまなモデルを活用して，新しいメンバーはグループのなかの他者との比較を通して自分自身を『位置づける』ことが可能となる」と述べている。
（Katz, A. H. 著，久保紘章監訳：セルフヘルプ・グループ．pp.46-47，岩崎学術出版社，1997 による）

ヘルパー–セラピー原則
リースマンは，当事者組織の重要な側面として「ヘルパー–セラピー原則」（the helper-therapy principle）をあげている。この原則は，「援助する人が最も援助される」「援助する人が援助される人よりも多くのものを得る」ことを意味する。本文で紹介したように，当事者組織では，援助を受ける立場であった人が，当事者組織のなかで援助する経験をもつことがある。このような体験によって自分が誰かの役にたったという思いをもつことは，その人の癒しや自尊心の向上，成長につながる。

3 ロールモデルとの出会い

メンバーは自分のモデルとなる人と出会い，その姿や行動を見ていくことで，将来の見通しをもてるようになる。組織に参加して間もないメンバーは，ロールモデル✚となる人の体験談を聴くことで，みずからの立ち位置を確認したり，未来を見すえたりするきっかけになる。また，自分と同じように絶望していた人が変化していく姿を見て，みずからを客観視し，同じように自分も変化しているのではないかと考えるようになるなど，ほかのメンバーを見て自分の変化を知ることも当事者組織の機能である。

4 ささえ合いのなかでの成長

援助を一方的に受けるだけの立場であった人が，当事者組織のメンバーとなって，援助する側になることがある。たとえば，あるメンバーがなにげなく語った体験談がほかのメンバーの心のささえとなり一歩をふみ出すきっかけとなる。ほかの人の役にたったという体験は，メンバーの自信や成長にもつながる。リースマン（Riessman, F.）は，このような体験を「ヘルパー–セラピー原則」✚と名づけた。

5 メンバーの社会化，社会参加

それまで社会的に孤立し，誰にも悩みを打ち明けられなかった人が，当事者組織で同じような悩みや体験をもつメンバーと出会い，一緒に活動することによって，社会とのつながりを得られるようになる。これはメンバーにとって大きな意味がある。

当事者組織によっては，組織全体で社会に向けてはたらきかけることもある。メンバーとともに，必要な制度を設立するように行政にはたらきかけたり，社会に対して啓発運動を行ったりすることは，当事者の社会参加にもつながる。

b 当事者組織の種類

当事者組織は，参加しているメンバー，組織の目標，メンバーがかかえている悩みや体験，組織の規模，専門職との関係性などによってさまざまな種類がある。たとえば，メンバーで分類すると，同じような悩みや体験をもつ当事者本人によって構成されている組織と，本人の家族によって構成されている組織に大別できる。また，組織の目標で分類すると，メンバー自身の自己変容を中心的な目標とする組織，社会改革を中心的な目標とする組織，その両者を目ざす組織がある。

表7-3 は，メンバーがかかえている悩みや体験で分類した，日本で活動している当事者組織の一例である。

表7-3　日本における当事者組織の具体例

種類	具体例
疾病	がんの子どもを守る会，全国心臓病の子どもを守る会，全国肝臓病患者連合会，日本糖尿病協会，全国膠原病友の会，全国腎臓病協議会など
難病	日本リウマチ友の会，日本筋ジストロフィー協会，ベーチェット病友の会，全国筋無力症友の会など
回復者	胃を切った人 友の会 アルファ・クラブ，あけぼの会（乳がん体験者の会），日本心臓ペースメーカー友の会など
障害	全国視覚障害者（児）親の会，全日本難聴者・中途失聴者団体連合会，日本自閉症協会，日本てんかん協会，うつ・気分障害協会（MDA－Japan），強迫友の会OBRI（強迫症状のある当事者・家族と支援者の自助グループ）など
依存症	AA（アルコホーリクス−アノニマス），アラノン家族グループ（アルコール依存の課題をもつ人の家族と友人などの自助グループ），NABA（摂食障害の自助・ピアサポートグループ）など
死別	ひまわりの会（身近な人を亡くした人の会），星の会（子どもを亡くした親と家族を支える会）など
特定のライフスタイル	認知症の人と家族の会，始める一歩の会（ひきこもりの子どもをもつ親・支援者の会），ハンド・イン・ハンドの会（離婚・母子家庭の課題に悩む人の会）など

❸ 当事者組織への保健師の支援

保健師が当事者組織を側面的にサポートする方法を以下で述べる。

ⓐ 組織運営のための環境づくり

1 立ち上げのサポート

当事者が，同じような体験をもつ人との出会いを望み，当事者組織に参加したいと思っても，身近になければ参加することは困難である。当事者が参加するには，当事者組織が身近にあることが必要であり，いま以上に当事者組織が増えていくことが望まれる。当事者組織の設立を望む人の思いの実現に向けて，保健師ができることとして，たとえば，資金の集め方や広報の仕方を伝授することや，継続して活動している当事者組織を紹介することなど，組織の運営面でのサポートがある。

2 事務や物質的なサポート

当事者組織を運営したいと思う人がいたとしても，活動する場を確保するのは容易ではない。日本では，当事者組織の社会的認知度はいまだ十分ではなく，組織への理解がないために活動できないこともある。このような場合，保健師は，交流会や勉強会などを開催するスペースや物品を提供するという物質的なサポートをすることができる。また，事務や会報の発行を代行したり，グループの会員になって会費や寄付金を提供することを通してグループをサポートするという方法もある。これらは，グループ運営を継続していくうえでとても大切なことであり，当事者に喜ばれるサポートの1つである。

＋　　　　　　　**プラス・ワン**

サポートグループ
サポートグループは，専門職の人が
ファシリテーターとなってグループ
をサポートしているグループであ
る。日本では，比較的規模の大きい
当事者組織の一部にサポートグルー
プがある。
サポートグループには，当事者組織
と共通のはたらきもあり，メンバー
どうしの体験のわかち合いや情報交
換などが行われている。両者の最大
の違いは，当事者と専門職の人との
関係性であり，サポートグループは
当事者組織よりも専門職の人がかか
わることが多い。

③ 企画運営のサポート

　サポートグループ＋のように，当事者組織のなかには企画運営面で専門職の人がかかわっているところがある。たとえば，ファシリテーターとなってグループ運営を補助的にサポートすること，当事者組織で開催している講演会やシンポジウムに助言者として参加すること，グループを組織するしくみや方法を伝授すること，組織運営に携わっているメンバーの相談にのることなどがある。

ⓑ　当事者と組織をつなぐ情報提供

　当事者に当事者組織の情報を伝えて，当事者と組織をつなぐパイプラインをつくることも大切な役割である。当事者組織が身近にあることを知らなくても，みずから出会いを求めて当事者組織をさがせる人であれば組織とつながることはできる。しかし，当事者のなかには組織をさがす体力やエネルギーがないため，身近に当事者組織があるにもかかわらず参加する機会を失っている人もいる。場所はもちろんのこと，当事者組織の存在そのものを知らない人もいる。このような当事者に対して組織の情報を提供することは重要である。また，組織に参加するタイミングや参加するまでに要する時間は，人それぞれであるが，本人が参加してみようと思ったときのための情報を提供しておくことは大切である。

　また，当事者組織どうしが互いの組織を知り，協力や情報提供をし合う機会が得られるように，保健師が各当事者組織に情報を提供することも大切である。情報提供するためには，保健師は日ごろから全国や地域にある当事者組織に関する情報を集め，どこにどのような組織があり，どのような活動をしているのかを把握しておく必要がある。

ⓒ　メンバーへの個別的なケア

　当事者組織にはそれぞれ個性があり，さまざまな活動スタイルがあるため，グループの運営などになじめない人もいる。メンバーとの語り合いを通して，価値観やフィーリング，悩みへの向き合い方などについて自分とメンバーとの間に違いを感じた場合には，メンバーとの間に距離感をいだいて心を閉ざしていくこともある。グループのスタイルになじめない場合やニーズが満たされない場合には，ほかの当事者組織や専門機関などを紹介してつなぐことも，保健師の役割として大切である。メンバー１人ひとりを配慮しケアする視点は大切であり，欠かせない。

d 当事者組織についての認知を広げる支援

　周囲の人が当事者組織に対して十分に理解していないために，組織への参加をためらう当事者がいる。これは当事者組織の存在が保健医療福祉関連の専門職や援助者に十分に知られていないことと関係している。その一方で，保健所・病院で保健師や医療ソーシャルワーカー✚・看護師から紹介されたことがきっかけで，当事者組織とつながったメンバーもいる。多くの専門職が当事者組織を知っていれば，当事者が当事者組織とつながる機会が増える。保健師は日ごろの活動で，当事者組織の情報をほかの専門職・援助者に周知させたり，必要な情報がいつでもどこでも当事者に届くようにしておくことが大切である。

　また，社会的認知を広げていくためには，専門職以外の多くの人に当事者組織を知ってもらう機会をつくることも大切である。たとえば，メンバーに関連するテーマの講演会やシンポジウムなどを保健所で開催する際に，メンバーが登壇して体験談を話すきっかけをつくることもその1つである。そこに参加した人がメンバーの話を聴き，当事者組織を知るきっかけになる。社会的認知を高めていくことは容易ではないが，1つひとつの積み重ねが輪となって広がっていくのである。

　保健師のなかには，どんなに当事者のことを理解しようとしても，理解し合えるのは当事者どうしだと思い，専門職の限界を感じる人もいるかもしれない。専門職として保健師だからこそできる役割があるが，保健師であることを意識しすぎると，当事者との距離感が広がるだけではなく，保健師自身も苦悩する可能性がある。大切なのは，当事者のもつ力を感じ，その力を借りる柔軟さである。当事者と保健師がそれぞれのもつ力を受けとめ合う柔和な関係性が互いの信頼関係を強めていく。

●引用・参考文献
・A. H. カッツ著，久保紘章監訳：セルフヘルプ・グループ．岩崎学術出版社，1997.
・Borkman, T. : Experiential knowledge ; a new concept for the analysis of self-help groups. *Social Service Review*, 50 (3) : 445-456, 1976.
・Kartz, A. H. and Bender, E. I. : Self-Help groups in western society : history and prospect. *Journal of Applied Behavioral Sciences*, 12 (3) : 265-282, 1976.
・Lieberman, M. A. and Borman, L. D. : Self-help groups for coping with crisis : origins, members, processes and impact. Jossey-Bass, 1979.
・Riessman, F. : The 'helper' therapy principle. *Social Work*, 10 : 27-32, 1965.
・アラン＝ガートナー，フランク＝リースマン著，久保紘章監訳：セルフ・ヘルプ・グループの理論と実際——人間としての自立と連帯へのアプローチ．川島書店，1985.
・岡知史：日本におけるセルフヘルプ——そこにみられる相互扶助の伝統と自立＝解放運動の流れをめぐって．上智大学社会福祉研究 14：4-31，1990.
・金子絵里乃：子どものいる AYA 世代のがん患者に関する文献レビュー．研究紀要（日本大学文理学部人文科学研究所），103：27-43，2022.
・金子絵里乃：ささえあうグリーフケア——小児がんで子どもを亡くした 15 人の母親のライフ・ストーリー．ミネルヴァ書房，2009.
・久保紘章：セルフヘルプ・グループ——当事者へのまなざし．相川書房，2004.
・鈴木勉：患者団体の行動と機能．ソーシャルワーク研究 6 (4)：226-233，1981.

住民の自立支援と地域組織活動の実際

- 地域組織活動支援の考え方，理論など本章で学んだ基本事項を具体的な事例で確認する。
- 組織のメンバーや地域の特徴および組織活動の発展に応じて，保健師が行った活動支援の展開を事例から学ぶ。
- 組織づくりから地域へのはたらきかけまで，住民組織の自立支援における保健師の役割を学ぶ。

事例：和泉市における住民ボランティア組織の育成と地域づくり

　保健師は，住民が主体的に地域の健康問題を解決する力を獲得していくことを目的として，地域組織活動の支援を行う。この活動はヘルスプロモーションの理念の実現に向けた戦略の1つである「地域活動の強化」に位置づけられる。

　和泉市（大阪府）では，健康な地域づくりに向けたボランティア育成事業の養成講座を修了した住民が，地域の健康づくりのためになにが必要かを自分たちで考え行動する活動を展開している。同市の保健師は，この地域組織「ヘルスアップサポーターいずみ」の活動が発足するきっかけづくりから，主体的に活動するようになるまでの過程を通して支援を行っている。本節では活動の経緯と保健師の役割を紹介する。

■和泉市の概要

　和泉市は，大阪府南部の泉州地域に位置し，面積 84.9 km²，東西 6.9 km，南北 18.8 km という細長い地形の市である。市の人口は，2023（令和5）年7月現在で 18 万 2922 人，高齢化率は 25.9 % である。市の中央丘陵部では大規模な新住宅市街地の開発が進行しており，子育て世代を中心とした人口が減少傾向にある。

　以前は繊維産業のほかに農業がさかんであったが，現在は大阪の中心部まで電車で約 30 分という利便性から，大都市のベッドタウンとなっている。

ⓐ 現在のヘルスアップサポーターいずみの概要

1 住民ボランティア「ヘルスアップサポーターいずみ」とは

「ヘルスアップサポーターいずみ」(以下, ヘルサポ)は, 和泉市健康づくり推進室のボランティア養成講座を修了した人の組織➕である。2023(令和5)年7月現在, メンバーは91人(男性21人, 女性70人)で, 50歳以上が中心である。同市の21小学校区中18校区から活動に参加している。

2 ヘルサポへの参加方法

ヘルサポのメンバーは, 和泉市が年1回実施するボランティア養成講座(6回コース)を修了し, ボランティアとしての活動意思を表明して市からヘルサポ認定書を受けた人がなる。認定は1年ごとの更新制で, 活動年数の制限はない。

講座は「健康のイメージを共有し, ともに考え, 実践できるヘルサポ育成」を目標に, 健康づくりの講話, グループワーク, ヘルサポの活動紹介, 健康づくりのイベント企画などが行われている。

3 ヘルサポの活動内容・体制

活動は, 食事や運動などのテーマについて, 和泉市全住民を対象に行う全体活動と, 各校区の課題に応じてその校区のメンバーが行う校区活動がある。全体活動をテーマ別にみると, 食事に関しては食を通じた健康づくりを目ざし, 親子クッキングやヘルシークッキング教室などを行っている。運動では, 市民が運動するきっかけづくりを目的に, ウォーキング・青竹ふみ・タオル体操・健康体操などのイベントを実施している。

4 ヘルサポの組織体制

ヘルサポの組織体制は, 食育部・運動部・企画部の3つの部会からなり, 活動の企画は各部会で行う。メンバーは自分の意思で, 1つもしくは複数の部会に参加する。

企画部の役割は, 活動の企画・運営について話し合う定例会や, メンバーどうしの交流を促進する交流会, 健康に関する知識を深める学習会の企画・運営である。

5 保健師のかかわり・支援体制

和泉市における保健師の活動体制は, 業務担当と地区担当の併用である。ヘルサポに対しても業務担当・地区担当の双方の保健師が連携してかかわっている。すなわち, 健康づくり事業担当保健師は, 事業全体の

組みたてやヘルサポ全体への支援を行い，地区担当保健師は，自分の担当地域のヘルサポと協働して地区活動を行う体制をとっている。

b ヘルサポ育成のきっかけと目標

1 ヘルサポ育成のきっかけ

　和泉市では，2003（平成15）年3月に健康日本21の地方計画として，「健康都市いずみ21」計画を策定した。この計画策定の際に，糖尿病・高血圧・高脂血症（脂質異常症）などの生活習慣病の要医療者や，男性の肥満者の割合が高いこと，朝食を欠食する子どもが多いことなどが健康問題として明らかになった。

　そこで，地方計画が目ざす「健康都市いずみ」を実現する方策の1つとして，住民ボランティア「ヘルスアップサポーターいずみ」の育成を開始することとした。この理由は，生活習慣という日常性にアプローチするためには市民の視点が必要と考えたことと，地区によって住民の層がさまざまであり，地区の状況に応じた草の根レベルでの活動の展開が必要と考えたことである。

2 ヘルサポ育成の目標

　表7-4に示すように，ヘルスプロモーションのなかでも重視されるエンパワメントの考え方に基づき，個人・組織・地域の各領域について，ヘルサポ育成の目標を設定した。

　3つの領域の目標は，それぞれが独立したものではなく，相互に関連することを想定し設定している。すなわち，個人のエンパワメントがはかられると組織の発展につながり，組織の発展は地域（市）全体へと波及する。また，地域（市）の変化は，そこに住む個人の状況にも影響を及ぼすという構造である。

表7-4　ヘルサポ育成におけるエンパワメント3領域の目標

領域	目標
個人	地域の健康問題を見いだし，それに応じた活動を展開できる。 活動に自信をもち，周囲に活動内容や意義を伝えることができる。
組織	和泉市の健康づくりを住民の手で展開するという意識をもつ自主組織になる。 主体的な活動ができ，行政とのよいパートナーシップがとれる。
地域（市）	小学校区ごとに3名程度のヘルサポ（協働者）が育成される。 ヘルサポと住民が一体となって，身近な場所で健康づくり活動をつくりだす。 地域における市民と行政の協働関係を構築する。

c ヘルサポ活動の経緯

1 養成講座開始期（2005〔平成17〕年〜）

　ヘルサポの養成講座は，2005（平成17）年2月に開始した。初年度の参加者は25名であった。養成講座では，ヘルスプロモーションの概念や和泉市の健康問題を保健師から伝えるとともに，「地域の健康づくりになにが必要か」についてグループワークで検討した。これは住民みずからの発案が活動へのきっかけづくりとなることを目ざしたものであった。しかし，参加者は保健師から活動を指示されることを待つ姿勢であり，保健師が指示をしないことへの不満を述べていた。

2 活動開始期（2006〔平成18〕年〜）

　事業開始後1〜2年間は，ヘルサポ全員で実施する全体活動でのイベント（タオル体操教室など）の検討や運営，メンバーが従来から地域で行っていたボランティア活動の活性化や行政が行う保健事業への参加が中心であった。

　定例会ではグループワークを繰り返して，ヘルサポの役割や活動目的，定例会のあり方を話し合った。定例会の開催当初は，司会などの役割分担もうまくいかなかったが，しだいに自分たちで役割を担うことができるようになるとともに，リーダー的存在のメンバーを中心に，徐々にグループとしての意識がめばえていった。また話し合いを繰り返すなかで，「保健師とともに地域の健康づくりをやっていく」という目的をメンバー間で共有し，自分たちで健康づくり活動の企画立案・実施ができるようになるなどの変化があった。メンバーのスキルアップに向けて，体力測定や呼吸法などの各種学習会も開始した。

3 主体的な活動➕の展開期（2007〔平成19〕年〜）

　3年目に入るころには，それまでの活動に加えて，2か所の校区でヘルサポの企画運営による健康体操会が継続的に実施されるようになった。メンバーはヘルサポの目的を明確に意識した企画立案や運営，必要な資料作成を行うとともに，活動の評価を行い，次回の活動にいかすことができるようになった。また，新しい分野の活動を企画したり，地域の人材発掘を行うなど，活動に広がりが見られるようになった。定例会では，活発な意見交換が行われるとともに，責任が特定のメンバーに集中しないよう，運営方法のあり方も話し合われた。

　2008（平成20）年には，活動が新聞に紹介されるなど，周囲にもヘルサポの活動が知られるようになった。

➕ プラス・ワン

住民組織の主体性

主体性で重要なのは，活動が住民自身の考えに基づいた活動展開であるか否かである。行政の依頼で熱心に活動する組織は，活動場面だけみれば一見主体性があるように感じる。しかし，そのような活動の場合，住民は「手伝った」という感覚であるため，住民個人や組織のエンパワメントにはつながりにくく，行政のパートナーとして地域づくりに取り組んでいくような活動への発展もむずかしい。組織の主体性を判断する場合は，計画の企画立案段階も含めた住民の関与をアセスメントすることが必要である。

4 活動の発展期（2011〔平成 23〕年〜）

　2011（平成 23）年からは，ヘルサポを組織として整える動きが活発になり，2012 年（平成 24）年には食育部・運動部・会議部（2017〔平成 29〕年度より企画部に改名）からなる現在の体制となった。

　活動対象や分野の広がりとともに，活動内容の深まりもみられるようになった。具体的には，地域の自治会などの理解を得るようにはたらきかけ，地域の既存組織と協働した健康づくり活動を行ったことや，保健師と協働して校区の健康問題の分析を行い，その結果に基づいた活動展開・評価を行ったことなどである。こうした校区に向けた活動の展開過程を校区内に周知させることで，住民みずからの力で健康づくりを行うことの必要性をヘルサポ以外の住民に伝えている。そのほか，和泉市の保健計画の立案に，策定委員として参画するメンバーも出てきている。

d　ヘルサポの活動経過における保健師の支援

1 活動展開に向けた準備

　ボランティア養成講座を実施する前に，保健師は住民の思いを把握するために，既存のボランティアグループのメンバーにインタビューを行った。インタビューでとらえた住民の願いは，「高齢化が進むなか，地域のつながりが薄くなっているので，つながりをつくりたい」であり，これは保健師の問題意識とも合致したものであった。

　養成講座の開催にあたっては，広報で参加者を公募する一方で，地区で一緒に活動できることを目ざして，地域の健康問題に対する意識が高いと考えられる地域のボランティアや健康教室参加者などに声をかけた。

2 養成活動開始期，活動開始期の支援

　保健師は，養成講座や定例会のなかで，「自分たちの地域に必要なことを自分たちの力で行っていく」という活動目的を伝えつづけた。当初はとまどっていたヘルサポのメンバーであったが，このはたらきかけにより，しだいにメンバーどうしや，メンバーと保健師との間での意思統一ができた。

　また，組織として活動できるようにするために，メンバーが相互交流できるような運営を呼びかけたり，仲間づくりを促したりした。定例会の際には，司会を担当するメンバーと事前に打ち合わせを行い，当日の会議の目的や流れを確認，共有するなど，こまやかに支援した。

　そのほか，地域での活動の自主運営に向けて，メンバー各自が地域でやってみたいと思っていることを把握し，その思いが実践に結びつくよ

うに必要な人材や活動の場を紹介した。並行してメンバーが自分の校区で活動しやすい環境を整えるために，活動を紹介する文書を自治会宛に作成・配布して，自治会の理解を促した校区もあった。

③ 主体的な活動展開期の支援✚

活動が開始されたあとも，保健師はメンバーが活動目的を意識するような機会を繰り返し設けた。また，ヘルサポが校区に密着した活動を自分たちで決定できることを目ざし，定例会では地区活動を中心とした活動報告と討議の時間を十分につくり，メンバーが相互に刺激し合いながら校区に応じた活動を行うことの意味を考えるようにはたらきかけたり，参考になるほかの地域での活動を紹介したりした。

④ 活動発展期の支援

保健師はヘルサポと協働した校区での活動展開を目ざした。活動経過で述べたように，ヘルサポ活動が活発に行われている校区では，地域アセスメント（地域診断）の段階から意見を交換して一緒に計画を作成した。一方，ヘルサポの活動が活発でない校区では，市の健康づくり教室を意図的にその校区内で開催し，教室の企画・運営に校区のヘルサポに入ってもらい，保健師とヘルサポが協働できる体制をつくるようにした。

養成講座では，ヘルサポのメンバーから受講生に直接活動を伝えてもらうことで，新しいメンバーの動機づけを行うと同時に，メンバーが自分の活動をふり返る場面づくりを行った。

また市の保健計画策定委員が公募された際には，メンバーへ情報を伝えて，委員会への参加をあと押しした。

② 解説

ⓐ 住民組織活動の評価

住民組織活動では，住民自身が地域の課題を発見し，その解決に向けた態度や行動を醸成していくことが重要である。ヘルサポ育成のためのエンパワメント3領域の目標（242ページ，表7-4）は，この視点から設定したものである。目標と照らし合わせながら事例についてみてみよう。

活動初期には受け身の姿勢であったメンバーは，現在では自分たちで市や校区の健康問題を分析し，問題に応じた活動展開をみずから企画して行うまでに成長した。また活動を通じての学びを，地区活動をはじめ，養成講座や市の計画策定の場でも伝えるように変化している。これらのことは，ヘルサポのメンバーや組織がエンパワメントされた状態を示していると考えられる。

また，地域という視点から見た場合，ヘルサポの活動は，コミュニ

＋　　　　　**プラス・ワン**

コミュニティエンパワメント

コミュニティエンパワメントとは，地域の人々が集団としておかれた状況を批判的に分析し，共通の課題に気づき，その改善や解決に向けて原因となる社会のあり方（人との関係や社会資源，政策など）をかえるために行動をおこしていく過程であり，その結果生み出された，地域の環境が整い，場の力が活性化された状態を含むものである。

ティエンパワメント➕にもつながっている。それは①ヘルサポが，住民が参加できる活動を地域で行い，地域の社会資源となっていることと，②ヘルサポが地域の健康づくりを行うという目的を保健師と共有するとともに，地域の自治会やほかの住民組織とも連携し，地域のニーズに応じた新たな活動を協働して実施するようになっていることなどから判断できるだろう。

　ただし，活動の発足当初と比較して，個人・集団・地域のレベルでのエンパワメントされた状態が確かにみられるが，この状態がゴールではないことにも留意したい。活動が十分でない校区があることや，地域にあるほかの地域組織とのネットワークづくりなど，活動はさらなる発展の余地がある。エンパワメントや地域づくりは終わりのないプロセスなのである。

　当初のヘルサポ活動の目標は保健師が設定したものであったが，今後はヘルサポメンバーと保健師との話し合いのなかで，地域づくりに向けた新しい目標設定が行われていくと考えられる。

ⓑ 事例における保健師の支援とその意義

　保健師は，ヘルサポの活動の発展状況に応じて，かかわり方を変化させながら，活動を支援してきている（**図7-1**）。

1 活動目的の共有と運営の自立

　養成講座や活動初期の段階で実施したのは，組織の目的を繰り返し伝

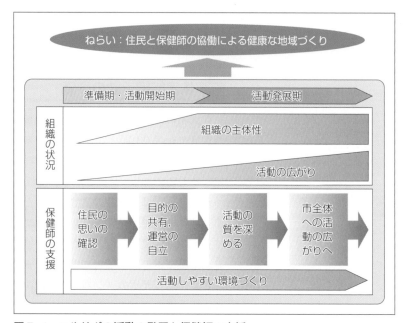

図7-1　ヘルサポの活動の発展と保健師の支援

えることにより，メンバーどうしが，そしてメンバーと保健師が活動の目的を共有できるようにすることであった。地域組織活動は，組織として設定した目的によって方向づけられるものである。目的が不明瞭であったり，メンバー間で共有できていなかったりすると，活動の継続は困難になる。ヘルサポの活動開始当初，メンバーたちは保健師から指示されて行動するような活動を望んでいた。「自分たちの地域に必要なことを自分たちの力で行っていく」というヘルサポの活動目的は，このようなメンバーたちに地区活動についての意識変革を求めるものであった。そのため，メンバーどうしが目的を共有する必要性はとくに高かったと考えられる。

このほか定例会をメンバーたちが運営できるようにすることに加えて，メンバーがやりたいと考えていることが実施できるように支援している。これはメンバーの意識や意欲を喚起すると同時に，組織や地域で活動する際にどのような動きをすればよいのかを具体的に経験してもらう，いわば組織として地域で活動する技術を獲得することを意図したものである。目的の共有という意識へのはたらきかけと同時に，組織としての動きや地域での活動をするための技術的な支援を行っているといえるだろう。

❷ 活動の質を深める

住民が自分たちで活動を行うことができるようになってからも，組織の目的を繰り返しメンバーに伝えることを保健師は続けている。活動が活発になってくると，ともすれば活動すること自体に意識が向いてしまい，本来の目的から活動がずれてしまう場合がある。メンバーも入れかわるため，目的の確認を継続して行うことは重要である。

この時期における保健師の支援は，活動の「質」を深めることに焦点をあてた内容になってきた。すなわち，当初はメンバーがやりたいと考えたことを支援していたのが，活動発展期には，メンバーと保健師が一緒に地域アセスメントを行って活動を計画している。これは，「自分たちの地域に必要なことを自分たちの力で行っていく」という活動目的を，より高い次元で達成することを意図した支援となっている。地域アセスメントを行うプロセスのなかにはデータをどう読むのかなど，メンバーが慣れていない部分もある。それをメンバーが意欲をもって取り組めるようにするには，保健師の工夫が求められる。

そのほかに保健師は，ほかの地域で行われている活動をメンバーに紹介するなど，新しい視点の情報を提供したり，養成講座でメンバーが受講者に活動の目的や内容を伝えてもらったりするようにはかっている。これらの支援は，メンバーが自分たちの活動の意味を確認する機会となっている。

3 活動しやすい環境づくり

　組織の発展経過に応じた，ヘルサポに対する直接的な支援のほかに，地域の状況を知っている保健師だからこそ可能な支援も行っている。養成講座が開始される時点で，意識が高いと考えられる住民に声かけをして講座への参加を促したことである。

　また，ヘルサポが地域にあまり知られていない時期に，自治会宛の文章で組織の周知をはかったことなどは，組織の活動が容易になるよう意図した側面的な支援といえるであろう。

4 市全体への活動の広がりに向けて

　ヘルサポでは市全体に向けた取り組みとして全体活動を行う一方で，各メンバーは自分が住んでいる地域で校区活動を行う。そのため，校区活動はそこに住むメンバー個人の意欲や能力に左右され，校区によって活動に差が生じている。こうして生じた校区活動の格差に対し，保健師は，ヘルサポの活動が活発でない地域での活動の活性化に向けた意図的な介入を行っている。保健師は，地域組織活動だけでなく地域全体をみて，格差が生じている場合はその是正に向けてはたらきかける。これは地域全体をみて活動する保健師固有の役割が発揮された部分である。

　以上，見てきたように保健師は，組織に参加するメンバー個人の思い，組織の目的や成熟度，地域の状況の各要因をアセスメントしながら，地域組織に対して直接的・間接的に支援を行う。ヘルサポは，地域アセスメントに基づいて地域組織活動の必要性を感じた保健師が，養成講座という地域組織の最初の段階からかかわりをもち，組織とそのメンバーを養成・支援し，それが保健師活動と協働する体制にまで発展した事例であるが，地域にはさまざまな目的やなりたちをもった地域組織がある。必要なはたらきかけはそれぞれの組織で異なるが，効果的な支援のためには保健師の地域づくりに向けたビジョンとその達成に向けた熱意，そして実態に即したアセスメントが求められる。

D 地域組織活動の歴史

POINT
- 地域組織活動は、それぞれの時代の社会背景と強く関連している。各時代の社会や生活との関係から地域組織活動の特徴をとらえる。
- 住民の自主的な地域組織活動は、高度経済成長期以降に発展している。

1 明治期の衛生行政と住民の地域組織活動

プラス・ワン

医制
「医制」は、1874（明治7）年に公布された。日本における医師法と医療制度の根源をなすものである。その内容は、全国衛生事務の要領と地方衛生およびその吏員の配置、医学教育、医術開業試験とその免許、産婆、鍼灸、薬舗開業試験とその免許および薬物の取締規定などに関する76条よりなりたっていた。
1906（明治39）年に医師法が規定するまで、医師の身分について法的根拠を付与していた。

　近代日本の衛生行政は明治前期に基盤整備された。1872（明治5）年、文部省に医務課が設置され、1875（明治8）年には内務省に衛生局が設けられた。1874（明治7）年には医療や衛生制度、医学教育制度の包括的法典である**医制**が公布された。当時の日本は、開国による外国との交流によりコレラやペストなどの急性伝染病が大流行し、これに対応するために衛生行政の体制が整えられ、府県には地方官の諮問機関として地方衛生制度や住民の公選制による衛生委員制度が設けられた。この時代に住民の地域組織活動がめばえ、自主的な活動として衛生自治組織が各地に発足し、熱心なリーダーを中心に伝染病予防と衛生思想の普及に取り組んだ。

　その後、1889（明治22）年の明治憲法の制定により中央集権化が進み、衛生行政は1893（明治26）年に警察行政に組み入れられ、地方自治の基盤整備が進まないまま取り締まり行政へと移行した。それは1942（昭和17）年まで継続された。

　住民による衛生自治組織は、1897（明治30）年の伝染病予防法の制定により衛生組合として規定され、補助金が交付されるようになり全国に普及していった。しかし、衛生組合としての活動は衛生自治組織と異なり、自主性が乏しく、行政の下部組織的なものになっていった。

2 大正〜昭和初期の地域組織活動

　大正🔹〜昭和初期は、産業革命による都市環境の悪化、貧困層の拡大、戦争や震災、経済危機などの社会問題が激化し、軍国主義が強まっていくなかで、社会政策の立法化が行われた。1937（昭和12）年、保健所法（旧法）が制定され、1938（昭和13）年には厚生省が創設された。昭和初期

プラス・ワン

大正時代の地域の看護活動
- 1918（大正 7）年：東京賛育会の巡回産婆事業。
- 1923（同 12）年：関東大震災の被災者に対する済生会の巡回看護（訪問看護）事業。
- 同年：聖ルカ病院の母子保健指導のための訪問事業。

大正時代には上記のような保健師活動の先駆的な動きがみられたが，本格的な保健師の活動は，昭和初期からの保健所を中心とした家庭訪問や健康教育が最初とされている。

には，貧困，母子保健，結核などの感染症が大きな健康問題となっていた。衛生行政における疾病対策の重点は，結核などの慢性感染症に移行していった。

この時代の地域組織活動は，1928（昭和 3）年に**大阪朝日新聞社会事業団**，1934（昭和 9）年に恩賜財団愛育会の**愛育婦人会**，1936（昭和 11）年に財団法人**東北更新会**の設立があげられる。これらの組織は慈善事業的な色彩があり，一部は半官半民組織であったことから，行政から住民へ上意下達するという関係が強くみられた。地域組織活動は行政主導で行われていたのである。

保健師はこれらの地域組織への支援を通して，地域の人々の健康問題への支援とともに地域活動へ発展させることに貢献した。

③ 1950 年代～ 1960 年代前半の地域組織活動

プラス・ワン

大阪朝日新聞社会事業団
大阪朝日新聞社会事業団は 1928（昭和 3）年に発足し，1930（昭和 5）年から保良せきを中心に公衆衛生訪問婦協会を設立して，地域の家庭訪問による看護援助や相談指導，専門医の健康相談を行った。

恩賜財団愛育会愛育婦人会
1934（昭和 9）年，恩賜財団愛育会が創立された。同会は 1936（昭和 11）年に愛育村を指定して，保健師を駐在させ，愛育婦人会を組織して活動を展開した。愛育婦人会では，班活動を行い，乳幼児や妊産婦の問題を把握し，健康の保持・増進に努めた。

財団法人東北更新会
1935（昭和 10）年，東北地方の農民の生活改善を目的に東北生活更新会が有志により発足し，翌年財団法人東北更新会になった。活動内容は，住宅改善，栄養改善，妊産婦乳幼児保護，トラコーマ撲滅，整理整頓の勧奨，産業の開発などであった。

この時代は，米国のコミュニティオーガニゼーションなどを研究した公衆衛生医を中心として，ウィンスロー（Winslow, C.E.A）のいう「住民自身による公衆衛生活動」が重要であるという考え方が打ち出され，健康教育に対する新しい取り組みが「**地区（衛生）組織活動**」の名称で始まった。具体的な活動としては，1952（昭和 27）年にモデル地区事業として始まった「蚊とハエのいない生活実践運動」を中心とした環境衛生改善運動がある。この活動では戦前からの町内会や衛生組合を継承した地域組織によって，地域の排水溝やくみ取り式便所の清掃活動（ハエのさなぎ取り），ゴミ箱の設置などが行われた。行政から提示された活動課題であったが，大きな成果をあげた。

また，行政とタイアップした活動として，母子保健分野では愛育婦人会の**愛育班活動**による育児支援が行われた。また，結核予防では結核予防婦人会が組織され，住民健診の PR や受診率向上に成果をあげた。

この時代の課題は，誰にも見えやすく取り組みの必要性も切実であったことから，行政からのはたらきかけであっても住民たちは意欲的に取り組み大きな成果をあげることができた。また，現在のようにマスコミが発達しておらず，住民の知識や情報も少なく，基本的な知識や技術を啓発する必要性が高いうえ，行政のマンパワーも不足していたことから，町内会など地域を網羅した地域組織が重要な役割を果たした。一方で，個人や村のみえ，世間体，競争心の刺激，マスメディアによる動員などに基づいた活動のあり方は，住民の意識改革を伴わないという問題をかかえていた。

④ 1960 年代後半～ 1970 年代の地域組織活動

1960 年代後半に日本社会が高度経済成長期を迎えると，それまでの

感染症や衛生・環境問題、栄養問題などの課題は解決され、かわって生活習慣病の問題や社会の工業化による**公害**✚の問題が浮上してきた。

この時代の地域社会の変化として、農村では若者が仕事を求めて都会に流出し、高齢者が残され、地域社会と世代間の連帯がくずれていった。一方、都会では急速な人口増加により生活の個人志向が強くなり、人々の社会関係は希薄になり地域組織も崩壊していった。このような都市と農村における地域の変化の影響を受けて、1950年代に活発に行われていた網羅的な地域組織活動は低迷するようになった。

この時代には、地域の人々のなかに民主的な考え方が浸透し、封建的な地域共同体の支配関係に縛られない自由な地域組織活動への意識がめばえ、個々の人々が関心をもつ問題ごとに自由に集まって活動する、自主的な地域組織活動が台頭してきた。代表的な活動としては公害に対する地域住民の運動がある。この地域組織活動は、住民が専門家と手をつないで行う地域の実態調査や、小集団による地域の学習会活動を基本としていたことに特徴がある。また、組織内だけではなく広く地域への問題提起を積極的に行い、行政に対して改善策や対応策をはたらきかける運動体としての色彩を強くもっていた。

⑤ 1980年代〜1990年代の健康学習と自主的な地域組織活動

1980年代以降、住民間の関係の希薄化はさらに進み、健康問題の焦点も生活習慣の改善や少子高齢化による子育てや高齢者問題へと変化してきた。生活習慣病は個人に発生し、その要因も直接的には個人の生活にあることから、住民にはその問題構造が見えにくいものとなった。

1978（昭和53）年、国は「国民健康づくり対策」✚を打ち出し、「運動、栄養、休養」に重点をおいた取り組みを開始した。その一環として保健所や市町村に健康推進員・食生活改善推進員・運動推進委員などが委嘱され、地域組織活動が進められた。これは住民の自主的な活動を期待した取り組みだったが、多くは行政主導であり、住民みずからが課題を明確にしながら活動を発展させるまでにいたらないこともあった。その理由として、委嘱された人々のなかには当番制や地域の人間関係などの義理での参加がみられ、活動意欲や継続意識が乏しかったことがあげられる。

一方、1980年ごろより、住民の問題解決の力量形成に力点をおく**健康学習**が各地で展開されるようになり、健康教室から自主グループ活動へ発展することも多くみられるようになった。学習会活動を中心とした地域組織活動の代表的なものとしては、健康や福祉に関する「健康を考える会」や「福祉を考える会」がある。ここでは住民がみずからの健康問題の解決のために主体的な取り組みを展開し、フォーラムや集会などを企画して、地域活動へと発展させた事例がみられる。また、セルフヘル

（次ページへ続く）

プラス・ワン

国民健康づくり対策
（前ページからの続き）
第2次国民健康づくり対策のもと，生活習慣の改善による疾病予防・健康増進の考え方が発展した。健康増進のための施設整備や人材育成（健康運動指導士など）がはかられるとともに，健康をまちづくりの中心におく「健康文化都市」構想の普及が行われた。

プグループとして特定の疾病や健康問題をもつ人々の自主グループの組織化が進み，難病や精神障害者，認知症高齢者などの患者会や家族会が各地で組織されていった。

　1990年代以降は，子育てや高齢者問題などに対し地域全体での取り組みが行われるようになり，地域づくりの視点から地域の課題に住民と専門家が協働した活動が行われている。また，1998（平成10）年にはNPO法の制定により本格的なボランティア活動の基盤整備が行われ，保健医療福祉分野での住民の地域組織は，NPOやNGOとして組織化されることが多くなった。

6　2000年以降の地域組織活動の展開

　2000年以降は，少子高齢化が一層進み，地域においては高齢化による地域組織の担い手の不在や少子化による子どもの減少などにより，住民を中心とした地域組織活動の維持がむずかしくなっている。また，自治会や町内会といった地域組織への参加も少なくなってきた。その一方でNPOの活動は活発になり，行政との連携もはかられるようになっている。なかでも健康と社会との関係が注目されるようになり，子どもの貧困対策としての子ども食堂や認知症高齢者に対するカフェやサロン活動も取り組まれている。

●参考文献
・橋本正己：地域保健活動——公衆衛生と行政学の立場から．医学書院，1968.
・小川利夫編：住民の学習権と社会教育の自由（教育改革シリーズ7）．勁草書房，1976.
・厚生省健康政策局計画課監修：ふみしめて50年——保健婦活動の歴史．日本公衆衛生協会，1993.
・篠崎英夫ほか編：衛生行政大要，改訂第24版．日本公衆衛生協会，2016.

8 章

地域ケアシステム

A 地域ケアシステムの構築

- 地域ケアシステムとは，住民が地域で生活することを可能にするために，フォーマルサービスとインフォーマルサービスとが適切に提供される地域のしくみである。
- 地域ケアシステムの目的・目標を明確にし，サービス提供者の1人ひとりが理解していることが重要である。
- 地域ケアシステムの構築過程は，形成期，発展期，維持期（停滞期）の各段階が連続的に続いていくものである。

1 地域ケアシステムの概念

　地域で生活する人々は，医療や保健などの健康に関連するサービスだけでなく，食事のしたくや洗濯などの日常生活への支援や，住まいの確保，就労への支援などが必要となる場合がある。たとえば難病患者が在宅療養する場合，医療サービスの訪問診療や，福祉サービスの食事のしたくや洗濯などの訪問介護（生活援助）が必要となる。このように公的サービスだけをみても提供する分野・組織は分かれており，財源も異なる。複数の組織からサービス提供される場合，組織間の方針の相違から生じる問題や，患者のニーズが見落とされてしまうことがおきやすい。そこで，妊婦・乳幼児・高齢者・難病患者・精神障害者など支援を必要とする人が，安心して地域で生活を送れるように，地域における支援サービスが組織的・系統的に提供されるしくみが必要になる。

a 地域ケアシステムとは

　上記のような支援サービスが組織的・系統的に提供されるように，地域のしくみとしてつくり上げたものが，地域ケアシステムである。具体的にいうと，地域ケアシステムとは，住民が地域で生活することを可能にするために，地域住民の医療・看護・介護・予防などの多様なニーズに対して，フォーマルサービスとインフォーマルサービスとが適切に提供されるような地域のしくみ（システム）である[1]。

　また，「システム」は，個々の要素を有機的に組み合わせ，まとまりをもった全体であると辞書には書かれており，個々の要素とは，地域ケ

アシステムでは支援サービスの提供者のことをさす。したがって，地域ケアシステムを構成する要素であるサービス提供者が地域に存在しなければ，ケアシステムはなりたたない。そこで地域ケアシステムの構築の最初の段階においては，地域におけるサービス提供者の組織化・育成・整備➕をはかることがカギとなる。

サービス提供者の組織化・育成・整備が進んだ次の段階では，支援を提供する関係機関や関係者・住民などのサービス提供者の連携・協働をはかる。システムの構築を行う保健師などは，サービス提供者間のネットワーキングやケアコーディネーション➕を担うことになる。

b 地域ケアシステムの基盤となるもの

1 目的と理念，目標の明確化・設定

地域ケアシステムは多様な専門性や価値観をもつ人々から構成される。そこで必要となるのが明確な理念と目的の設定である。地域ケアシステムにおいて実現したい「目ざす姿」が理念や目的として明確に示されることにより，かかわる人々はそれを共通認識として意識し，活動を実践する。たとえば地域包括ケアシステムの目的は，「可能な限り住み慣れた地域で生活を継続することができるような包括的な支援・サービス提供体制を構築すること」であると明示されており[2,3]，この実現を目ざして各支援者が支援を実践している。

また目標の設定も重要である。目標は理念や目的をさらに具体的に表現したもので，かつ達成状況を確認し評価できるような記載であることが求められる。

2 地域ケアシステムの構成要素と全体の理解

地域ケアシステムの大きな特徴は，サービス提供者が互いに影響を及ぼし合って全体を構成していることである。各サービス提供者が適切に機能しないと，目ざす目的を達成できない。目的・目標とともにそのケアシステムはどのような要素から構成されているかについても，サービス提供者の1人ひとりが理解している必要がある。

保健師など，地域ケアシステムをコーディネート➕する立場の者には，システムの構成要素と全体をアセスメントし，各サービス提供者の役割を調整したり，共通認識の形成のために関係者の相互交流・連携をはかったりすることが求められる。

c 制度化された地域ケアシステム

通常，地域ケアシステムは，各地方公共団体における保健師が中心と

なって，その地域の健康課題に応じてフォーマルサービスとインフォーマルサービスが連携・協働するネットワークをつくり機能させていくものである。一方で，特定の対象に向けた全国共通の地域ケアシステムとして政府が制度化したものが，高齢者ケアと子育て支援の包括ケアシステムである。

1 地域包括ケアシステム[2, 3]

■地域包括ケアシステムが必要とされた背景

1980年代の後半から1990年代にかけて日本では社会の急速な高齢化と核家族化が進み，その結果として，従来は三世代以上の世帯内で家族成員にゆだねられることが多かった高齢者の介護について，家族の介護力だけに頼ることがむずかしくなった。こうして社会全体で介護を支えるしくみとして，2000（平成12）年に介護保険制度が始まり，介護サービスの提供者は医療・保健・福祉と多領域にわたるようになった。

しかしその後，介護保険制度の対象者の拡大などによって制度の存続が危ぶまれたこともあり，2006（平成18）年より介護予防の考え方も含めた地域包括ケアシステムの構築が着手された。

■地域包括ケアシステム

2014（平成26）年制定の「地域における医療及び介護の総合的な確保の促進に関する法律」で，地域包括ケアシステムとは，地域の実情に応じて，高齢者が可能な限り，住み慣れた地域でその有する能力に応じ自立した日常生活を営むことができるよう，医療・介護・介護予防・住まい・日常生活支援の5つが包括的に確保される体制であると定義されている。

■地域包括ケアシステムを構成する要素

地域包括ケア研究会では地域包括ケアシステムについて，表8-1のように整理している。地域包括ケアシステムの5つの構成要素である「介護」「医療」「予防」「住まい」「生活支援」を，さらに詳しく表現すると「介護・リハビリテーション」「医療・看護」「保健・予防」「生活支援・福祉サービス」「住まいと住まい方」となる[2]。これら5つの構成要素は相互に関係・連携して在宅の生活を支えるものであるが，専門的なサービスである「介護・リハビリテーション」「医療・看護」「保健・予防」の前提として「生活支援・福祉サービス」「住まいと住まい方」の整備が基盤となって地域包括ケアシステムは形成される。

表8-1の「地域特性との関連」で示したように，地域包括ケアシステムは地域の実情にあわせて構築されるものである。そのためには，先述したように地域特性に合わせて3つの専門的サービスが有機的に連携・協働するような関係で形成されているとともに，専門的サービスと協働する「生活支援・福祉サービス」が地域で育成されていることが必要となる。保健師は住民の「住まいと住まい方」に通じており，その地域に

表 8-1　地域包括ケアシステム

項目	内容
定義	ニーズに応じた住宅が提供されることを基本としたうえで，生活上の安全・安心・健康を確保するために医療や介護のみならず，福祉サービスも含めたさまざまな生活支援サービスが日常生活の場（日常生活圏域）で適切に提供できるような地域での体制をいう。
システムが目ざすもの	可能な限り住み慣れた地域で生活を継続することができるような包括的な支援・サービス提供体制を構築することである。
システムの構成要素	システムが対応すべき分野は①住まい，②生活支援，③介護，④医療，⑤予防の5つである。
システムを支える視点	「自助」「互助」「共助」「公助」という4つの視点から，地域包括ケアシステムを整理している。
地域特性との関連	「地域包括ケア」の概念は，どの地域でも共通する。しかし地域包括ケアシステムは地域の実情に応じて構築されるべきである。

（地域包括ケア研究会：地域包括ケアシステムの構築における今後の検討のための論点．持続可能な介護保険制度及び地域包括ケアシステムのあり方に関する調査研究事業報告書．三菱UFKリサーチ&コンサルティング，2013をもとに作成）

おける住民のニーズや生活の実態に即したものとなるよう，システムの各要素をコーディネートすることが期待されている。

2 子育て支援の包括ケアシステム

　近年，地域のつながりの希薄化により，妊産婦などの孤立感や負担感が高まっているため，2017（平成29）年に母子保健法が改正され，市町村では**子育て世代包括支援センター（母子健康包括支援センター）**✚を設置することに努め，母性・乳児・幼児の健康の保持・増進に関する包括的な支援を行うことになった[4]。従来，市町村では母子保健と子育て支援の両側面から支援が行われてきたが，支援を必要とする家庭に情報が伝わっていない，保健と児童福祉などの分野間で支援の一貫性がない，などの問題が指摘されていた。こうした状況に対し，子育て世代包括支援センターには母子保健や子育て支援などの施策の間で分断されない包括的な支援を提供することが期待されている。

　子育て世代包括支援センターの保健師などの職員は，子育て世代に対する地域ケアシステムを構築し，妊娠期から子育て期にわたる切れ目ない支援を提供している。具体的なシステムとしては，センターにおいて妊娠・出産・子育ての相談業務や情報提供・保健指導を行い，これらの業務や関係機関からの情報により個別支援などが必要な対象者を把握した場合は，対象者への支援プランを作成し，保健・医療・福祉・教育の関係機関が連携して支援を実施する。そのためにセンターと関係機関は連絡・調整を密接に行っている。

　このケアシステムにおける「要素」は，子育て世代包括支援センター

✚　**プラス・ワン**
子育て世代包括支援センター
法律上の名称は，**母子健康包括支援センター**である。2022（令和4）年の児童福祉法・母子保健法の改正で，「こども家庭センター」を市町村は設置することとされたが，これは子育て世代包括支援センターを見直したものである。

257

の管轄地域にある地域の子育て支援の関係機関であり，各関係機関が連携して提供する切れ目ない支援の体制全体がシステムである。

2 地域ケアシステムの構築過程

　ここでは，地域ケアシステムの構築の過程はどのようなものか，形成期，発展期，維持期（停滞期）に分けて理解を深めてみよう。公的機関に所属する保健師による，在宅医療の推進に向けた地域ケアシステムの構築を例に説明する。この例は高齢者の地域包括ケアシステムの一部を構築する過程である。

a 形成期

　A保健所では，医療ニーズの高い人が安心して生活できる地域の受け皿としての医療サービスが管轄地域内に整っていないことが，地域ケア会議やアンケート調査から明らかになった。具体的には，保健所の管轄地域内に在宅療養に熱心な病院や診療所が少なく，訪問看護や訪問介護は離職者が多いためつねに人手が足りず，医療ニーズの高い人を受け入れる医療の体制が整っていない。

　このような状況に対し，保健所が中心となって，住民が希望する場所で療養し，最期を迎えられる地域ケアシステムの構築を目ざすことになった。

1 地域の課題の明確化

　まず，住民やサービス提供者の実態把握から，地域の課題を明確にし，地域ケアシステムを構築する必要性を検討する。実態調査に限らず，地区活動や個別支援を保健師が行うなかで，地域において共通するニーズを見いだし，地域ケアシステムの必要性を感じることがある。保健師は住民個々のケースマネジメントだけでなく，地域ケアシステムの構築にもかかわることのできる専門性をもつ職種として，把握した地域や住民のニーズにタイムリーにこたえることが求められる。この強みを意識して活動することが，その地域が必要とするケアシステムの構築につながる。

2 公的機関がかかわる適切性やシステムの構築方法の検討

　次に，公的機関が主導して地域ケアシステムを構築することの適切性を明確にする。A保健所は，人工呼吸器を装着した難病患者の在宅療養の支援システムを構築してきた実績があった。A保健所が構築を目ざすシステムは，難病患者だけではなく幅広く在宅医療ニーズをかかえる人を対象とするものであるが，難病患者のシステムを構築したときの

ノウハウをいかすことができる。また，各関係機関を調整しネットワーク構築を推進することや，住民への啓発などを効果的・効率的に実施することができる組織として，公的かつ中立的な立場にある保健所が望ましいことが多い。

システムの構築方法についても検討し，地域の課題に対してどの関係機関がなにを行うべきかを明文化し，所内の調整や予算の確保などを行う。

b 発展期

A保健所は地域ケアシステムを構築するため，関係職種を集めた「在宅医療推進連絡協議会」を立ちあげることにした。保健所管内の医師会，訪問看護協会，薬剤師会，歯科医師会，病院，市町村，地域包括支援センター，介護支援専門員協会を構成員とし，開催回数を年3回とした。

協議会が回を重ねるごとに，各機関の課題や役割への理解が深まり，在宅医療を地域で進めることの必要性が浸透するとともに，協議会の活動への士気も高まった。自主的な勉強会の開催や，研修会の企画の発案が構成員から提起されるようになった。こうして，難病事業でつちかった連携体制を発展させるかたちで地域ケアシステムを構築することになった。

1 地域ケアシステムの関係者の連携促進

地域ケアシステムの構築の中核となるのは，それにかかわる人々の連携である。まずは顔の見える関係づくりと，地域の課題の共有を行う。この事例のように医療ニーズの高い患者や終末期患者を受け入れる体制をつくるには，医療職だけでなく，保健・福祉職との連携が必要不可欠である。システム構築を主導する者（この場合A保健所）は，関係機関への事業の説明，地域資源の現状の把握，研修会の開催など，あらゆる場面において関係機関の連携を促進することを意図してかかわる必要がある。

連携の促進をはかるために公的機関で通常行われる手法には，在宅医療の関係機関で構成される会議体を設置し，定期的に開催することがある。たとえば，「在宅医療推進連絡協議会」「在宅医療推進検討委員会」などと名づけた会を設け，その会議の場で地域の課題を共有し対策を話し合うことで，組織どうしの連携が促進され，各関係機関がシステム構築に向けて行動するようになる。

地域ケアシステムづくりの初動段階における会議は，各関係機関の代表者で構成されることが多いが，システムの構築が具体化していくにつれ，実務者レベルの会議体に移行することもある。

2 目的の達成に向けた方策の実行

　地域ケアシステムを構築するという目的の達成に向けた具体的な方策を実行する。この事例では A 保健所は，医療ニーズの高い患者を受け入れるための専門職のスキルアップ研修の企画や，住民に対する情報提供と相談窓口の設置などを実施している。

　また，地域ケアシステムで受け入れた，医療ニーズの高い患者や在宅での看取り患者については，適宜事例の情報を共有し，利用者にとってよりよいサービスになるように関係機関が協議していくための地域ケア会議をもつことも必要である。

　地域ケア会議は，前述した関係機関の協議会のレベルよりも，ケース検討など実務的なことを話し合う実務者レベルの会議をさすことが多い。地域ケアシステムの構築において会議の運営は重要な 1 つの技術であるため，詳細は後述する。

c 維持期（停滞期）

　在宅医療連携推進協議会の立ち上げから 3 年が経過し，保健所管内での医療ニーズの高い在宅療養者や在宅での看取りの件数が徐々に増えてきた。また在宅療養者やその家族から，在宅で受ける保健医療福祉サービスについての満足度などで高い評価が得られている。

　その一方で，在宅医療の地域ケアシステムにおいて高齢者の受け入れ体制は整ってきたが，小児を対象とした受け入れ体制が整っていないという課題が，地域ケア会議で指摘されている。

　質的にも量的にも地域のケアサービスが拡大し，地域ケアシステムがスムーズに機能する段階である。その一方で，時間の経過とともに関係機関の専門職が入れかわり，当初の理念や目的を知る人が少なくなったり，業務について慣れが生じ問題点に気づきにくい状況が生じやすくなったりする。地域ケア会議などを活用し，課題を見いだし改善策を検討することがシステムをさらに進化させるうえで重要になる。

d まとめ

　地域ケアシステムの構築過程は，地域ケアシステムが存在する限り，形成期→発展期→維持期（停滞期）の各段階が連続的に続いていくものである（表8-2）。第 8 章 B で述べる評価の視点をもって，地域ケアシステムの運用がうまくいっているかを継続的に点検していくことが重要である。

表8-2　地域ケアシステムの構築過程

過程	課題	実施内容
形成期	地域の課題の明確化	・住民やサービス提供者の実態把握などから，地域の課題を明確にし，地域ケアシステム構築の必要性を検討する。
	公的機関がかかわる適切性やシステムの構築方法の検討	・公的機関が地域ケアシステムを構築する適切性を明確にする。 ・所内の調整や予算の確保などを行う。
発展期	地域ケアシステムの関係者の連携促進	・関係者間における，顔の見える関係づくりと，地域の課題の共有を行う。
	目的の達成に向けた方策の実行	・地域ケアシステム構築の目的達成に向けて実行する。 ・利用者にとってよりよいサービスになるように，関係機関が継続的に協議していく場をもつ。
維持期 （停滞期）	現状の課題の把握と改善	・現状を維持・改善するために，地域ケア会議などを活用して課題を見いだし，改善策を検討する。

3 地域ケアシステムの構築に必要な技術

a ネットワークの形成

　本節の冒頭で述べたように地域ケアシステムの構築は，保健医療福祉の関係機関が共通の目的に向けてサービスを提供できるようなしくみをつくることである。そのためには，人や組織をつなげること，すなわちネットワークの形成が重要となる。

　A保健所の事例では，住民が希望する場所で療養し人生の最期を迎えられることを目ざし，保健所の保健師が呼びかけて医師会，訪問看護協会，薬剤師会，歯科医師会，病院，市町村，地域包括支援センター，介護支援専門員協会などからなる在宅医療推進連絡協議会というネットワークをつくり出した。この在宅医療推進連絡協議会を基盤に自主的な勉強会や研修会が行われ，参加者が在宅医療に関する情報を共有し課題への認識を深めた結果，関係者間で協力し合ってサービスが提供されるようなシステムが構築された。

b パートナーシップ

　ネットワーク形成で重要なのは，パートナーシップという概念である。パートナーシップとは，事業目的を効果的に達成するために互いが連携・協力することである。パートナーシップは単に協力関係にあるだけでなく，パートナーとなる各組織がそれぞれの専門性を保ち，対等であることも含む[5]。関係者や関係機関が対等な立場で互いの特性や専門性を理解することで，地域包括ケアシステムにおけるそれぞれの役割が明確になり，システムが目ざす目的に向けてどのように取り組むかについて共有することができる。

c ネットワーク形成に向けた会議の企画・運営

　ネットワークの形成を促す方法として会議は重要である。会議という場を有効活用し，パートナーシップによるネットワークの形成を促すめ，保健師は会議の企画から準備・運営まで携わる。具体的には，地域の連携状況を把握し会議を企画する段階では，参加する関係者の調整をはかり，ネットワークを形成するための会議資料を用意する。会議の場面では各機関の参加者の対話を促し，互いの役割を理解し合えるようにするなどを担う。

　ここでは地域ケア会議の機能が地域ケアシステムの構築過程にどうつながるかについて述べる。

1 地域ケア会議

　地域包括ケアシステムにおける地域ケア会議は，介護保険法（第115条の48）で市町村に対して設置する努力義務が規定されているものである。この会議の出席者は行政職員，地域包括支援センター職員，介護支援専門員，保健医療福祉の専門的知識を有する者，民生委員など関係者，関係機関・関係団体のなかから必要に応じて調整される。

　地域ケア会議の役割は，地域の実情に応じた他職種と協働による地域包括支援ネットワークの構築を目ざし，個別ケースの支援内容や，地域の実情に応じて検討が必要な事項について対応することである。支援内容を検討する個別ケースは，①支援が困難，②自立支援がむずかしい，③地域の課題と考えられるなどにあてはまるものである[6]。利用者に適切なサービスが提供できているかを評価するだけでなく，関係機関の役割を確認し，よりよいサービス提供に向けた改善策を話し合う。地域ケアシステムの構築や運用において，地域ケア会議は重要な場となる。

■地域ケア会議の機能

　地域ケア会議の機能は次の5つに整理されている[6]。すなわち，①個別課題解決機能，②地域包括支援ネットワーク構築機能，③地域課題発見機能，④地域づくり・資源開発機能，⑤政策形成機能である。各機能の具体的な内容・効果については表8-3に示す。これらの機能が相互に有機的な連関をして地域包括ケアシステムの運用に資するよう，市町村には実情に合わせて地域ケア会議やその他の関連する会議を組み合わせることが求められる。

2 事例：地域ケア会議により進める地域ケアシステムの構築

　B市では，自宅で療養を続け，そこで人生の最期を迎えることを希望する終末期のがん患者が少なくないこと，しかし，こうした患者に対し訪問による往診や看取りを行う医療や介護の体制が市内に整っていないこと

表8-3 地域ケア会議の5つの機能

機能	内容
①個別課題解決機能	・具体的には次の2つの機能のことをいう。 ①多機関・多職種がさまざまな視点から個別ケースを検討し，対象者の健康課題の解決を支援する。 ②個別ケースの課題の検討から解決までのプロセスを通して，地域包括支援センター職員やケアマネジャーの課題解決能力を向上させ，ケアマネジメントなどの支援の質を高める。
②地域包括支援ネットワーク構築機能	・地域の関係機関の連携を高める機能である。 ・具体的には，個別ケースの検討を通じて，関係機関の役割が明らかになることや，関係機関の連携が強固かつ実践的なものになることをさす。
③地域課題発見機能	・個別ケースの背後に，同じニーズをもつ支援が必要な人やその予備群を見いだし，そのことに関連する課題や地域の現状を総合的に判断し，解決すべき地域の課題を明らかにする。
④地域づくり・資源開発機能	・インフォーマルサービスや地域の見まもりネットワークなど，必要な地域資源を地域において開発する。
⑤政策形成機能	・市町村行政レベルにおいては，地域に必要な施策や事業を立案・実施することにつなぐ機能である。 ・さらに大きな政策のレベルとして，都道府県や国への政策の提言を行うこともこの機能に含まれる。

が，同市の地域ケア会議における個々のケース検討で浮きぼりになった。

そこで，地域ケア会議のなかで関係機関の在宅医療へのサービスの提供状況を共有し，B市における終末期の患者の在宅療養に関する課題を明らかにした（表8-4）。B市においては在宅療養をするがん患者が，今後も増加することが見込まれることから，地域ケア会議では終末期の在宅療養体制の整備を地域の課題として位置づけ，B市を管割する保健所が中心となって，住民が希望する場所で療養し，人生の最期を迎えられるための地域ケアシステムの構築を目ざすことにした。

■解説

B市の地域ケア会議では，個々のケースの支援内容やそれぞれの課題について検討した（①個別課題解決機能）。その話し合いの過程で関係機関は互いの価値観や役割について理解を深め，連携を強化している（②地域包括支援ネットワーク構築機能）。

会議で検討した個別事例のなかに，在宅で療養する末期のがん患者が自宅で終末期を迎えたいと思っていても，医療機関が往診に対応していないために実現できないというケースがあった。同様のニーズをもつケースがあることがわかり，今後も在宅で療養するがん患者が市内に増加することが予想されることから，各関係機関における終末期への在宅療養の実施状況について会議で出し合った。その結果，終末期のがん患者が自宅で最期を迎えることを希望しても，受け入れるしくみがない実態が明確になり，この地域で対応すべき課題であると判断した（③地域課題発見機能）。

そこで，保健所を中心に，がんの末期であっても住民が希望する場所で療養し人生の最期を迎えられるような地域ケアシステムの構築を目ざ

表8-4　事例（B市）の地域ケア会議であがった関係機関の課題

関係機関	課題
病院	・医師・看護師に在宅療養に関する知識・認識が少ない。 ・在宅療養に向けた，院内の支援体制が整っていない。 ・退院調整部署の力量・認識は病院によって差がある。
診療所	・医療ニーズの高い患者や，在宅の看取りを希望する患者を受け入れる診療所が少ない。 ・病院との連携ルートが整っていない。 ・在宅医どうしのネットワークが不足している（医師が1人でかかえ込み，負担が大きい）。
訪問看護	・医療ニーズの高い患者や，在宅の看取りを希望する患者を受け入れる訪問看護事業所が少ない。 ・病院との連携ルートが整っていない。
薬局	・24時間の対応をする薬局が少ない。 ・麻薬管理・訪問をする薬局が少ない。
歯科診療所	・在宅療養者への口腔ケアや歯科治療ができる歯科診療所が少ない。
介護支援専門員	・医療ニーズの高い患者や，在宅の看取りを希望する患者への対応に不安や苦手意識をもつ者が多い。 ・医療職の背景をもたない介護支援専門員では，利用者の身体の変化に応じるケアプランをたてにくい。
地域包括支援センター	・ADLが保持されているがん患者への対応は支援の優先度が低い。

すことになった（④地域づくり・資源開発機能）。

　今後の展開として，在宅療養相談窓口を開設するなど新たなサービスの事業化や関連する保健医療福祉制度へのはたらきかけを行うこと（⑤政策形成機能）もケア会議の関係者が担う活動である。

●引用文献

1）筒井孝子：地域包括ケアシステム構築のためのマネジメント戦略── integrated care の理論とその応用．中央法規，2014.

2）地域包括ケア研究会：地域包括ケアシステムの構築における今後の検討のための論点──持続可能な介護保険制度及び地域包括ケアシステムのあり方に関する調査研究事業報告書．三菱UFJリサーチ＆コンサルティング，2013.

3）厚生労働省：地域包括ケアシステム．厚生労働省ホームページ．（https://www.mhlw.go.jp/stf/seisakunitsuite/bunya/hukushi_kaigo/kaigo_koureisha/chiiki-houkatsu/）（参照2022-09-12）

4）子育て世代包括支援センター業務ガイドライン．2017.（https://www.mhlw.go.jp/file/06-Seisakujouhou-11900000-Koyoukintoujidoukateikyoku/kosodatesedaigaidorain.pdf）（参照2022-09-12）

5）世古一穂：協働のデザイン──パートナーシップを拓く仕組みづくり，人づくり．学芸出版社，pp.182-194，2001.

6）長寿社会開発センター：地域ケア会議運営マニュアル．長寿社会開発センター，2013.（https://nenrin.or.jp/regional/pdf/manual/kaigimanual00.pdf）（参照2022-09-12）

B 地域ケアシステムの評価

- 地域ケアシステムを構築したあとも，システムの目的や目標の達成状況などについて定期的に点検し評価を行い，改善を継続する。
- 評価の方法については，システムの構築を企画する段階で十分に検討し，継続可能な評価方法やその指標を設定しておくことが必要である。

1 地域ケアシステムの評価の必要性

　地域ケアシステムは構築したらそれで終わりではない。ほかの公衆衛生看護活動と同様に，活動の目的に適応したシステムとなって機能しているのかを評価によって判断する必要がある。すなわち，構築されたケアシステムは，対象とする地域の健康課題の解決につながっているのかなどを評価により明らかにして，その評価の結果をもとに修正し，さらに機能的なものに改善していく。

　また地域ケアシステムは関係機関・関係者など，多くの人的資源や社会資源という要素からなりたっている。そのため個々の支援関係者や関係機関の変化（たとえば担当者の異動・去就や関係機関の事業の拡大・縮小）などのような地域のさまざまな要因からも，地域ケアシステムは大きな影響を受ける。構築したあともシステムが適切に機能しているのかを定期的に評価し，必要な改善を実施しつづける必要がある。

　このように地域ケアシステムにおいても，ほかの公衆衛生看護活動と同様に，企画から評価を経て改善をしていく PDCA サイクルをまわしてブラッシュアップしていくことが重要である。

2 地域ケアシステムの評価の概要

a 地域ケアシステムの評価計画と評価の時期

1 評価計画

　地域ケアシステムの評価計画は，地域ケアシステム構築の企画をたててその目的・目標を明確にした時点で立案する。すなわち目的・目標に

そった評価の指標を明確に定め，評価を実施する時期や評価の実施方法・分析方法などの評価デザインを描くのである。

すべての公衆衛生看護活動にいえることだが，評価計画をたてないまま活動を開始してしまうと，評価の時点で必要な情報が得られなかったり，調査項目が制限されたりして，適切な評価がむずかしくなることがある。また，地域ケアシステムの効果を明確に示すためにも，活動の企画・準備段階にあるシステムの形成期において，ベースラインの実態を明確にしておくことが望ましい。

2 評価の時期

評価は，評価の内容や指標によって，短期で行うものと長期で行うものとがある。たとえば，在宅での看取り率は，地域の実施数があまり多くないため数か月単位ではその変動を評価できず，1〜3年という長いスパンでみていく必要がある。一方で，各サービス提供機関の取り組みや関係機関どうしの連携状況については，数か月〜1年という短いスパンで評価する必要がある。

b 地域ケアシステムの評価の枠組み

住民が希望する場所で療養し最期を迎えられるような地域ケアシステムを構築する場合における，ストラクチャー（構造），プロセス（過程），アウトプット（事業実施量），アウトカム（結果）の各評価の視点について考えてみたい。

1 ストラクチャー（構造）評価

地域ケアシステムの実施体制が整っているかを評価する。人的・物的な資源や，制度なども含まれる。たとえば，各関係機関は在宅医療の推進に向けたサービス提供のための人的資源を確保しているか，医療ニーズの高い在宅療養者に対してサービスを提供できるスキルをもっているかなどである。各機関でケアシステムに則した手順書が整えられているか，関係機関どうしで連携体制を構築し達成する目標を共有できているかも，地域ケアシステムの構築についてのストラクチャー評価の内容として必要である。

2 プロセス（過程）評価

地域ケアシステムの構築という目標に向けて，事業や各機関において適切に運営がなされているかを評価する。具体的には，各関係機関が，医療ニーズの高い在宅療養者や在宅看取りの希望者を受け入れ，サービスを提供し，評価するといった一連の手順を適切に進捗させ，管理しているかについて評価する。また，スムーズなサービス提供のために，地

域ケアシステムの関係機関が集まるカンファレンス・会議が定期的に開催されているかなども含まれる。

3 アウトプット（事業実施量）評価

地域ケアシステムの構築の目的・目標に向けて行われた事業について，適切に実施できたのか実施状況について評価する。たとえば，各関係機関で医療ニーズの高い在宅療養者や在宅看取りの希望者を何人受け入れたのか，必要時にはどの程度ほかのサービスにつなげられたかなどが指標になる。また，医療ニーズの高い在宅療養者に必要なサービスを適切に提供できたのかについて評価することも，アウトプット評価である。

4 アウトカム（結果）評価

地域ケアシステムの構築について，最終的な事業の目標が達成されたのかを評価する。医療ニーズの高い在宅療養者のサービス満足度の向上，地域の在宅看取り人数の増加などが指標として考えられる。

c 評価を実施するうえで注意すること

先述したように，地域ケアシステムの構築を企画する前に，評価の進め方や内容について検討しておく必要がある。すなわち，ストラクチャー評価，プロセス評価，アウトプット評価，アウトカム評価それぞれについて，どのような指標で，いつ，だれに対して実施するのか，またどのような方法で評価のための情報収集するのか，などを企画段階でよく検討するのである。地域ケアシステムの効果を実感しやすい指標も含めておくことは，関係機関が地域ケアシステムにかかわる動機を保ちつづけることにもつながる。

評価に必要なデータの収集方法として，質問紙調査やヒアリング調査があるが，調査を実施する側，受ける側の負担が大きいと続かない。評価は継続することが大切であるため，負担感を考慮した評価方法を検討する必要がある。たとえば，評価に使用するデータの収集様式を，業務上の記録や報告書の様式と一致させるなどの工夫も大切である。

公衆衛生看護の記録

公衆衛生看護の記録

1 公衆衛生看護の記録とは

a 公衆衛生看護の記録の意義

公衆衛生看護の記録は，地域や住民の健康問題をその当事者自身が解決できるように，保健師が支援したプロセスを見える化したものである。公衆衛生看護は，支援が長期にわたる場合もあり，途中で担当者が交代して別の担当者に引き継ぐことや，担当者の不在時に支援を求められることもある。その際，対応を求められた人が，記録により対象者の情報や支援方針を確認して対応することで，看護の質と支援の一貫性を担保できる🞧。

また記録には対象者の情報を広く網羅し，健康問題について判断した根拠や支援のプロセスが記されており，多職種と連携して活動する際，支援の方向性や役割を確認する情報共有のツールとしても有用である。

1つの家族のなかに複数の支援対象者がいるなど，問題が複雑なケースを支援するような場合，保健師は支援の進め方に自信がもてず，いき詰まりを感じることがある。そのような際に，対象者の意識の変化や，支援時の保健師の判断と支援内容などを記録により確認することで，対象者の状況や変化，そのときの判断を客観的にとらえなおすことができる。ともに支援している多職種と一緒に記録をふり返れば，事例をもとにして実践の評価・分析を深め，より効果的な支援を検討することになり，保健師自身の力量形成につながる。

また記録は，所属している組織の職員として作成した文書となるため，行政組織における公文書として取り扱われ管理される。

このように公衆衛生看護の記録は，保健師の活動実践の記録という性質と，所属組織の行政文書としての性質の2側面がある。長江らは，記録の定義を**表 i** のようにまとめている[1]。

b 公衆衛生看護の記録の特徴

記録について書かれた文献は少ないが，公衆衛生や公衆衛生看護の活動において，とくに記録をする必要があるものについては，法律やその

🞧 **プラス・ワン**

看護における記録の目的

「看護業務基準2021年改訂版」では，記録の目的は「看護実践の継続性と一貫性の担保・評価及び質の向上のため，客観的でどのような看護の場においても情報共有しやすい形とする。それは行った看護実践を証明するものとなる。」と示されている[2]。

表 i　保健師記録の定義

【定義 1】保健師活動における実践の思考と行為の一連の過程を示すもの 　1. 他職種と情報を共有する。 　2. 保健サービスの質を保証するケアの妥当性・継続性・一貫性を維持する。 　3. 教育・研究に資する。 　4. 保健サービスに関連した行為の法的根拠である。
【定義 2】所属組織（行政機関・教育機関・事業所）における公文書として位置づく **　　　　　記録である** 　1. 組織の文書規定に明記され，運用される。 　2. 組織の記録として作成・管理・廃棄される。 　3. 個人情報保護を遵守するものである。 　4. 行政評価に資する。

（長江弘子・柳澤尚代：保健師必携　こう書けばわかる！保健師記録．p.18，医学書院，2004による，一部改変）

施行令・規則，厚生労働省の通達などで示されている➕。

　現場の保健師から，記録の記載方法や情報の整理方法についての悩みをよく聞く。それは公衆衛生看護の対象である地域で生活する人々は健康段階がさまざまであり，乳幼児から高齢者まで対象者の年齢階級も幅広いことや，支援方法についても，訪問・面接・健診・教室・グループ支援などさまざまなかたちで行われていることなどと関連があると思われる。

　また，対象者や支援方法に応じて記録用紙を使い分けていることがあり，1 人の対象者に対して複数の記録が存在する場合がある。たとえば同一世帯に支援対象者が複数いるようなケースについて，業務分担制の組織では，対象分野ごとにそれぞれの記録が作成されている。このようなケースの記録の共有方法などは，現場の課題となっている。

　以上のような公衆衛生看護の記録の特徴や課題をふまえ，各組織で，記録の記載方法や扱いについてのルールを検討していく必要がある。

❷ 記録の書き方

ⓐ 公衆衛生看護の記録の種類

　公衆衛生看護の記録はさまざまな様式を使い分けている。個別支援については，母子健康手帳交付の記録，妊娠期の記録，新生児・乳児・幼児の各期の記録，高齢者の記録，難病患者の記録など，対象の特性を理解するために記録様式が整理されている。グループ支援の記録や教室運営の記録なども多種多様である。このように適用する業務や目的に応じた様式が使用されている➕。

b　記録の構成と記載内容

業務ごとに記録用紙の種類や形式は異なっても，公衆衛生看護の記録は，①基礎情報，②支援計画，③経過記録という基本的な構成からなる✚。

1　基礎情報

■収集する基礎情報（個別支援・グループ支援）

基礎情報は対象の特徴や特性を理解するうえで重要な情報である。個人の記録であれば，氏名・生年月日・性別や，住所・電話などの連絡先，家族構成・職業・疾病・既往歴などがそれにあたる。地方公共団体の保健衛生部門で作成・指定された記録用紙は基礎情報の事項が整理されており，用紙の項目にそって聞きとりをすることで基礎情報を収集・整理することができる。

グループ支援の記録は，そのグループの目的や支援している状況により記載する情報が異なる。一般的にグループの基礎情報として考えられるのは，グループの名称や活動の目的・内容・場所・時間，代表者名とその連絡先などである。

■情報収集の意義

漫然と集めた情報では，支援者が対象者の生活背景や活動の背景を含めて理解し，健康問題を解決するための効果的な支援計画を考えることはむずかしい。組織で決められた記録の様式がある場合は，どのような項目があるか事前に確認し，その項目と支援対象者の健康問題との関連性をあらかじめ考えて情報取集を行う。

2　支援計画

公衆衛生看護では長期的な支援だけでなく緊急介入においても，対象者の健康問題の変化を評価し，支援計画を修正して支援を進めていく。支援計画は，対象者自身や関係機関などから必要な情報を集め，支援目標と支援方針をたてたうえで，どのような支援を誰がいつまでに行うのか，役割分担や評価時期などもできるだけ具体的に記載する。具体的に記載された計画は評価をしやすく，支援計画を見直す際にも役だつ。

3　経過記録

健康問題の解決には時間を要するため，支援は継続して行われることが多い。長期にわたる支援は経過記録を読み返すことで，支援の過程と対象者の変化が明らかになり，支援方針や支援計画の評価と見直しができる。そのため支援を実施する度に記録には，①訪問・面接の目的，②実践した支援内容，③支援時に観察した事実，④対象者の反応・訴え，⑤保健師の判断　⑥次回の計画を順序だてて整理し記載する。

表ii　わかりやすい記録のポイント：表記の仕方

1. 観察したことと自分の意見を区別して書く。
2. 客観的に書く＝再現性がある：読み手が同じものをイメージできる。
   a. 余計な修飾語句，あいまいな表現は使わない。
   b. 測定用具（判断基準やスケールなど）を使う。
      例：ものさしやはかりをできるだけ使う。
        色やにおい，音など，ものにたとえてその程度を表現する。
   c. 表情や感情表現など，心理を描写する場合は，病気の症状や徴候と区別する。
   d. 症状や徴候は，専門用語を正しく使用する。
   e. 行為や言動をそのまま書く。
3. 否定的な表現を書くときは，その根拠を明確にする：対象にレッテルをはらない。
4. 「見たこと」と「聞いたこと」は明確に書く。
5. 文書は簡潔・明確に書く。
6. 順序よく・まとまりをつけて書く。
7. 対象者の反応や合意事項を記載する。

（長江弘子・栁澤尚代：保健師必携　こう書けばわかる！保健師記録．p.35，医学書院，2004 による，一部改変）

表iii　plan / do / see の枠組みによる記録の記載内容

思考過程	記録内容	ポイント
plan	①目的を明確にする。 ②情報を整理して記載する。 ③事実の確認をし，問題の構造を分析し明確にする。 ④保健師のアセスメントや判断を記載する。	実践に関連する情報を目的にそって意図的に記述する。 情報を吟味し，集約する。
do	⑤保健師の支援内容・すなわち，情報提供内容，指導・助言内容，他機関への紹介などを記載する。	実践したことを記述する。
see	⑥保健師の行った支援に対する対象者の反応（同意や否定），決定したことを記載する。 ⑦支援計画書を書く。 ⑧事業を評価する。 ⑨地域全体をアセスメントする。	実践の評価を記載する。

（長江弘子・栁澤尚代：保健師必携　こう書けばわかる！保健師記録．p.28，医学書院，2004 による，一部改変）

　また多職種との連携や引き継ぎも視野に入れ，わかりやすい記録を作成することを心がける（表ii）。

■経過記録の記載について−plan / do / see の活用

　収集した情報とアセスメント，実施した支援内容と保健師の判断が切れ目なく記載されている記録を見ることがある。このような記録は，要点がつかみにくく，状況を正確に読みとることがむずかしい。保健師が実施した行為や支援内容，判断したことが読み手にわかるように，整理して記録を書くことが必要である。

　その対策として，表iiiのように plan / do / see の枠組みにより情報を

plan／do／see の枠組みで記録を整理する

長江らは，plan／do／see の枠組みにより記録を整理し，記載するポイントを**表ⅲ**の①〜⑨のように整理している[1]。

概括すると，plan では情報収集からアセスメントするまでのプロセスを記す。do では，保健師が実施した支援について記載する。さらに，see では実施した支援に対する対象者の反応や支援の評価などを記載する。

整理して記録に記載する方法がある✚。

ⓒ　記録を書くときの注意点

1　記憶が新しいうちに書く

　日常業務では予定外の面接・電話など，緊急に対応しなければならないことがあり，記録を書く時間がつくれず，作業をあとまわしにしがちである。しかし記録をあとまわしにすると，支援時の対象者の反応や，そのときに感じた記憶が薄れてしまい，支援のプロセスをゆがめて記載してしまう可能性がある。あたり前のことではあるが，支援を実施したら記憶が新しいうちに記録を書くことを心がけることは重要である。

　児童虐待のように，対応や処遇をすぐに決定しなければならない緊急時には，現場で観察した事実と判断を多くの関係機関や多職種と共有し，対応や処遇を決定するため，あいまいな記憶による記録では適切な判断ができない。また，記録は適正な看護や処遇を行った証拠である。その意味でも，記憶が新しいうちに記録を作成することは重要である。

2　事実を書く

　記録には，観察した事実とその事実を根拠に判断した結果を記す。乳児訪問であれば，乳児の体重や母親の血圧などの測定した数値，母子の生活リズムなど聞きとった内容，保健師が観察した母親・乳児の様子や状態などと，それらの事実を根拠にどう健康状態を判断したのかを記す。

　また，保健師が感じたことを記録することも大切で，なぜそう感じたのか，その根拠となった事実も記録しておく。

　教室やグループ支援などの複数の対象者がいる活動の場合は，参加者の会話や発言内容をそのまま記録として残すことがある。その場合は誰の発言であるかを明記しておく。

3　行間を空けず，時系列の順に書く

　支援者が多い対象者の場合，入手する情報が前後することがあり，あとから追記するつもりで行間を空けて記録を書きたくなる。しかし，記録は担当者だけが利用するものではないので，行間は空けずにできる限り時系列の順どおりに記録する。情報の入手が前後した場合は，いつの時点の情報なのか日付を明記する。

4　日時を書く

　対象者に実施した支援や新たに得た情報を記録する場合には，必ず日時を記す。日時を明記することで対象者の健康状態や状況変化のプロセスを確認することができ，支援計画の評価や次の支援計画を検討するこ

とが容易になる。また，保健師がどのような根拠でいつ判断して実施した支援であるか，活動の証明にもなる。

5 記載方法のルールを定めておく

略語や専門用語を活用して記録を記載するのは，業務に追われる保健師が記録の効率化をはかるうえで必要なことではあるが，公衆衛生看護の記録をほかの職種が活用する場合もあり，記録に用いる用語や略語の範囲を組織内で定めておく必要がある。上司が専門職以外の職場もあり，組織に所属する人が理解できるような記載を心がける。

6 責任を明確にする

記録には記載者の名前を明記し，すみやかに上司の決裁を受ける。上司の決裁により，保健師が行った支援活動や判断が個人の判断ではなく，組織として判断したものであるという証明になり，組織としての責任を明確にした公文書となる。

7 記録の訂正

保健師の作成した記録は公文書であり，安易に書きかえや削除はできない。紙の記録の訂正の場合は，二重線で文章を消すことを基本とし，記名もしくは訂正者の印を押す。

最近では紙の記録ではなく，パソコンを使用することも増えた。とくに新型コロナウイルス感染症（COVID-19）のように急増する対象者の記録を作成するには，パソコンによる作業は記録時間の短縮ができ効率的である✚。しかしその一方で，記録の訂正が容易であるため，所属する組織内においてパソコンを使用した記録のルールや管理方法を十分に検討する必要がある。

8 図面やメモの取り扱い

図面や写真を活用することで状況の説明が容易となり，読み手も理解しやすい場合は，図面・写真を記録に添付することがあり，記録における情報共有の手段として有効である。その一方で，引き継ぎメモや伝言メモをそのまま添付している記録を見かける。これは所属する機関でメモの取り扱いがルール化されないまま慣習的に行われたものと考えられる。記録は公文書であり，メモをそのまま記録にはることは避け，メモの内容を記載し直すことを徹底する。

9 記載内容で注意しなければならないこと

客観的に観察した事実・判断や実施した支援と関連しないことは記録に記載しない。また，対象者に対する誹謗・中傷なども記録に記載してならない。対象者の性格的特徴を記録に残さなければならないときには，

```
●月●日○○時
□□さんに電話
□□さんに健康状態の
聞き取り

熱：        ℃
Spo₂：       ％
息苦しさ：ある／なし
食欲：
水分摂取：  L／日
解熱剤使用：ある／なし
その他：
本人の反応：

      ◇◇保健所　担当◇◇
```

図 i　COVID-19 の健康観察経過記録

保健師個人の偏見ではないかなど細心の注意をはらい，言葉を選んで記載する。

⑩ サマリー（要約）の活用

公衆衛生看護活動は，数年にわたって支援することがあり，記録が長いものや複数の記録に情報が分散しているものもある。そういったケースの場合，支援の一貫性を担保するためにもサマリーを作成する。

サマリーには，基礎情報のほかに，対象者の健康問題や意識の変化，それに対する支援方針や判断など，「経過のなかでとくに変化があった時期を抜き出してまとめる。サマリーはその作成過程で記録をふり返ることになり，支援方針や判断を考察することができる。また担当者の交代や多職種間での情報共有の際の資料としても有用である。

③ 具体的な記載例

ⓐ 個人を対象にした支援記録

ここでは，結核の在宅治療を行っている高齢者に緊急訪問した際の記録を紹介し，記録の書き方を学ぶこととする。

① 事例概要：在宅で結核治療中の高齢者

A さん（74 歳，男性）は，結核（排菌なし）➕の治療のため服薬をしながら在宅生活を送っている，ひとり暮らし高齢者である。8 月のある日，担当保健師が結核の服薬状況確認のため電話をすると，ここ数日，身体のだるさが続き，買い物に出られなくて困っていることや，外出先で体調がわるくなりタクシーで帰宅したこと，6 月から体重が 5 kg も減ってしまったことを訴えた。そこで担当保健師が緊急訪問した。

② 家庭訪問の経過記録

A さんの訴えを受けて実施した家庭訪問に関する記録が**図 ii**である。記録を書く際の注意事項などを図の中にふきだしで示している。支援経過の長い記録になると，訪問や面接などの目的を書いていないものも見受けられるが，この家庭訪問記録で「訪問目的」を明記しているように，実施した支援の目的を記載しておくと，なぜ看護支援を行ったのかが明確になり，支援について評価をする際にも有用である➕。また，「本人の状況」「室内の状況」「判断および問題点」など，項目を分けて記載することで，観察した事実と判断した根拠が明確になる。その結果，担当者以外にも支援内容が理解されやすい記録となる。

図の「本人の訴え」「本人の状況」などで示したように，対象者の意見・訴えや支援に対する反応などを，本人が話した言葉どおりに記載するこ

No. （ 1 ）

時系列に日にちと時間を記載する。

氏　名　A

年月日	記入欄	サイン
○年8月1日　9:30	服薬確認のため，電話するが留守。午後，再度電話連絡をする。	保健師○○
○年8月1日　13:45	服薬確認のため，電話するが留守。明日，再度電話連絡をする。	保健師○○
○年8月2日　9:00	服薬確認のため，電話	

本人の主訴に基づいて，なにをどう判断し支援を実行するのかを記載する。

【本人の訴え】
・体がだるく，ふらついて買い物にも出られない。
【判断】
・電話口の声も弱々しく，日常生活にも支障がありそうだと判断し，上司に本ケースの状況を報告。
本日，緊急訪問とする。

保健師 ← 支援を実施した人の職種と名前を記載する。1つの支援行為ごとに，必ずサインをする。

○年8月2日　10:00　家庭訪問実施

訪問目的を書いておくと，訪問結果について評価しやすい。

【訪問目的】
・熱中症の可能性あり。緊急搬送も視野に入れて状況確認のための訪問実施。
・抗結核薬についての服薬確認を行う。
【本人の状況】
「ここ数日，買いおきしたものでなんとか食べている状況だが，食べるものがなくなってきた」
「立つとふらつくので，買い物に出られない」
「水分はとっているから熱中症ではないと思う」Aさんは，弱々しい声で話すが，「3日後は受診日なので，今日は病院に行くほどでもない」と言われる。
≪観察事項≫
血圧150／85mmHg　脈拍数78回／分　体温36.0℃　排尿回数は8回／日程度(本人からの情報)
顔色もわるくなく，皮膚の乾燥もなし。会話も成立し，質問に対しても正確にはっきりと答える。
抗結核薬は，空きヒートを確認し，飲めていることを確認。
【室内の状況】
冷房はなく，扇風機を回し，玄関と窓を開け放している。外気温が34℃あるため，室内でも蒸し暑く動いていなくても汗が出る状況。
掃除ができておらず，雑誌や新聞が散乱している。
台所の流しには，惣菜の空きパックが放置してある。
定期宅配の水の箱が1ケース封を開けていない状況で置いてある。
空いた水のペットボトル（1Lサイズ）も5本あり，1日1本は飲んでいる。
【判断および問題点】
　1．バイタルサインに問題はなく，水分補給はできているため，救急搬送は必要ない。しかし，近日中に主治医の受診をしたほうがよいと判断。
　2．買い物や掃除など日常生活のサポートが必要である。
　3．抗結核薬の服薬はできているため，問題なし。服薬を継続できるように支援。
【方針】
　1．保健師より，主治医に連絡して，状況を報告し相談。
　2．日常生活サポートのため，介護保険を申請する。高齢者支援担当保健師および，地域包括支援センターに連絡し，本日対応依頼
　3．抗結核薬の服薬管理については，今後も継続支援（1回／週電話もしくは訪問）
【本人の反応】
　　方針について説明すると主治医に保健師から連絡することも，介護保険の申請や，高齢担当保健師と地域包括支援センターに連絡することも了承される。「買い物に行けないのが不安で誰に相談してよいかわからなかった。ホッとしました。」と話す。

保健師○○

本人の状況を，本人の言葉をそのまま活用して本人の考えを記載する。

実際に観察したこと，計測したことを記載する。判断の根拠となる。
抗結核薬の服薬確認も目的であったので，その結果も観察の報告を記す。

実際に観察したこと，計測したことを記載する。判断の根拠となる。

実際に観察したこと，計測したことをもとに判断と問題点を明らかにし，記載する。さらに，その判断をもとに方針を記載する。

保健師が示した方針について，本人がどう反応したかを記載し，保健師の方針と訪問対象者の方針が一致したか否かを記載する。

図ii　在宅で結核治療中の高齢者（Aさん）の個別支援記録

277

プラス・ワン

基礎情報の記録
結核管理票のような疾病管理の記録とは別に，罹患している対象者本人を理解するために個人の基礎情報についても把握し記録する必要がある。単に，医療情報を病院から得るだけでは，感染拡大防止にはつながらない。対象者の基礎情報として診断までの経過や既往歴のほかに，職業，生活歴，居住環境，生活習慣などを把握し記録する。
また，罹患したその人がどう治療や療養生活に向き合っていくのか，療養生活を支えてくれる人がいるのかなど個人の特徴についても把握しておく必要がある。

とは，支援時の状況を伝えるうえで有効な場合がある。

b 集団を対象にした支援記録

　集団の記録には所属する地方公共団体で指定している書式や，事業ごとに作成した記録用紙が用いられる。記録には，先述した基礎情報のほかに集団の活動目的や当日の活動の参加者数・活動内容などを記載する。

　集団を対象とした記録でとくに大事にしたいのは参加者の反応である。ときには参加者の了承を得て発言を録音させてもらい，プロセスレコードをおこしてみると，支援当日には気づかなかった参加者の反応を発見することもある。集団の記録に参加者どうしのやりとりや関係性を観察して記録していくことで，その集団の変化がわかり，活動の発展を検討するうえで有用である。

4 情報の取り扱いに関する注意点

a 公衆衛生看護の記録の位置づけ

1 行政文書としての位置づけ

　公衆衛生看護の記録は，行政文書であり，公文書に位置づけられる。「行政機関の保有する情報の公開に関する法律」（情報公開法）第2条第2項によると，行政文書とは「行政機関の職員が職務上作成し，又は取得した文書，画面及び電磁的記録」であり，「当該行政職員が組織的に用いるものとして，当該行政機関が保有しているもの」と規定されている。

　公衆衛生看護の記録も行政文書として情報開示請求の対象であり，各組織が定める文書規定に則した取り扱いが求められる。すなわち行政文書には社会的信用性が求められ，事実と異なる記録作成は認められず，勝手に書きかえなどの偽造をしてはならない。また保存年限が決められており，保存期間中に廃棄してはならない。こうした規定に違反した場合の罰則規定があり，公衆衛生看護の記録についてもその取り扱いには注意が必要である。

2 個人情報を扱う文書としての記録の取り扱い

　保健師が公衆衛生看護の業務を遂行していくうえで，対象者の個人情報を収集することは，相手を理解し，よりよい看護活動を実践するために必要である。その際に，住民との信頼関係のうえで個人情報を収集していることを忘れてはならない。

　個人情報を扱う際には，情報の使用目的を対象者に説明し，本人の了

承を得ることが基本である。そのために保健師も，なぜその情報が支援において必要なのかをよく考え理解し，対象者にきちんと説明したうえで情報を収集する。

とくに，多機関と連携して支援する場合は，対象者の個人情報を関係者と共有することも多い。その際にも，対象者に共有する目的を説明してその了承を得る必要がある。そのため個人情報を共有した者全員およびそれぞれの所属機関・組織は，個人情報の管理・保管に責任をもたなければならない。

b 記録の管理

1 支援が継続している記録の管理

公衆衛生看護の記録は，個人情報を多く含む。そのため，記録の管理の方法やルールは組織として定めていなければならない。多くの組織では，カギのかかる書庫や書棚を保管場所として定めるなど，工夫して管理を行っている。また，担当者が不在の場合でも対応を求められることがあるため，記録の保管場所は組織内で共有しておくことが必要である。たとえ作成中の記録であっても，担当者が個人で所持することなく，決められた保管場所で管理することが望ましい。

また，感染症の集団発生などの場合，迅速に関連機関と情報を共有し，対応することが求められ，ファックスやメールを活用する場合も増えてきているが，組織で決められたルールを遵守する。

2 支援終了後の記録の管理

支援が終了し日常的に使用しなくなった記録であっても，勝手に廃棄することは禁じられている。支援終了後に保管しておく期間，その廃棄の方法まで，組織の文書管理規定で定められている。とくに個人情報を含む記録については廃棄年度まで，カギのかかる場所で保管・管理する。

3 電子情報の記録とその管理

最近は，ペーパーレス化が進み，各組織で紙媒体の資料について見直しが始まっている。公衆衛生看護の記録についても電子記録化が検討されはじめており，活用が始まっている。本巻の4章Fでも記録の一元化などのメリットについて述べられているので参照してほしい。

■電子記録のメリットとデメリット

電子記録のメリットとしては，①他機関との情報共有を一斉に行うことができる，②記録の訂正が容易である，③記録の検索が容易である，④保存スペースが少なくてすむ，⑤文書廃棄が容易である，などがあげられる。これらのメリットにより，作業時間の短縮が期待できる。

　デメリットとしては，①誤って記録を消去したり書きかえたりしてしまった場合の修復がむずかしい，②サーバーの保守管理のコストが必要である，③システムエラー時（災害時も含む）に業務が停止する，④情報の漏えいのおそれがある，⑤職員1人ひとりの端末準備コストがかかる，などが考えられる。

■**電子記録の管理における課題**

　今後は公衆衛生看護の記録においても，記録作業の時間短縮化や迅速な情報共有などのメリットから，電子記録はさらに普及していくと思われる。しかし，そのためには，組織内での記録の管理方法やセキュリティについてのルールが徹底されることや，過去の紙媒体の記録との統合や整合性をはかることなど，組織内で十分に検討する必要がある。

　また保健師も電子記録の取り扱いやセキュリティを学び，適切な管理ができるようにする必要がある。

●**引用文献**
1）長江弘子・栁澤尚代：保健師必携　こう書けばわかる！保健師記録．医学書院，2004.
2）看護業務基準，2021年改訂版．公益社団法人日本看護協会，2021.
3）看護記録に関する指針．公益社団法人日本看護協会，2018.

●**参考文献**
・井伊久美子ほか編：新版　保健師業務要覧，第4版．日本看護協会出版会，2022.

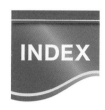

INDEX